普通高等教育“十三五”规划教材
全国高等院校医学实验教学规划教材

内科护理学学习与实训指导

主　编　李　兵
副主编　田玉梅　郑莉茗
编　委　（按姓氏笔画排序）
田玉梅（湖南医药学院）
刘永民（湖南医药学院）
刘翔宇（湖南省肿瘤医院）
李　兵（湖南医药学院）
陈月富（湖南医药学院）
郑莉茗（湖南医药学院）
贺　彬（湖南医药学院）
袁洁莹（湖南医药学院第一附属医院）
高传英（湖南医药学院第一附属医院）
唐海蓉（湖南医药学院第一附属医院）
阎　青（湖南医药学院）

科学出版社
北　京

内 容 简 介

本书为《内科护理学》的配套教材，分为学习指导和实训指导两篇。第一篇为学习指导，共九章，分别为呼吸系统疾病患者的护理、循环系统疾病患者的护理、消化系统疾病患者的护理、泌尿系统疾病患者的护理、血液系统疾病患者的护理、内分泌与代谢性疾病患者的护理、风湿性疾病患者的护理、神经系统疾病患者的护理、传染病患者的护理。每章均由重点与难点、自测习题和参考答案三部分组成。第二篇实训指导，分别对应第一篇九章内容，每个实训均设计临床较典型案例，由知识回顾、临床资料和模拟训练组成。

本书主要供护理学专业普通本科学生使用，也可供高等专科、高等职业教育学生使用和参考。

图书在版编目（CIP）数据

内科护理学学习与实训指导 / 李兵主编. —北京：科学出版社，2017.7
普通高等教育“十三五”规划教材・全国高等院校医学实验教学规划教材
ISBN 978-7-03-053390-6

Ⅰ. ①内… Ⅱ. ①李… Ⅲ. ①内科学–护理学–高等学校–教材
Ⅳ. ①R473.5

中国版本图书馆 CIP 数据核字（2017）第 132941 号

责任编辑：周 园 / 责任校对：郭瑞芝
责任印制：赵 博 / 封面设计：陈 敬

科学出版社 出版
北京东黄城根北街 16 号
邮政编码：100717
http://www.sciencep.com
三河市宏图印务有限公司 印刷
科学出版社发行 各地新华书店经销
*
2017 年 7 月第 一 版 开本：787×1092 1/16
2017 年 7 月第一次印刷 印张：13 1/2
字数：313 000
定价：46.00 元
（如有印装质量问题，我社负责调换）

前　言

《内科护理学学习与实训指导》作为配套教材，其主要内容是根据本科《内科护理学》教材编写的，本书分为内科护理学学习指导和内科护理学实训指导两篇。

第一篇为内科护理学学习指导，共九章，由本章学习重点与难点、自测习题和部分参考答案三部分组成。由于内科护理学知识量丰富、内容复杂、学习难度大，为帮助学生准确地把握教材的重点和难点，提高学习质量，特编写此部分内容。按照“突出重点，注重护理”的原则，梳理内科常见疾病及护理的要点，有利于学生自主学习。为了进一步帮助学生理解、掌握、巩固所学的知识，本书又为学生设计了课后习题。希望学生通过做题，将自主学习过程中遇到的一些似懂非懂、模棱两可的知识点具体化、条理化。题型包括名词解释、填空题、简答题、选择题四种类型，习题以教学大纲为纲领，结合护士执业资格考试的考点，涵盖了每章节的重点内容，具有较强的代表性、针对性、应用性。每章后面附有填空题和选择题的参考答案。

第二篇为内科护理学实训指导，每个实训均设计了临床较典型案例，由知识回顾、临床资料和模拟训练组成。实训内容体现“以职业能力为目标”的理念，尽量贴近学生、贴近临床。实训内容涉及健康评估知识和技能、基础护理知识和技能、专科护理的知识和技能。希望通过模拟训练，展示学生的健康评估能力、沟通表达交流能力、评判性思维能力、临床应用能力。使学生初步具备内科常见病、多发病的临床岗位能力，为日后学习和从事临床各科护理实际操作奠定扎实的基础。

本书主要供护理学专业普通本科学生使用，也可供高等专科、高等职业教育学生使用和参考，希望本书对于丰富教学内容有所帮助。本书全体编者均以高度认真负责的态度，参与了编写工作，但难免有欠妥之处，请使用本书的教师和同学们提出宝贵的意见，以求更加完善。

内科护理学编写组

2017 年 3 月

目　录

第一篇　内科护理学学习指导

第二篇 内科护理学实训指导

第一篇　内科护理学学习指导

第一章　呼吸系统疾病患者的护理

本章学习重点与难点

一、呼吸系统的结构和功能概述

1. **呼吸道**　分为上呼吸道和下呼吸道，从鼻到喉为上呼吸道，气管及以下为下呼吸道。下呼吸道根据功能分为两部分：传导性气道和呼吸区，传导性气道从气管至第 16 级终末细支气管为气体通道，不参与气体交换，属解剖无效腔。从第 17 级呼吸性细支气管开始至肺泡有气体交换功能，属于呼吸区。其中右支气管比较短、粗且陡直，异物吸入时更易进入右肺。

2. **肺泡**　是气体交换的场所。肺泡上皮细胞由两种细胞组成。①Ⅰ型细胞：与肺泡毛细血管内皮细胞构成呼吸膜（气-血屏障），是气体交换的场所。②Ⅱ型细胞：可分泌表面活性物质。其作用为：降低肺泡表面张力，降低吸气阻力；减少肺泡内液的生成，防肺水肿的发生；维持肺泡内压的稳定性，防肺泡破裂或萎缩。

3. **肺的血液循环**　肺有两组血管供应，肺循环的动静脉为气体交换的功能血管，体循环的支气管动静脉为气道和脏层胸膜的营养血管。与体循环比较，肺是一个低压、低阻且高容的器官。

4. **胸膜和胸膜腔**　胸膜腔是两层胸膜相互之间构成的潜在密闭腔隙。①特点：正常平静呼吸时胸膜腔内压为负压。②生理意义：维持肺处于扩张状态；促进血液和淋巴液的回流。

5. **肺的生理功能**　主要为呼吸功能和防御功能。

（1）呼吸功能：①肺通气：肺与外环境之间的气体交换，通过呼吸肌运动引起胸腔容积改变，使气体有效地进入或排出肺泡。②肺换气：肺泡与肺毛细血管血液之间，通过呼吸膜以弥散的方式进行气体交换。

（2）防御功能：调节和净化吸入的空气；清除气道异物；反射性的防御功能；清除侵入肺泡的有害物质；免疫防御。

二、呼吸系统疾病患者常见症状体征的护理

（一）咳嗽与咳痰

1. **概述**　咳嗽与咳痰（cough and expectoration）是呼吸系统最常见的症状。长期频繁地咳嗽、咳痰会影响患者的饮食、休息、睡眠、排泄等日常生活形态。剧烈咳嗽可发生晕厥、肌肉疼痛、气胸或纵隔气肿。咳嗽反射减弱或消失、痰液阻塞呼吸道者可引起肺部感染、肺不张、窒息。

（1）常见原因和诱因：①病因：感染、变态反应、理化因素、肿瘤、药物等。②诱因：长期卧床或体位不当、过度疲劳、机械通气、老年期活动减弱、反射差、咳嗽无力等。

（2）咳嗽与咳痰的特点：①咳嗽的性质、音色、持续时间：例如，刺激性干咳或高调

金属音提示支气管肿瘤或纵隔肿瘤压迫气管或支气管；嘶哑性咳嗽提示声带炎症、肿瘤；与体位改变有明显关系则提示支气管扩张、肺脓肿、慢性支气管炎；犬吠样咳嗽提示喉狭窄、大气管受压；无力咳嗽提示声带麻痹或水肿、喉神经麻痹、极度衰竭等。②痰的颜色、量、性状和气味：例如，大量黄脓痰提示肺脓肿、支气管扩张；铁锈色痰提示肺炎球菌肺炎；红棕色胶冻样痰提示肺炎克雷伯菌；粉红色泡沫样痰提示肺水肿、肺栓塞；痰液带恶臭提示厌氧菌感染；痰量≥100ml/d 为大量痰；痰量原来较多而突然减少提示引流不畅；痰液黏稠且不易咳出提示体液不足。

2. 常用护理诊断及措施　清理呼吸道无效　与呼吸道分泌物多，痰液黏稠；咳嗽无效或咳嗽反射减弱或消失有关。

（1）一般护理：保持环境温度（18～20℃）、湿度（50%～60%）适宜。给予足够热量饮食，避免油腻、刺激性食物，鼓励患者多饮水（1.5～2L/d），戒烟。排痰后进行口腔护理；加强痰液管理。

（2）促进有效排痰：向患者讲解排痰的意义，并给予患者胸部物理治疗（CPT）：①有效咳嗽：适用于神志清醒、身体状态良好、能配合者。②气道湿化：适用于痰液黏稠不易咳出者。③胸部叩击：适用于久病体弱、长期卧床、排痰无力者。④体位引流：适用于痰液较多而身体能耐受者。⑤机械吸痰：适用于痰液黏稠无力咳出、意识不清咳嗽反射减弱或消失、建立人工气道者。

（3）病情观察：①观察咳嗽的频率、程度，痰的颜色、性状、量、气味等。②观察呼吸频率、深度，有无呼吸困难，口唇、甲床发绀，以及患者的意识状态和神经反射功能。③听诊肺部的呼吸音是否正常，有无湿啰音及其分布情况。

（4）用药护理：指导患者正确留取新鲜痰液标本。遵医嘱给予抗炎、止咳和祛痰药，用药期间注意观察药物疗效和不良反应。湿性咳嗽者避免用强镇咳药（可待因）、麻醉剂、镇静剂等。

（二）肺源性呼吸困难

1. 概述

（1）定义：肺源性呼吸困难（pulmonary dyspnea）是指呼吸系统疾病引起通气和换气功能障碍，造成机体缺氧和二氧化碳潴留，让患者感觉空气不足、呼吸费力，出现呼吸频率、节律、深度的改变及辅助呼吸肌也参与呼吸活动的状态。

（2）常见原因：根据发病机制分为 ①通气功能障碍，如支气管哮喘、肺气肿、支气管炎。②呼吸泵功能减退，如胸腔积液、气胸。③呼吸驱动增加，如肺内呼吸感受器兴奋性增加。④无效通气，如肺毛细血管毁损、肺大血管阻塞。

（3）临床分类及特点：肺源性呼吸困难的分类及特点见表 1-1-1。

表 1-1-1　肺源性呼吸困难的分类及特点

项目	分类		
	吸气性呼吸困难	呼气性呼吸困难	混合性呼吸困难
特点	吸气费力，吸气时间延长 三凹征（即胸骨上窝、锁骨上窝、肋间隙）	呼气费力 呼气时间延长	吸气、呼气均费力 呼吸频率浅快
伴随表现	干咳、高调吸气性哮鸣音	哮鸣音	呼吸音异常
常见疾病	气管异物、喉头水肿	支气管哮喘、慢性阻塞性肺气肿	重症肺炎、肺纤维化、肺不张、气胸、胸腔积液

2. 常用护理诊断及措施

气体交换受损　与呼吸道痉挛、病变使呼吸面积减少、换气功能障碍有关。

（1）一般护理：①环境安静舒适、温湿度适宜，避免接触变应原。②取半坐卧位或高枕卧位休息，如病情允许可逐步增加有氧运动。③保证充足的热量，少食多餐，食用含纤维丰富食物，保持大便通畅；避免摄入产气食物。④保持口腔清洁、湿润。

（2）病情观察：密切观察患者的呼吸频率、节律、深度，有无异常呼吸形式。观察患者胸廓运动是否对称、有无三凹征。注意有无气管移位、膈肌疲劳（反常呼吸运动）情况。听诊肺部有无异常呼吸音、啰音等。监测血氧饱和度、血气分析的变化、肺功能检查结果。

（3）氧疗护理：向患者解释氧疗的目的，指导正确的给氧方法（氧流量、氧浓度应根据呼吸困难类型和严重程度合理调节），保持输氧装置通畅，指导氧疗期间的安全与注意事项，密切观察氧疗的效果及中毒表现，并做好相关记录。

（4）保持呼吸通畅，改善呼吸功能：①协助患者清除呼吸道分泌物。②遵医嘱合理使用支气管舒张剂、呼吸兴奋剂等药物，并观察用药后的效果及不良反应。③指导患者进行缩唇和腹式呼吸训练。④做好机械通气治疗相应的护理。

（5）保持情绪稳定。

（三）咯血

1. 概述

（1）定义：咯血（hemoptysis）是指喉部以下呼吸道包括气管、支气管或肺组织的出血，血液随咳嗽由口腔咳出。

（2）常见原因：肺结核、支气管扩张、肺炎、肺癌等。

（3）咯血量：每日咯血量＜100ml 为小量咯血，100～500ml 为中量咯血，一次＞300ml 或每日＞500ml 为大量咯血。

（4）止血治疗：首选垂体后叶素，它可直接作用于血管平滑肌，收缩肺小动脉，减少肺血流量而止血。高血压患者、冠心病患者、孕妇用普鲁卡因。

（5）并发症：窒息、出血性休克、肺不张、继发感染。窒息和休克是主要死因。

重点掌握窒息。①临床表现：当血液咯出不畅，或咯血突然停止，患者可出现胸闷难受、烦躁不安、气急，喉部有明显痰鸣音，神情恐慌、呆滞，张口瞪目，面色发绀，呼吸音减弱或消失、全身抽搐，进而呼吸、心跳停止，死亡。②处理：清除积血，保持气道通畅是关键。

2. 常用护理诊断及措施　潜在并发症：窒息。

（1）一般护理：①小量咯血者静卧休息；大量咯血者绝对卧床休息，取患侧卧位。②大咯血者暂禁食，小咯血者进食少量温凉、流质饮食，多饮水，多吃纤维素丰富的食物，维持大便通畅。③咯血后及时漱口，保持口腔清洁。清除血污，减少刺激。

（2）病情观察：①观察患者咯血的频率、咯血量、是否能将血液顺利咯出，有无异常表情和肢体语言，有无窒息征象。②重点监测生命体征、意识、发绀、呼吸音及啰音的变化，以便及时发现咯血的并发症。

（3）保持气道通畅，预防窒息：①轻拍健侧背部，将气管内的痰液和积血轻轻地咳出，嘱患者不要屏住呼吸。②咯血量多而无力咳出者可经鼻腔吸出。③保持情绪稳定，避免支气管平滑肌痉挛。

（4）用药护理：遵医嘱给予止血、镇咳及镇静剂，并观察药物疗效及不良反应。①垂体后叶素静脉滴注时速度不宜过快，以免引起心悸、胸闷、恶心、面色苍白、便意等不良反应。②用镇静、止咳药时，观察患者的呼吸和咳嗽情况，以免发生窒息。

（5）窒息的抢救：备好抢救药品及仪器，一旦发生窒息，立即采取头低脚高 45° 俯卧位，面向一侧，轻拍拍背部，以清除咽部积血，必要时用吸引器吸出血块。高流量吸氧。自主呼吸消失者，做好气管插管或气管切开的准备及相应的护理。

（6）心理护理。

三、肺　　炎

（一）概述

肺炎（pneumonia）是指肺实质（包括终末气道、肺泡腔和肺间质等）的炎症。

1. 分类

（1）病因分类：①感染性：细菌（肺炎球菌最常见）、病毒、真菌等。②非感染性：理化因素、免疫或变态反应。

（2）患病环境和宿主状态分类

1）社区获得性肺炎（community acquired pneumonia，CAP）：又称院外肺炎，是指在医院外罹患的感染性肺实质炎症，包括具有明确潜伏期的病原体感染而在入院后平均潜伏期内发病的肺炎。其主要致病菌为肺炎球菌。

2）医院获得性肺炎（hospital acquired pneumonia，HAP）：又称医院内肺炎（nosocomial pneumonia，NP），是指患者入院时不存在、也不处于感染潜伏期，而于入院 48h 后在医院内发生的肺炎。其主要原因为吸入性因素、免疫功能受损、人工气道的建立及机械通气、院内交叉感染、胸腹部手术等。主要致病菌为革兰阴性杆菌，常为混合感染，治疗困难，耐药菌株多，病死率高。

2. 肺炎诊断

（1）确定肺炎：咳嗽、咳痰、发热症状，肺实变体征；血常规、胸部 X 线等检查。

（2）评估严重程度：重症肺炎的标准为意识障碍；呼吸频率＞30 次/分；PaO_2＜60mmHg，PaO_2/FiO_2＜300，需行机械通气治疗；动脉收缩压＜90/60mmHg；胸片显示双侧或多叶受累，或入住 48h 内病变扩大≥50%；少尿，尿量＜20ml/h，或＜80ml/4h，或急性肾衰竭需要透析治疗。

（3）确定病原体：痰液培养。

（二）临床特点

常见肺炎的临床特点见表 1-1-2。

表 1-1-2 常见肺炎的临床特点

	肺炎球菌肺炎	葡萄球菌肺炎	克雷伯菌肺炎	支原体肺炎
好发人群	青壮年	小孩或年老体弱者	老年、营养不良、慢性阻塞性肺疾病、全身衰竭者	儿童及青少年
临床表现	有淋雨、受凉、疲劳等诱因，突起寒战、高热，稽留热，咳嗽、咳铁锈色痰。肺实变体征。可并发感染性休克	急骤寒战、高热、胸痛、咳黄色脓痰或粉红色乳状脓痰	急起高热、咳嗽、咳砖红色或胶冻状痰、胸痛	缓慢，发热、发作性干咳、咽痛、头痛、肌痛

续表

	肺炎球菌肺炎	葡萄球菌肺炎	克雷伯菌肺炎	支原体肺炎
X线	呈现肺叶或肺段密度均匀的阴影。可见支气管充气征	呈现肺部多发性浸润病灶和空洞	肺叶实变，可有多发性蜂窝状脓肿，可见叶间裂下垂（弧形下坠）	呈现多种形态的浸润影，节段性分布，以下肺野多见
治疗	首选青霉素	头孢菌素+氨基糖苷类万古霉素	头孢菌素+氨基糖苷类	首选大环内酯类，如红霉素、阿奇霉素

（三）治疗要点

1. 抗感染 重点是首选药物及疗程。

2. 对症和支持治疗 营养、补液、降温、吸氧、止痛、止咳化痰等。

3. 感染性休克的治疗

（1）抗休克：低分子右旋糖酐或平衡盐溶液补充血容量。

（2）抗感染治疗：早期、足量、联合、静脉用抗生素。

（四）常用护理诊断及措施

1. 体温过高 与肺部炎症有关。

（1）一般护理：卧床休息，胸痛时患侧卧位，注意保暖。给予高热量、高维生素、高蛋白、易消化的流质或半流质饮食，鼓励患者多饮水（1.5～2L/d），做好口腔护理。

（2）高热护理：物理降温，以逐渐降温为宜，尤其是儿童、老年人、体弱者应防止虚脱。必要时遵医嘱用退烧药。汗多时保持皮肤干燥，必要时遵医嘱静脉补液。

（3）用药护理：遵医嘱给予抗生素治疗，注意观察药物疗效和不良反应。①头孢唑啉钠可有发热、皮疹、胃肠道不适等不良反应。②喹诺酮类可有胃肠道反应等不良反应。③氨基糖苷类可有肾、耳毒性等不良反应。④大环内酯类可有胃肠道反应、耳毒性、肝脏损害等不良反应。

2. 潜在的并发症 感染性休克。

（1）病情监测：①生命体征：脉搏细速、心率加快、血压下降、脉压小提示休克。②精神和意识：意识和表情反映中枢神经系统血液灌注量。③皮肤黏膜：面色苍白、甲床发绀、肢端发凉、出冷汗提示微循环障碍或休克。④出入量：监测每小时尿量是判断休克及扩容治疗效果的重要指标。⑤血气分析。

（2）急救护理

1）体位：取仰卧中凹位休息，高热者降温，体温低于正常者保温。

2）中、高流量吸氧。

3）补充血容量：立即建立静脉通道，遵医嘱补液，以维持有效血容量。在输液过程应注意输液速度与量。血容量已补足的依据是口唇红润，肢端温暖；收缩压＞90mmHg，脉压＞30mmHg；脉率＜100次/分；尿量＞30ml/h。必要时以中心静脉压作为输液速度与量的评价指标。

4）用药护理：①用多巴胺（DA）等血管活性物质应根据血压调整滴数，血压维持在90～100mmHg为宜，输液过程中防止药液外溢。②碳酸氢钠单独输入。③观察抗菌药物的疗效和不良反应。

四、支气管扩张

（一）定义

支气管扩张（bronchiectasis）是由于呼吸道感染和支气管阻塞后，反复发生支气管炎症，引起支气管异常和持久性扩张。

（二）病因

病因为支气管-肺组织的感染和支气管阻塞。

（三）临床表现

1. 症状 多起病于儿童和青年时期；慢性咳嗽伴大量脓痰和反复咯血。

2. 体征 固定而持久的局限性粗湿啰音。

（四）治疗要点

治疗以控制感染和痰液引流为主。

（五）常用护理诊断及措施

清理呼吸道无效与痰液多而黏稠、无效咳嗽有关。重点掌握体位引流（postural drainage）的护理。体位引流是指利用重力的作用促使呼吸道分泌物流入气管、支气管排出体外的方法。

（1）引流前准备：评估患者身体状况，明确病变部位。向患者解释体位引流的目的、过程和注意事项。痰液黏稠者指导患者先气道湿化治疗，易于咳出或引流。

（2）引流中配合：①引流体位原则上是抬高病变部位的位置，引流支气管的开口向下。②引流时鼓励患者做间歇深呼吸后用力咳嗽。护理人员轻拍患者背部，以增加引流效果。③观察患者有无头晕、出汗、疲劳、面色苍白等情况，如有上述症状应随时终止体位引流。④引流时间应在饭前1h、饭后1～2h进行，每日1～3次，每次15～20min。

（3）引流后护理：取舒适体位，漱口，评价并记录引流效果。

五、肺 结 核

（一）病因和发病机制

肺结核（pulmonary tuberculosis）是结核分枝杆菌引起的肺部慢性传染性疾病。结核分枝杆菌含有类脂质（形成结核结节）、蛋白质（与过敏反应有关）和多糖类（与免疫反应有关）。结核分枝杆菌的特点是抗酸性、生长缓慢、抵抗力强、耐药性。

1. 传染源 重要的传染源为排菌肺结核患者，尤其是未经治疗者。

2. 感染途径 主要是呼吸道感染，其次是消化道感染。

3. 结核分枝杆菌感染和肺结核的发生发展

（1）人体免疫后的反应：细胞免疫反应、迟发性变态反应。

（2）原发感染与继发感染。

（3）病理改变：渗出、结核结节形成和干酪样坏死。

（二）临床表现

1. 症状

（1）全身症状：午后低热、乏力、食欲减退、体重减轻、盗汗等结核毒性症状。

（2）呼吸系统症状：咳嗽和咳痰、咯血、呼吸困难、胸痛。

2. 体征

（1）渗出性病变：患侧呼吸运动减弱，语颤增强，叩诊浊音，听诊支气管肺泡呼吸音及湿啰音等肺实变体征。

（2）慢性纤维空洞性病变：可有胸廓塌陷，纵隔及气管向患侧移位。

（3）结核性胸膜炎：早期有胸膜摩擦音，以后有胸腔积液体征。

（4）支气管结核：可有局限性哮鸣音。

3. 临床类型

（1）原发性肺结核：原发综合征及胸内淋巴结结核。

（2）血行播散型肺结核。

（3）继发性肺结核：包括浸润型肺结核（最常见的类型）、空洞型肺结核、干酪样肺炎、结核球、纤维空洞型肺结核。

（4）结核性胸膜炎：包括干性胸膜炎、渗出性胸膜炎（最常见）、脓性胸膜炎。

（5）其他肺外结核：肠结核、骨结核、肾结核、结核性脑膜炎等。

（三）辅助检查

1. 胸部 X 线检查　可早期发现肺结核，也是肺结核临床分型的主要依据。

2. 痰结核菌检查　是确诊肺结核的最特异性的方法，也是制订治疗方案和考核疗效的依据。痰涂片抗酸染色为最常用。痰培养敏感性和特异性高，一般需培养 2～6 周，培养 8 周仍未见细菌生长则为阴性。

3. 结核菌素试验　目前多采用结核菌纯蛋白衍生化物（PPD）试验。通常取 0.1ml（5U）结核菌素，在左前臂屈侧上中 1/3 处皮内注射形成皮丘，24～72h 后测量皮肤硬结直径。结果：①直径＜5mm 为阴性（–）。②直径 5～9mm 为弱阳性（+）。③直径 10～19mm 为阳性（++）。④≥20mm 或不足 20mm 但有水疱或坏死为强阳性（+++）。

判断：①阳性：表示曾有结核菌感染。②强阳性：提示活动性肺结核。③阴性：提示无结核菌感染；但也见于变态反应前期（结核菌感染后 4～8 周内）、用激素和其他免疫抑制剂、营养不良、麻疹、百日咳、严重结核、恶性肿瘤、艾滋病等。

（四）治疗要点

活动性肺结核患者均需治疗。

1. 药物治疗

（1）化疗原则：早期、联合、适量、规律、全程。

（2）常用药物：异烟肼、利福平、链霉素、吡嗪酰胺、乙胺丁醇等。其不良反应见表 1-1-3。

表 1-1-3　常用抗结核药的主要不良反应

药名	抗菌特点	主要不良反应
异烟肼（isoniazid，INH）	全杀菌剂	周围神经炎、肝损害
利福平（rifampicin，RFP）	全杀菌剂	肝损害、过敏反应
链霉素（streptomycin，SM）	半杀菌剂	听力障碍、眩晕、肾功能损害
吡嗪酰胺（pyrazinamide，PZA）	半杀菌剂	肝损害、高尿酸血症
乙胺丁醇（ethambutol，EMB）	抑菌剂	视神经炎

（3）化疗方法：①用法：间歇疗法或顿服。②分期：强化和巩固两期。③疗程：6～8个月。

2. 对症治疗

（1）毒性症状：可短期加用糖皮质激素，以减轻炎症和变态反应，促进渗出液吸收，减少纤维组织形成及胸膜粘连。

（2）咯血：患侧卧位休息，保持呼吸道通畅，防止窒息。用垂体后叶素止血。

（五）常用护理诊断及措施

知识缺乏：缺乏结核病治疗的相关知识。

（1）用药指导：强调坚持规则、全程、合理用药的重要性；指导用药期间的注意事项，并观察药物的疗效和不良反应。督促定期复查。

（2）正确留取痰液标本指导。

（3）合理休息。

（六）健康教育

1. 疾病预防指导

（1）控制传染源：关键。

（2）切断传染途径：呼吸道隔离；痰液、食具等其他污染物的消毒。

（3）保护易感人群：①卡介苗（BLG）接种。卡介苗是减毒活疫苗，是由毒力减弱的病原体组成，接种疫苗后，病原体在体内复制，使机体产生免疫反应，产生针对该病原体的抗体。接种对象主要是新生儿、婴幼儿、儿童。②化学药物预防：对于高危人群，如与涂阳肺结核患者密切接触且结核菌素试验强阳性者、人类免疫缺陷病毒（HIV）感染者、长期使用糖皮质激素及免疫抑制剂者、糖尿病等，可以服用异烟肼和（或）利福平。

2. 用药指导和病情监测 规律、全程化疗为健康教育的重点内容。

六、支气管哮喘

（一）定义

支气管哮喘（bronchial asthma）是由多种细胞及细胞组分参与的气道慢性炎症性疾病。这种慢性炎症与气道反应性相关，常伴有广泛而多变的可逆性气流阻塞，引起反复发作性的喘息、气促、胸闷和（或）咳嗽等症状，多数可以自行或经治疗而缓解。

（二）病因和发病机制

1. 病因 受遗传和环境因素的双重影响。

2. 发病机制 气道炎症是哮喘发病本质，气道反应性增高是哮喘的重要特征。

3. 诱因 ①吸入性变应原：花粉、尘螨、动物毛屑等。②感染：病毒、细菌、原虫、寄生虫等。③食物：鱼、虾、蟹、蛋类、牛奶等。④药物：普萘洛尔、阿司匹林等。⑤其他：气候、运动、妊娠等。

（三）临床表现

1. 症状 干咳、打喷嚏、流泪等前驱症状。典型症状是发作性呼气性呼吸困难或发作性胸闷和咳嗽，伴有哮鸣音。

2. 体征 发作时胸廓胀满呈吸气状态，两肺满布哮鸣音，呼气时间延长。严重者端坐位、发绀、呼吸音减弱或沉默胸、奇脉、胸腹反常运动。

3. 并发症 自发性气胸、纵隔气肿、肺不张、慢性阻塞性肺疾病、肺源性心脏病（肺心病）。

（四）辅助检查

辅助检查的重点是肺功能检查。

1. 通气功能检测 哮喘发作时呈阻塞性通气改变。一秒用力呼出的气量（FEV_1）、一秒用力呼出量/用力肺活量的比值（FEV_1/FVC）、呼气流量峰值（PEF）均减少。

2. 支气管舒张试验 使用一定剂量的扩张支气管药物（沙丁胺醇或特布他林）使狭窄的支气管扩张，用肺功能作指标，测定支气管扩张程度的试验。如吸入支气管扩张剂后 FEV_1 增加≥12%，且绝对值增加≥200ml；或 PEF 较治疗前增加 60L/min 或≥20%为支气管舒张试验阳性，提示气道可逆。

3. 支气管激发试验 使用一定剂量的激发剂（吸入醋甲胆碱或组胺），使支气管平滑肌收缩，用肺功能作指标，判定支气管狭窄的程度，从而测定支气管反应性的试验。如吸入激发剂后 FEV_1 下降≥20%为激发试验阳性，提示气道高反应性。该试验只用于 FEV_1 占正常预计值 70%以上的患者。

4. PEF 及其变异率测定 哮喘发作时 PEF 减少，昼夜变异率≥20%，提示气道可逆。

（五）病情评价

1. 急性发作期 病情严重程度可分为轻度、中度、重度、危重（具体见教材）。

（注意：严重哮喘发作持续 24h 以上，经治疗不能缓解者称为哮喘持续状态）

2. 非急性发作期 分为控制、部分控制、未控制 3 级（具体见教材）。

（六）治疗要点

1. 脱离变应原 是防治哮喘最有效的方法。

2. 药物治疗 首选吸入法。常用药物有：①支气管舒张药：β_2受体激动剂是控制急性发作的首选药物。只控制症状，不降低气道高反应性，不逆转气道炎症。②抗炎药：糖皮质激素可阻止气道炎症，降低气道高反应性，是目前控制哮喘最有效的抗炎药物。③茶碱类：有舒张支气管平滑肌的作用，并具有强心、利尿、扩张冠状动脉、兴奋呼吸中枢和呼吸肌的作用。④抗胆碱药：舒张支气管，减少痰液的作用，多与 β_2受体激动剂联合应用。⑤色甘酸钠：多用于运动性哮喘。

（七）常用护理诊断及措施

1. 气体交换受损 与支气管痉挛、充血、水肿有关。

（1）一般护理：取半坐卧位休息。避免感冒和接触变应原。给予清淡、易消化、足够热量的饮食，避免进食硬、冷、煎食物，避免食用与哮喘发作有关的食物，戒烟酒。多饮水（2500～3000ml），稀释痰液。保持皮肤清洁、干燥。保持口腔湿润、清洁。

（2）用药护理：观察药物疗效和不良反应。①激素：不良反应是咽部不适，真菌感染，指导患者吸药后用清水漱口。②β_2 受体兴奋剂：不良反应是气道反应性增高和耐药性，告知患者不宜长期、规律、单一、大剂量使用；静脉滴注沙丁胺醇可出现头痛、心悸、骨骼肌震颤、低钾等不良反应，注意控制滴数（2～4μg/min）。③氨茶碱：静脉注射时可出现恶心呕吐、低血压、心律失常、呼吸中枢兴奋等不良反应，故静脉注射速度不宜过快（10min 以上），浓度不宜过高（安全浓度 6～15μg/ml）。

（3）病情监测：有无胸部发紧、呼吸不畅、喉部发痒、打喷嚏、咳嗽等哮喘先兆症状。

发作时监测呼吸形态、意识、呼吸音、哮鸣音的变化，以及动脉血气分析和肺功能情况。

（4）维持呼吸通畅：呼吸困难者吸氧，并指导其进行有效的呼吸；咳嗽、咳痰者促进痰液排出。必要时进行机械通气。

（5）心理护理。

2. 知识缺乏 缺乏正确使用定量雾化器用药的相关知识。

（1）介绍定量雾化吸入器（MDI）的结构和原理：工作原理是密封的储药罐内盛有药物和助推剂（常用氟利昂），药物溶解或悬浮于液态的助推剂内，药液通过一个定量阀门可与定量室相通再经喷管喷出。助推剂在遇到大气压后因突然蒸发而迅速喷射，卷带出药液并雾化成气溶胶微粒。MDIs 所产生的气溶胶微粒直径为 3～6μm。其具有定量、操作简单、便于携带、随时可用、不必定期消毒、无院内交叉感染问题等优点。

（2）定量雾化吸入器使用方法的指导：①正确使用方法：每次使用前应摇匀药液，患者深呼气至功能残气位（即不能再呼时），张开口腔，置 MDI 喷嘴于口前 4cm 处，缓慢吸气（0.5L/s，尽量达肺总量位），于开始吸气时即以手指揿压喷药，吸气末屏气 5～10s，然后缓慢呼气至功能残气位。休息 3min 左右可重复再使用一次。②注意事项：雾化器应该垂直拿；在吸入的同时应该做深吸气，使药液能够充分到达支气管和肺内。雾化前半小时尽量不进食，避免雾化的吸入过程中气雾刺激，引起呕吐。每次雾化完之后要及时漱口，防止口腔黏膜的感染。

（八）健康指导

健康指导的重点是避免诱因，监测病情，药物指导。

七、慢性支气管炎和慢性阻塞性肺疾病

（一）概述

慢性支气管炎（chronic bronchitis）是指气管、支气管黏膜及其周围组织的慢性非特异性炎症。

慢性阻塞性肺疾病（chronic obstructive pulmonary disease，COPD）是一种具有气流受限的可以预防和治疗的疾病。气流受限不完全可逆，呈进行性发展，与肺部对有害气体或有害颗粒的异常炎症反应有关。

（二）临床特点

慢性支气管炎和慢性阻塞性肺疾病的鉴别见表 1-1-4。

表 1-1-4 慢性支气管炎和慢性阻塞性肺疾病的鉴别

	慢性支气管炎	慢性阻塞性肺疾病
病因	感染、吸烟、大气污染、过敏因素	慢性支气管炎
症状	慢性反复发作的咳嗽、咳痰或伴喘息	逐渐加重的呼吸困难、咳嗽、咳痰
体征	急性发作期有呼吸音增强、有湿啰音	桶状胸；语颤减弱；过清音；呼吸音减弱，呼气延长，可有干、湿啰音
并发症	慢性阻塞性肺疾病、支气管肺炎、支气管扩张	气胸、肺心病、呼吸衰竭
X 线	反复发作者可有肺纹理增粗、紊乱	胸廓扩张，肋间隙增宽，膈降低且变平，两肺透亮度增加，心影缩小
肺功能	早期多无明显变化。有小气道阻塞时，最大呼气流速-容量曲线在 75%和 50%肺容量时的流量可明显降低	$FEV_1/FVC\% < 70\%$ $FEV_1 < 80\%$预计值

注：慢性阻塞性肺疾病严重程度分级具体见教材。

（三）治疗

1. 慢性支气管炎的治疗要点

（1）急性期和迁延期：以控制感染，祛痰镇咳，解痉平喘为主。

（2）缓解期：加强锻炼，避免诱发因素。

2. 慢性阻塞性肺疾病的治疗要点

（1）稳定期治疗：教育和管理，规则用药，呼吸肌功能锻炼，长期家庭氧疗。

（2）急性期治疗：控制感染，低浓度吸氧，用抗炎、止咳、平喘药。

（四）常用护理诊断及措施

1. 清理呼吸道无效 与痰液多而黏稠、无效咳嗽有关。

重点是促进痰液排出。

2. 气体交换受损 与通气不足、肺泡呼吸面积减少有关。

重点是氧疗和呼吸功能锻炼的指导。

（1）氧疗护理：长期家庭氧疗（LTOT）是指一昼夜吸入低浓度氧 15h 以上，并持续较长时间，使 $PaO_2 \geq 60mmHg$，或 SaO_2 升至 90%的一种氧疗方法。长期氧疗的目的是纠正低氧血症，且有利于提高患者生存率、改善生活质量和神经精神状态，减轻红细胞增多症，预防夜间低氧血症，改善睡眠质量，预防肺心病和右心衰竭的发生，以及减少医疗费用，延长慢性阻塞性肺疾病患者的生存期，降低病死率。而当患者 $PaO_2 < 55mmHg$ 或 $SaO_2 < 88\%$；或 PaO_2 为 55～70mmHg 或 $SaO_2 < 89\%$，伴有继发性红细胞增多症（血细胞比容＞0.55）、肺动脉高压、心力衰竭者均是长期氧疗的适应证。

（2）呼吸功能锻炼指导：进行腹式呼吸和缩唇呼吸等呼吸功能锻炼，能有效加强膈肌运动，提高通气量，减少耗氧量，改善呼吸功能，减轻呼吸困难，增加活动耐力。具体方法如下：①腹式呼吸训练：取立位（体弱者可取半卧位或坐位），左、右手分别放在腹部和胸前。全身肌肉放松，静息呼吸。吸气时用鼻吸入，尽力挺腹，胸部不动。呼气时用口呼出，同时收缩腹部，胸廓保持最小活动幅度，慢呼深吸，增加肺泡通气量。每分钟呼吸 7～8 次，如此反复训练，每次 10min，每日 2 次，熟练后逐步增加次数和时间，使之成为不自觉的呼吸习惯。②缩唇呼吸训练：用鼻吸气用口呼气，呼气时口唇缩拢似吹口哨状，持续缓慢呼气，同时收缩腹部。吸与呼时间之比为 1∶2 或 1∶3，缩唇的程度与呼气流量由患者自行选择调整，以距口唇 15～20cm 处同水平的蜡烛火焰随气流倾斜，又不致熄灭为宜。

八、慢性肺源性心脏病

（一）定义

慢性肺源性心脏病（chronic pulmonary heart disease）简称慢性肺心病，是由于慢性肺和胸廓疾病或肺血管病变所引起肺组织结构和（或）功能异常，产生肺循环阻力增加，肺动脉高压，进而引起右心室肥厚、扩大甚至发生右心衰竭的心脏病。

（二）病因与发病机制

1. 病因 以慢性阻塞性肺疾病最常见。

2. 发病机制

（1）肺动脉高压：长期缺氧、呼吸性酸中毒，使肺血管收缩，引起肺动脉高压。

（2）心脏病变：肺动脉高压使右心室后负荷过重，右心室扩大，右心衰竭。

（三）临床表现

肺心病的临床表现见表 1-1-5。

表 1-1-5 肺心病的临床表现

分期	主要表现
肺心功能代偿期（缓解期）	慢性阻塞性肺疾病的表现：咳、痰、喘症状，肺气肿体征 肺动脉高压（P_2心音亢进）、右心室肥大
肺心功能失代偿期（急性加重期）	诱因：急性呼吸道感染 呼吸衰竭、肺性脑病（死亡首要原因） 右心衰：颈静脉充盈、肝颈静脉回流征阳性、下肢水肿、发绀明显等

（四）辅助检查

1. **血气分析** PaO_2降低，$PaCO_2$升高，酸碱失衡。
2. **X 线检查** 原有肺、心疾病的表现。肺动脉扩张，右心室肥大。
3. **心电图** 右房、右室肥大。
4. **超声心动图** 右室肥大；肺动脉干增大。

（五）治疗要点

1. **急性加重期** 以治肺为本，治心为辅。

（1）积极控制感染。

（2）氧疗。

（3）控制心力衰竭：①利尿剂：原则是缓慢、小剂量、间歇应用。②洋地黄类药：原则是用作用快、排泄快、剂量小（常规剂量的 1/2 或 2/3 量）的洋地黄。

2. **缓解期** 长期家庭氧疗、调节免疫功能和营养疗法。

（六）常用护理诊断及措施

1. **气体交换受损** 与肺血管阻力增高引起肺淤血、肺血管收缩引起肺血流量减少有关。
2. **清理呼吸道无效** 与痰液多而黏稠、无效咳嗽有关。
3. **潜在并发症** 肺性脑病。

（1）绝对卧床休息，保证安全。

（2）氧疗护理：低流量（1～2L/min）、低浓度（25%～29%）持续吸氧。

（3）用药护理：遵医嘱使用呼吸兴奋剂，观察药物疗效和不良反应。呼吸道分泌物较多、二氧化碳潴留的重症患者慎用镇静剂、麻醉药、催眠药，以免诱发和加重肺性脑病。如必须用药时，注意观察是否有呼吸抑制和咳嗽反射减弱情况。

（4）病情观察：观察有无头痛、烦躁不安、表情淡漠、精神错乱、嗜睡、昏睡甚至昏迷等肺性脑病的表现。定期监测血气分析。

九、肺 癌

（一）病因

肺癌（lung cancer）与吸烟、职业致癌因子、空气污染、电离辐射、饮食与营养等有关。

（二）分类

1. **按解剖学分类**　中央型肺癌、周围型肺癌。
2. **按组织学分类**　鳞癌、腺癌、小细胞未分化癌、大细胞未分化癌。

（三）临床表现

其临床表现见表 1-1-6。

表 1-1-6　肺癌的临床表现

主要症状	表现特点
原发肿瘤症状	咳嗽、咯血、呼吸困难、喘鸣、体重下降、发热
局部扩展症状	胸痛、呼吸困难、咽下困难、声音嘶哑、上腔静脉压迫综合征、Horner 综合征
转移症状	神经、骨骼、消化道、淋巴（锁骨上淋巴结是常见的转移部位）
胸外表现	副癌综合征：异位内分泌综合征、肥大性肺性骨关节病、神经肌肉综合征、高钙血症

上腔静脉阻塞综合征：癌肿侵犯纵隔，压迫上腔静脉时，上腔静脉回流受阻，产生头面部、颈部和上肢水肿，以及胸前部淤血和静脉曲张。

Hornor 综合征：位于肺尖部的肺癌称上沟癌（Pancoast 癌），压迫颈交感神经，引起病侧眼睑下垂、瞳孔缩小、眼球内陷、同侧额部与胸壁无汗或少汗。

（四）辅助检查

1. **影像检查**　是发现肺癌的重要方法之一。
2. **痰脱落癌细胞检查**　是简单有效的早期诊断肺癌的方法之一。
3. **纤维支气管镜检查**　可直接观察并配合刷检、活检等手段诊断肺癌（最有效）。

（五）治疗要点

治疗要点为手术、化疗、放疗、综合治疗。重点是癌性疼痛的药物治疗。

（1）原则：按药效的强弱阶梯顺序使用；使用口服药；按时、联合服药；用药剂量个体化。

（2）方法：三阶梯疗法（表 1-1-7）。

表 1-1-7　止痛药的三阶梯疗法

阶梯	治疗药物	代表药物
轻度疼痛	非阿片类药物	阿司匹林、布洛芬、吲哚美辛、对乙酰氨基酚
中度疼痛	弱阿片类药物	可待因、曲马多、布桂嗪
重度疼痛	强阿片类药物	吗啡、哌替啶（度冷丁）

（六）常用护理诊断及措施

1. **疼痛**　胸痛　与癌细胞浸润、肿瘤压迫或转移有关。

（1）疼痛的评估：全面、准确、及时地评估疼痛的部位、时间、程度、性质、规律、加重或减轻的因素、疼痛治疗史及止痛效果，疼痛对患者日常生活的影响及其程度。

（2）避免加重疼痛的因素：避免用力咳嗽、深呼吸；减少局部胸壁与肺的活动；胸痛时用手护住胸部。

（3）用药护理

1）遵医嘱给予镇痛药，并坚持给药原则。

2）观察止痛疗效和不良反应：给药后半小时观察疗效，如疼痛缓解程度和镇痛作用持续时间，对生活质量的改善情况。根据实际疗效调整剂量。注意预防药物不良反应，阿片类药物（如吗啡）最常见的不良反应是便秘、恶心、呕吐和镇静，以及尿潴留、呼吸抑制、瘙痒等。

（4）指导患者自控镇痛方法。

2. 恐惧 与肺癌的确诊、不了解计划及预感到治疗对机体的影响和死亡的威胁有关。

（1）加强沟通：多与患者交谈，了解患者是否有焦虑、恐惧、愤怒、悲哀、倦怠、孤独、绝望等心理反应。观察患者是否有面色改变、目光呆滞、心率加快、血压增加、睡眠紊乱、心悸、出汗、疲乏，是否精神紧张、易怒、焦躁、易激动。鼓励患者表达感受，并耐心倾听。

（2）讨论病情：与患者及其家属讨论病情、检查和治疗方案。

（3）心理和社会支持：①疏导：主动热情关心患者，陪伴患者，倾听其诉说，并表示理解和同情，消除其孤寂感，让其体会到他并不是孤立地承担痛苦。②安慰：帮助患者分析疼痛的反应性，通俗易懂地解释疼痛有关的生理心理学问题。安慰恰到好处。③暗示疗法：让患者认识到，疼痛是机体与病魔做斗争而表现的保护性反应，说明机体正处在调整状态，疼痛感是暂时的，只要打败病魔，疼痛自然消失，鼓励患者增强信心。④家属支持：指导家属要积极配合医护人员，给患者以安慰、鼓励和支持，使患者从精神上摆脱对疼痛的恐惧和害怕，增加对生活的希望。

十、胸 膜 疾 病

（一）胸腔积液

1. 病因 胸腔积液（pleural effusion）主要是结核病、肿瘤引起的。

2. 临床特点

（1）症状：呼吸困难、胸痛。

（2）体征：可闻及胸膜摩擦音。中大量积液患侧呼吸运动受限，语颤减弱或消失，气管向健侧移位，叩诊呈浊音，呼吸音减弱或消失等胸腔积液体征。

（3）伴随症状：结核性胸膜炎多见于青年人，常有结核中毒症状。恶性胸腔积液多见于中年人，体重下降明显和原发肿瘤症状。

3. 辅助检查

（1）X线检查：诊断的重要方法。

（2）胸腔积液检查：明确积液的性质和病因。

4. 治疗要点 重点是结核性胸膜炎的治疗。

（1）休息、营养支持和对症治疗。

（2）穿刺抽液：可缓解压迫作用，改善呼吸。

（3）抗结核治疗：病因治疗是关键。

（4）糖皮质激素：中毒症状重、大量胸腔积液者在抗结核治疗的同时用激素4～6周。

5. 常用护理诊断及措施 气体交换受损 与胸腔积液引起肺不能充分扩张、气体交换面积减少有关。

重点是促进呼吸功能恢复。

措施：①卧床休息，协助患者取半卧位或患侧卧位。②低中流量持续吸氧。③及时配合医生胸腔穿刺（胸穿）抽液和排气，并观察疗效及不良反应。抽液穿刺点在肩胛线和腋后线之间第 6～8 肋间或腋前线第 5 肋间。排气穿刺点一般在锁骨中线第 2 肋间或腋前线第 4～5 肋间。注意每次抽液或抽气时，不宜过快、过多，以防抽吸过多、过快导致胸膜腔内压骤然下降，发生复张后肺水肿或循环障碍。首次抽液量不超过 700ml，抽气量不超过 1000ml，以后抽吸量不能超过 1000ml。如胸穿只是为了明确诊断，抽液 50～100ml 即可。在抽液过程中注意观察有无头晕、出汗、面色苍白、心悸、脉细、四肢发凉等“胸膜反应”，如出现应立即停止抽液，使患者平卧，必要时皮下注射 0.1%肾上腺素 0.5ml，并密切观察血压，注意休克的发生。

（二）气胸

1. 病因和诱因　气胸（pneumothorax）多继发于慢性阻塞性肺疾病、肺结核等肺部基础疾病，常在抬举重物、用力过猛、剧咳、屏气、大笑等情况下促发。

2. 临床表现

（1）症状：突发的胸痛、呼吸困难和刺激性干咳。

（2）体征：视诊患侧胸部膨隆，气管移向健侧，肋间隙增宽，呼吸运动减弱；触诊语颤减弱；叩诊呈过清音或鼓音，心浊音界缩小；听诊呼吸音减弱或消失。

3. 临床类型　闭合性（单纯性）气胸、张力性（高压性）气胸、交通性（开放性）气胸。

4. 治疗　目的是促进患侧肺复张、消除病因、减少复发。

（1）一般治疗：绝对卧床休息、高浓度吸氧、镇静和镇痛。

（2）排气治疗：胸穿排气、胸腔闭式引流。

5. 常用护理诊断及措施　潜在并发症：呼吸和循环衰竭。

重点是保证有效的胸腔闭式引流。

（1）确保引流装置安全，防止意外发生。引流瓶液平面应低于引流出口平面 60cm。若引流瓶意外打破，应立即将胸侧引流管折曲夹闭。若引流管脱落，应迅速用无菌敷料堵塞、包扎胸壁引流管处伤口。搬运患者前，先用两把止血钳将引流管双重夹紧，将引流瓶放在病床上以便搬运；在松开止血钳前需先把引流瓶放到低于胸腔的位置。

（2）保持引流通畅：引流管通畅时有气体或液体排出，或引流瓶长管中的水柱随呼吸上下波动，应注意引流管是否受压、折曲、阻塞、漏气等。引流液黏稠、有块状物时，应定时挤压引流管，防止胸腔积液或渗出物堵塞引流管。

（3）严格执行无菌操作，定期更换引流瓶和伤口敷料，连接管和接头处及时消毒，保持引流装置及伤口处于无菌状态。

（4）拔管指针：引流管无气体逸出，引流量明显减少且颜色变淡，24h 引流液＜50ml，脓液＜10ml，且无呼吸困难等症状 1～2 日后，夹闭引流管 1 日，X 线示肺膨胀良好无漏气，患者无呼吸困难即可拔管，拔管后注意观察患者状况。

十一、呼吸衰竭和急性呼吸窘迫综合征

（一）呼吸衰竭

1. 定义　呼吸衰竭（respiratory failure）是指各种原因引起的肺通气和（或）肺换气功

能严重障碍，以致在静息状态下亦不足以维持足够的气体交换，导致缺氧伴或不伴二氧化碳潴留，从而引起一系列生理功能和代谢紊乱的临床综合征。

2. 病因与发病机制

（1）病因：呼吸道病变、肺组织病变、肺血管病变、胸廓病变、神经肌肉病变。

（2）发病机制：肺泡通气不足；通气/血流比例失调（$V/Q>0.8$，无效腔效应；$V/Q<0.8$，动-静脉样分流效应）；弥散障碍；氧耗量增加。

（3）缺氧、二氧化碳潴留对机体的影响：对中枢神经系统、循环系统、呼吸系统的影响，对酸碱平衡和电解质的影响。

3. 分类

（1）按动脉血气分析分为：①Ⅰ型呼吸衰竭：缺氧，无二氧化碳潴留（或伴二氧化碳降低），见于换气功能障碍，如急性呼吸窘迫综合征。②Ⅱ型呼吸衰竭：缺氧伴二氧化碳潴留，系肺泡通气不足所致的缺氧和二氧化碳潴留，可伴换气功能损害★★。

（2）按病程分：急性呼吸衰竭和慢性呼吸衰竭。

4. 临床表现

（1）呼吸困难：是呼吸衰竭最早出现的症状。

（2）发绀：是缺氧的典型表现。

（3）精神神经症状：早期可表现为头痛、头昏、记忆力减退、精神不振、工作能力降低等症状，严重者出现肺性脑病表现。

肺性脑病（pulmonary encephalopathy，PE）是因呼吸功能严重障碍，导致低氧血症和高碳酸血症而出现各种神经精神症状的一种临床综合征。其表现为先兴奋后抑制现象，兴奋症状包括烦躁不安、睡眠颠倒、谵妄，继之可出现抑制症状，如表情淡漠、肌肉震颤、间歇抽搐、嗜睡甚至昏迷等。

（4）循环系统症状：皮肤红润、温暖多汗，球结膜的充血、水肿提示二氧化碳潴留。

5. 实验室检查 动脉血气分析是诊断呼吸衰竭的最主要的依据。

（1）Ⅰ型呼吸衰竭：$PaO_2<60$ mmHg。

（2）Ⅱ型呼吸衰竭：$PaO_2<60$ mmHg，$PaCO_2>50$mmHg。

动脉血采集的方法：用无菌 2ml 干燥注射器，先抽入少许经过稀释的肝素冲荡针桶后全部弃去；严格无菌操作下抽动脉血 2ml 左右；拔出针头后迅速刺入软木塞内以隔绝空气；立即送检，需半小时内完成化验。

6. 治疗 原则是保持呼吸道通畅条件下，改善缺氧和纠正二氧化碳潴留，以及代谢功能紊乱，从而为基础疾病和诱发因素的治疗争取时间和创造条件。

（1）保持呼吸道通畅。

1）意义：保持气道通畅可以保证气体交换；防止分泌物潴留引起的肺部感染、肺不张及窒息；减轻呼吸功，减少氧消耗及二氧化碳产生，减轻呼吸肌疲劳。

2）方法：①昏迷患者取仰卧位，头后仰，托起下颌并将口打开。②清除呼吸道分泌物，解除支气管痉挛。③建立人工气道。

（2）氧疗：确定吸氧浓度的原则是保证 PaO_2 迅速提高到 60mmHg 或 SaO_2 达 90%以上的前提下，尽量减低氧浓度。①Ⅰ型呼吸衰竭：较高氧浓度（35%～45%）给氧。②Ⅱ型呼吸衰竭：低浓度（<35%）持续给氧。

（3）增加通气量，改善二氧化碳潴留。

1）呼吸兴奋剂：适用于以中枢神经抑制为主、通气不足引起的呼吸衰竭。

2）机械通气：作用是维持必要的肺泡通气量，降低 $PaCO_2$；改善肺的气体交换效能；恢复呼吸肌功能。

（4）纠正酸碱平衡失调和电解质紊乱。

1）呼酸：改善通气，一般不补碱。

2）呼酸并代酸：改善通气，pH＜7.2，HCO_3^-＜18mmol/L，可适量补碱。

3）呼酸并代碱：补钾、补氯、补精氨酸等。

（5）抗感染治疗。

（二）急性呼吸窘迫综合征

1. 定义　急性呼吸窘迫综合征（acute respiratory distress syndrome，ARDS）是指原心肺功能正常，由于严重感染、创伤、休克等肺外或肺内严重疾病袭击后，引起广泛肺毛细血管炎症性损伤，通透性增加，继发急性高通透性肺水肿和进行性缺氧型呼吸衰竭（Ⅰ型），属于急性肺损伤的严重阶段。

2. 临床表现　在引起急性呼吸窘迫综合征的高危因素基础上，突然出现进行性呼吸窘迫、气促、发绀，且通常的吸氧疗法不能改善，常伴有烦躁、焦虑、出汗。血气分析显示 PaO_2＜60mmHg，氧合指数（PaO_2/FiO_2）＜200mmHg 为急性呼吸窘迫综合征。

3. 治疗要点　积极治疗原发病、氧疗、机械通气、维持体液平衡、营养支持，以缓解肺水肿和肺泡萎缩。

机械通气：采用呼气末正压通气 PEEP，即患者吸气与呼气均保持在大气压以上，利于萎缩的肺泡扩张，提高肺的顺应性，促进肺间质和肺泡水消退。

（三）呼吸衰竭和急性呼吸窘迫综合征的护理

潜在并发症：重要脏器缺氧性损伤。

（1）氧疗护理：①根据患者的基础疾病、呼吸衰竭的类型、缺氧的程度选择给氧方法和吸入氧分数。②观察氧疗效果，如呼吸困难等症状减轻或缓解，心搏正常或接近正常，则表明氧疗有效。如果意识障碍加重或呼吸过度表浅、缓慢，可能为二氧化碳潴留加重。根据血气分析结果和患者的临床表现，及时调整吸氧流量和浓度，防止氧中毒和二氧化碳麻痹。③保证有效和安全的氧疗：氧疗时注意加温和湿化（呼吸道内保持 37℃温度和 95%～100%湿度是黏液纤毛系统正常清除功能的必要条件）。定时检查氧流量，保证氧疗效果。输送氧的导管、面罩、气管导管应妥善固定，并保持清洁与通畅，定时更换消毒。

（2）用药护理：使用呼吸兴奋剂时应保持呼吸道通畅，适当提高吸入氧分数，静脉点滴时速度不宜过快，注意观察呼吸、神志及动脉血气分析的变化，出现恶心、呕吐、烦躁、面色潮红、皮肤瘙痒等，需减慢滴速。

（3）病情监测：呼吸和循环状况、意识和精神状态、体液平衡情况、血气分析。

（4）促进有效通气：呼吸功能锻炼的指导。

自 测 习 题

一、名词解释

1. 咯血
2. 医院获得性肺炎
3. 体位引流
4. 支气管哮喘
5. 慢性肺源性心脏病
6. 长期家庭氧疗

7. 呼吸衰竭 8. 肺性脑病

二、填空题

1. 咯血患者易发生窒息的情形是________________、________________、________________和________________。
2. 促进排痰的方法有________、________、________、________和________。
3. 大咯血患者突然停止咯血，表情恐惧，张口瞪目，唇指发绀应考虑为________。
4. 肺炎球菌肺炎首选抗生素为________，肺炎支原体肺炎首选的抗生素是________。
5. 支气管扩张临床特点为________、________和________。
6. 肺结核大咯血时患者采取的体位是________，窒息时立即采取________位。
7. 抗结核药物应用原则是________、________、________、________、________。
8. 支气管哮喘典型的临床表现是反复发作的________呼吸困难，伴有________音。
9. 控制哮喘急性发作首选药是________，控制气道炎症最有效的药是________。
10. 慢性支气管炎临床上以________为主要症状，每年发病持续________个月，连续________年以上。
11. 慢性支气管炎急性发作期的主要治疗是________，________，________。
12. 慢性阻塞性肺疾病标志性症状是________，肺功能检查________明显增加。
13. 肺心病最常见的病因是________，发病的主要机制是________。
14. 胸穿抽液时，发生头晕、心悸、冷汗、面色苍白、脉细等表现应考虑________。
15. 呼吸衰竭纠正缺氧和二氧化碳潴留的先决条件是建立________。
16. 诊断呼吸衰竭的客观指标是________，判断标准是 PaO_2 ________，$PaCO_2$ ________。
17. 急性呼吸窘迫综合征患者的机械通气模式是________。

三、简答题

1. 简述胸部叩击疗法的方法和注意事项。
2. 湿化和雾化疗法的注意事项有哪些？
3. 如何指导患者进行腹式呼吸和缩唇呼吸？
4. 简述雾化吸入器的使用方法及注意事项。
5. 简述重症肺炎的判断标准。
6. 简述低流量持续吸氧的护理措施及理论依据。
7. 简述窒息的临床表现及救护措施。
8. 简述肺癌的疼痛护理措施。
9. 简述长期氧疗的适应证、方法和意义。
10. 如何向肺结核患者指导用药原则。
11. 简述结核菌素试验的方法和结果判断。
12. 简述体位引流的护理要点。
13. 简述呼吸衰竭患者保持气道通畅的意义及主要措施。
14. 简述促进胸腔积液患者呼吸功能恢复的护理措施。

四、选择题

A1/A2 型题

1. 支气管自哪一级开始参与气体交换（　　）

A. 支气管　B. 终末支气管　C. 呼吸性细支气管　D. 肺泡管　E. 肺泡囊

2. 呼吸道的防御功能中不包括（ ）
A. 黏液纤毛运输系统 B. 肺泡巨噬细胞 C. 分泌型 IgA
D. 咳嗽反射 E. 肺泡表面活性物质
3. 患者痰液有恶臭气味，可能为何菌感染（ ）
A. 病毒 B. 绿脓杆菌 C. 厌氧菌 D. 真菌 E. 化脓菌
4. 刺激性呛咳或带金属音的咳嗽应首先考虑（ ）
A. 上呼吸道感染 B. 肺部病变早期 C. 左心功能不全
D. 支气管扩张 E. 支气管肺癌
5. 排除痰液的护理措施，下列哪项不妥（ ）
A. 痰黏稠可使用祛痰剂 B. 限制水分摄入，以免痰液生成过多
C. 痰多可在饭后行体位引流 D. 行蒸汽吸入或药物超声雾化吸入
E. 对痰多而无力咳出者协助翻身拍背，或导管插入吸痰
6. 下列引起呼气性呼吸困难的疾病是（ ）
A. 急性肺水肿 B. 喉水肿 C. 气管异物 D. 支气管哮喘 E. 胸腔积液
7. 为防止“急性上呼吸道感染”交互感染，家属应做好（ ）
A. 多休息、多饮水 B. 用抗生素预防 C. 预防用药
D. 室内食醋熏蒸 E. 呼吸道隔离
8. 肺炎球菌性肺炎患者咳出的痰液为（ ）
A. 白色泡沫样 B. 绿色脓痰 C. 铁锈色样 D. 红色胶冻样 E. 脓痰放置后分三层
9. 肺炎伴感染性休克首要的治疗是（ ）
A. 大剂量敏感抗生素 B. 补充血容量 C. 应用血管活性药
D. 应用皮质激素 E. 纠正酸碱平衡失调
10. 医院获得性肺炎最常见的病原菌为（ ）
A. 肺炎链球菌 B. 流感嗜血杆菌 C. 革兰阴性杆菌 D. 支原体 E. 厌氧菌
11. 支气管扩张患者在施行体位引流时，错误的护理是（ ）
A. 引流在晚间睡前进行 B. 根据病变部位选择体位 C. 引流时鼓励患者深呼吸
D. 引流时间每次 30min 以上 E. 引流完毕后给予漱口
12. 支气管扩张最重要的护理措施是（ ）
A. 补充营养 B. 保证休息 C. 促进排痰 D. 口腔护理 E. 稳定情绪
13. 肺结核患者在家疗养，但痰中有结核菌，最简便有效的处理痰的方法是（ ）
A. 焚烧 B. 煮沸 C. 深埋 D. 乙醇浸泡 E. 消毒灵浸泡
14. 判断肺结核患者有无传染性，最重要的依据是（ ）
A. 患者有无咯血 B. 胸片检查有无空洞 C. 结核菌素试验阳性
D. 痰菌检查阳性 E. X 线胸片有云絮状阴影
15. 正确的结核菌素试验结果判断的方法是（ ）
A. 注射后 24h 测量皮肤局部红晕直径 B. 注射后 24h 测量皮肤局部硬块直径
C. 注射后 48h 测量皮肤局部硬块直径 D. 注射后 72h 测量皮肤局部红晕直径
E. 注射后 72h 测量皮肤局部硬块直径
16. 防止肺结核传播最有效的措施是（ ）
A. 增强免疫力 B. 进行科普宣传 C. 积极进行锻炼
D. 隔离并治疗痰菌涂片阳性患者 E. 接种卡介苗

17. 肺结核咯血患者宜取患侧卧位是为了（　　）
A. 放松身心　　B. 减轻胸痛　　C. 有利引流
D. 防止病灶向对侧扩散　　E. 避免窒息
18. 肺结核患者采取的护理措施下列哪项错误（　　）
A. 绝对卧床休息　　B. 给予高热量、高蛋白、高维生素的食物
C. 观察病情变化及药物不良反应　　D.做好隔离消毒工作和对症护理
E. 加强心理护理，进行保健指导
19. 下列哪项不是促进医院获得性肺炎发病增多的因素（　　）
A. 抗肿瘤化疗　　B. 辅助呼吸　　C. 大量肾上腺皮质激素的应用
D. 营养良好　　E. 三代头孢菌素的大量应用
20. 大咯血患者止血药首选（　　）
A. 酚磺乙胺　　B. 垂体后叶素　　C. 卡巴克络　　D. 维生素 K　　E. 氨甲苯酸
21. 咯血患者护理措施不正确的是（　　）
A. 静卧休息，尽量少翻动　　B. 大咯血时取平卧位，头偏向一侧
C. 咯血不止时，嘱患者屏气以利止血　　D. 保持大便通畅
E. 若为肺结核咯血则应卧向患侧
22. 支气管哮喘的主要病理基础是（　　）
A. 细菌感染　　B. 气道慢性炎症　　C. 支气管痉挛
D. 支气管分泌物增多　　E. 副交感神经兴奋
23. 支气管哮喘最典型的临床表现是（　　）
A. 流清鼻涕，连打喷嚏　　B. 端坐呼吸　　C. 发作性吸气性呼吸困难
D. 胸闷、心悸、气促伴哮鸣音　　E. 发作性呼气性呼吸困难伴有哮鸣音
24. 下列有关吸入糖皮质激素治疗支气管哮喘的护理措施中，不正确的是（　　）
A. 部分患者用药后可出现呼吸道不适等症状　　B. 宜饭前服用，以增加药物吸收
C. 长期用药可引起骨质疏松，应注意观察　　D. 指导患者用药后用清水充分漱口
E. 患者不得自行停药或减量
25. 支气管哮喘患者的护理措施中，错误的是（　　）
A. 有明确变应原者，应尽快脱离变应原　　B. 不宜食用鱼、虾、蟹等易过敏食物
C. 房间可适当地安放一些花草、地毯等　　D. 协助患者采取合适的体位，并吸氧
E. 注意观察各种药物的疗效和副作用
26. 慢性支气管炎并发肺气肿时可出现的症状下列哪一项除外（　　）
A. 语颤减弱　　B. 叩诊呈过清音　　C. 肺动脉瓣区第二心音亢进
D. 桶状胸　　E. 呼气延长
27. 慢性支气管炎发生和加重的最主要原因是（　　）
A. 大气污染　　B. 职业　　C. 感染　　D. 吸烟　　E. 遗传
28. 慢性支气管炎急性期最突出的症状是（　　）
A. 长期反复咳嗽、咳痰　　B. 反复感染　　C. 少量咯血
D. 发热、胸痛　　E. 呼吸困难
29. 指导慢性阻塞性肺疾病患者做腹式呼吸锻炼时，下列哪项不正确（　　）
A. 取立位，上半身略向前倾，吸气时尽力挺腹，胸部不动
B. 呼气时腹肌收缩，腹壁下陷，尽量将气呼出

C. 吸与呼时间比例为 2∶1 或 3∶1
D. 用鼻吸气，用口呼气，要求深吸缓呼，不可用力
E. 每日 2～3 次，每次 l0～15min，每分钟呼吸保持在 10 次左右
30. 关于缩唇腹式呼吸的作用机制哪项最恰当（　　）
A. 增强吸气力量　B. 增强呼气力量
C. 降低气道内压，延缓小气道的闭陷　D. 加气道内压，延缓小气道的闭陷
E. 增强膈肌收缩力
31. 引起肺心病的主要病因为（　　）
A. 胸廓活动功能障碍　B. 呼吸中枢功能障碍　C. 慢性支气管炎、肺疾患
D. 胸腔内肿瘤　E. 过敏反应
32. 肺心病患者心力衰竭的治疗最主要的是（　　）
A. 控制感染，改善通气功能　B. 应用利尿剂　C. 应用强心剂
D. 应用脱水剂　E. 糖皮质激素的应用
33. 自发性气胸最早出现的症状是（　　）
A. 咳嗽、喘息　B. 发绀　C. 休克　D. 胸痛　E. 呼吸困难
34. 胸膜炎所引起的胸痛患者应采取（　　）
A. 平卧位　B. 患侧卧位　C. 俯卧位　D. 半卧位　E. 健侧卧位
35. 呼吸衰竭最早的临床表现为（　　）
A. 发绀　B. 呼吸困难　C. 精神神经症状　D. 心血管症状　E. 休克
36. 纠正缺氧和二氧化碳潴留最重要的措施是（　　）
A. 氧气疗法　B. 保持气道的通畅　C. 增加通气量
D. 纠正酸碱平衡失调　E. 提高呼吸系统兴奋性
37. 应用呼气末正压通气治疗成人急性呼吸窘迫综合征的原理下列哪项是错误的（　　）
A. 增加肺脏功能残气量　B. 扩张萎陷的肺泡　C. 增加吸入氧浓度
D. 促进肺泡水肿消退　E. 减少肺内动静脉分流
38. 患者，女性，57 岁。发热、咳嗽 6 日，痰液黏稠，不易咳出。查：体温 38℃，呼吸 24 次/分，肺部有少细湿啰音。该患者的主要护理措施是（　　）
A. 立即物理降温　B. 给予适量止咳药　C. 定时雾化吸入、排痰
D. 嘱患者勿进食过饱　E. 室内湿度应保持 50%
39. 患者，男性，48 岁。突然高热、寒战 6 日，少尿 1 日。查体：口唇干燥，四肢厥冷，血压 80/60mmHg。X 线胸片示左上肺野大片致密阴影。错误的护理措施是（　　）
A. 立即建立静脉通路　B. 取仰卧中凹位　C. 用热水袋保暖
D. 高流量吸氧　E. 输液应先快后慢
40. 患者，男性，40 岁。1 日来发热、咳嗽、胸痛、头晕。查体：血压 80/50mmHg，脉搏 140 次/分，面色苍白，意识模糊，右上肺呼吸音增强，可闻及湿啰音。血象：白细胞数 21×10^9/L，胸片右上肺大片密度均匀阴影。提示患者最可能发生（　　）
A. 休克性肺炎　B. 支气管扩张合并感染　C. 支原体肺炎
D. 结核性胸膜炎　E. 肺结核
41. 患者，男性，35 岁。发热、咳嗽 3 日，体温 39℃。胸片示右上肺大片阴影，痰涂片见较多革兰阳性成对或短链状球菌，治疗首选（　　）
A. 青霉素　B. 红霉素　C. 氯霉素　D. 诺氟沙星　E. 阿米卡星

42. 患者，男性，86 岁。平素体弱、抵抗力差。因发热、咳嗽咳痰 7 日，诊断为“支气管肺炎”。入院后经抗感染治疗 2 日，病情未见明显好转。为防病情变化，应特别注意观察（　　）

A. 体温　　B. 血压　　C. 咳嗽咳痰症状

D. 肺部体征变化　　E. 外周血中白细胞变化

43. 患者，女性，36 岁。诊断为支气管扩张。咳嗽、咳痰，痰量 100ml/d，最应采取的护理措施是（　　）

A. 提供通风良好的病室环境　　B. 指导患者大量饮水　　C. 采取体位引流

D. 机械吸痰　　E. 鼓励患者进行有效咳嗽

44. 患者，男性，38 岁。诊断为支气管扩张，胸片提示病变位于右肺下叶外底段，体位引流选择的合适体位是（　　）

A. 取坐位或健侧卧位　　B. 左侧卧位，头高脚底　　C. 右侧卧位，头高脚底

D. 右侧卧位，头底脚高　　E. 左侧卧位，头底脚高

45. 患者，男性，30 岁。患浸润型肺结核 2 年，给链霉素、异烟肼、利福平治疗，近来自诉耳鸣，听力下降。可能是（　　）

A. 肺结核临床症状　　B. 链霉素对听神经损害　　C. 异烟肼对听神经损害

D. 利福平对听神经损害　　E. 异烟肼对周围神经损害

46. 某肺结核患者，突然出现喷射性大咯血，继而突然中断，表情恐怖，大汗淋漓。此时首要的护理措施是（　　）

A. 立即取半卧位　　B. 加压给氧　　C. 立即气管插管

D. 保持呼吸道通畅，清除血块　　E. 人工呼吸

47. 某肺结核患者，剧烈咳嗽，突然咯血 200ml，患者精神紧张，应及时纠正（　　）

A. 不敢活动　　B. 害怕咳嗽　　C. 憋气现象　　D. 不愿进食　　E. 不愿多说话

48. 患者，女性，27 岁。近 1 个月来咳嗽，咳白色黏痰，偶带血丝，午后低热，疲乏无力，伴有心悸、盗汗，体重下降 3kg。X 线胸片发现右上肺野云雾状淡薄阴影，无透光区。痰结核分枝杆菌检查连续 3 次阴性。错误的护理措施是（　　）

A. 给予高热量、高维生素、高蛋白饮食　　B. 住院治疗，需进行呼吸道隔离

C. 对患者的食具、用品、痰等进行消毒　　D. 做好保健指导

E. 按医嘱给予抗结核药物治疗，并观察药物不良反应

49. 患者，男性，20 岁。多次于郊外春游时出现胸闷、窒息感，呼气性呼吸困难，两肺可闻哮鸣音，回家休息后好转。最可能的疾病是（　　）

A. 气管异物　　B. 支气管扩张　　C. 支气管哮喘　　D. 喘息性支气管炎　　E. 肺气肿

50. 患者，男性，25 岁。外出春游去植物园，出现咳嗽、咳痰伴喘息 1 日入院。喘息貌，口唇发绀，在肺部可闻及广泛哮鸣音。医疗诊断是“支气管哮喘”，下面哪种是控制症状的首选药（　　）

A. 氨茶碱　　B. β_2受体激动剂　　C. 色甘酸钠　　D. 氯苯那敏　　E. 扎鲁司特

51. 患者，女性，25 岁。因春游赏花，出现咳嗽、咳痰伴喘息，呼气性呼吸困难。查体：喘息貌，口唇发绀，在肺部可闻及广泛哮鸣音。医疗诊断为支气管哮喘。下面哪种是最有效的抗炎药物（　　）

A. 氨茶碱　　B. 糖皮质激素　　C. 色甘酸钠　　D. 氯苯那敏　　E. 沙丁胺醇

52. 患者，女性，20 岁。反复发作喘息、呼吸困难、咳嗽 2 年。体检：双肺散在哮鸣音，

心脏无异常。下列检查结果中有助于明确诊断的是（　　）
A. 最大呼气流量显著降低 B. 一秒钟用力呼气容积降低 C. 最大呼气中段流量降低
D. 支气管舒张试验阳性 E. X 线胸片显示肺纹理稍多

53. 患者，男性，35 岁。反复支气管哮喘发作，用糖皮质激素控制气道炎症，其给药途径最好选用（　　）
A. 口服 B. 气雾吸入 C. 肌内注射 D. 静脉推射 E. 静脉滴注

54. 患者，男性，34 岁。有哮喘病史 15 年。两周前哮喘发作，自行反复使用 β_2 受体激动剂不见缓解，住院治疗。体检：胸腹矛盾运动，双肺未闻及哮鸣音。结合患者的发病过程，提示用药过程最可能存在问题是（　　）
A. 药物剂型不合适 B. 药物吸收不良 C. 用药量不足
D. 出现药物耐受 E. 药物使用方法不当

55. 患者，女性，39 岁。诊断支气管哮喘，快速静脉注射某药后，出现了头晕、心悸、心律失常、血压剧降，此药物可能是（　　）
A. 沙丁胺醇 B. 氨茶碱 C. 异丙基阿托品 D. 地塞米松 E. 色甘酸钠

56. 慢性支气管炎、阻塞性肺气肿患者，3 日来咳嗽、气促加重，皮肤潮红，多汗，眼球结膜水肿。血气分析：PaO_2 45mmHg，$PaCO_2$ 75mmHg。根据病情应给予哪一种氧疗法（　　）
A. 持续低流量、低浓度给氧 B. 持续高流量、高浓度给氧
C. 间歇低流量、低浓度给氧 D. 间歇高流量、高浓度给氧
E. 间歇高流量、乙醇湿化给氧

57. 患者，女性，70 岁。患慢性支气管炎病史 30 年。一周前感冒后再次出现咳嗽、咳痰。痰白质黏，伴呼吸困难、乏力。以“慢性阻塞性肺疾病”入院。指导患者加强腹式呼吸的原因是（　　）
A. 有利于痰液排出 B. 增加肺泡张力 C. 借助腹肌进行呼吸
D. 使呼吸阻力减低，增加肺泡通气量 E. 间接增加肋间肌活动

58. 患者，男性，77 岁。反复咳嗽、咳痰伴喘息 20 年，6 年前出现逐渐加重的呼吸困难，诊断为慢性阻塞性肺疾病，目前处于缓解期。为防止发生呼吸衰竭，应指导患者（　　）
A. 少盐饮食 B. 避免肺部感染 C. 低脂饮食 D. 戒烟 E. 卧床休息

59. 患者，男性，75 岁。慢性支气管炎患者。因“发热、反复咳嗽并伴有脓性痰液 2 周”入院，诊断为慢性支气管炎急性发作。易加重病情的药物是（　　）
A. 溴己新 B. 可待因 C. 复方甘草合剂 D. 复方氯化铵 E. 氨溴索

60. 朱女士，62 岁。慢性支气管炎 20 年，慢性阻塞性肺疾病 5 年。目前咳嗽、咳痰，痰液黏稠不易咳出，护理查体：体温 37.5℃，气促，听诊可闻痰鸣音，伴喘息。最主要的护理诊断是（　　）
A. 气体交换受损 B. 清理呼吸道无效 C. 体温过高
D. 低效型呼吸型态 E. 活动无耐力

61. 患者，男性，63 岁。慢性阻塞性肺疾病 25 年。今日中午在家抬重物时，突感左侧胸部刺痛，逐渐加重，伴气急、发绀。最可能出现（　　）
A. 自发性气胸 B.肺心病 C. 胸膜炎 D. 肺栓塞 E. 支气管肺癌

62. 患者，女性，66 岁。慢性阻塞性肺疾病 15 年，2 日前因上呼吸道感染，咳喘症状加重，痰量增多。体检：神志清楚，口唇轻度发绀，桶状胸，双肺叩诊呈过清音，呼吸音低。动脉血气分析：PaO_2 为 70mmHg，$PaCO_2$ 为 40mmHg，经治疗后缓解。健康教育时应嘱患者

回家后坚持进行（ ）

A. 定量步行锻炼 B. 呼吸功能锻炼 C. 长期家庭氧疗

D. 避免吸入有害气体 E. 保持室内通风

63. 患者，女性，69 岁。为慢性阻塞性肺疾病患者，经治疗后病情好转予以出院，出院时，血气分析结果如下：PaO_2 为 52mmHg，$PaCO_2$ 为 35mmHg，护理人员在进行健康指导时，下列哪项符合长期家庭氧疗原则（ ）

A. 为防止氧中毒，目前不需要吸氧 B. 以循序渐进的原则进行氧疗

C. 一昼夜持续高流量吸氧 15h 以上 D. 休息时不需要吸氧

E. 一昼夜持续低流量吸氧 15h 以上

64. 慢性呼吸衰竭急性加重患者，经综合治疗，病情好转，拟停氧疗。下列哪项是停止吸氧的最主要指标（ ）

A. 神志 B. 发绀 C. 停止吸氧 30min 后的 PaO_2 和 $PaCO_2$ 值

D. 呼吸频率 E. 气急程度

65. 某肺心病患者，喘憋明显，略有烦躁。在治疗过程中，应慎用镇静剂，以避免（ ）

A. 洋地黄中毒 B. 双重感染 C. 脱水，低血钾

D. 诱发肺性脑病 E. 加重心力衰竭

66. 某Ⅱ型呼吸衰竭患者出现头痛、头胀，表情淡漠、嗜睡、神志恍惚、肌肉震颤，并有局限性肌群抽搐，你认为此患者最有可能出现的并发症为（ ）

A. 休克早期 B. 窒息先兆 C. 肺性脑病 D. 脑卒中 E. 肝性脑病

67. 患者，男性，60 岁。有慢性支气管炎、阻塞性肺气肿病史 10 余年，近 3 年来反复双下肢水肿，此次病情加重，口唇发绀，神志恍惚，双下肺闻干、湿啰音，心率 120 次/分，有期前收缩。确定该患者有无呼吸衰竭，下列哪项最有意义（ ）

A. 动脉血气分析 B. 发绀 C. 神志变化 D. 心律失常 E. 呼吸困难

68. 患者，男性，67 岁。诊断为慢性阻塞性肺疾病，进行呼吸功能锻炼的方法是（ ）

A. 体位引流

B. 加强腹式呼吸，用鼻深吸，经口缓呼，呼气时口唇收拢

C. 用鼻吸气，经口用力快速呼气

D. 加强胸式呼吸，经鼻用力呼气

E. 同时加强胸式和腹式呼吸

69. 患者，男性，82 岁。肺心病，近半个月来咳嗽、咳痰，今晨呼吸困难加重，神志恍惚，烦躁不安。查体：体温 36.4℃，脉搏 120 次/分，血压 130/80mmHg，呼吸 38 次/分，口唇发绀，两肺底闻及湿啰音，该患者应慎用（ ）

A. 镇静剂 B. 祛痰剂 C. 解痉平喘药 D. 呼吸兴奋剂 E. 抗感染药物

70. 患者，女性，25 岁。经过装修工地后出现干咳、气急、胸闷、呼吸困难。经治疗后好转。对该患者的健康教育内容，不正确的是（ ）

A. 调整环境 B. 适当锻炼 C. 注意饮食 D. 饲养宠物 E. 免疫治疗

71. 患者，女性，67 岁。肺心病病史 20 年。此次因 2 周前受凉后，出现咳嗽、咳黄脓痰、呼吸困难加重，下肢水肿。经过积极抗感染、吸氧等治疗后，效果不佳，仍有下肢水肿，需增加强心药的使用。该患者使用强心药的原则是（ ）

A. 缓慢、大剂量 B. 缓慢、中剂量 C. 缓慢、小剂量

D. 快速、大剂量 E. 快速、小剂量

72. 患者，女性，77 岁。慢性支气管炎 15 年。常在冬春寒冷季节发作咳嗽、咳痰。护士指导该女士呼吸和排痰时的错误措施是（　　）

A. 先行 5～6 次深呼吸　B. 于深呼气末屏气 3～5s

C. 连续咳嗽数次将痰咳到咽部附近　D. 再迅速用力咳嗽将痰排出

E. 对无力排痰者，辅以胸部叩击

73. 患者，男性，70 岁。诊断为慢性阻塞性肺疾病并发呼吸衰竭。血气分析：PaO_2 为 47mmHg，$PaCO_2$ 为 50mmHg，pH 为 7.25，为呼吸性酸中毒，纠正酸中毒的主要措施为（　　）

A. 增加通气　B. 静脉滴注碱性药物　C. 控制感染

D. 使用激素　E. 提高吸氧浓度

74. 患者，女性，60 岁。慢病面容，因自发性气胸入院，为了解发病原因，护士应着重收集的信息是（　　）

A. 是否长期卧床　B. 是否有上呼吸道感染　C. 是否长期接触粉尘

D. 是否有慢性阻塞性肺疾病　E. 是否长期吸烟

75. 王某，男性，46 岁。因结核性胸膜炎伴大量胸腔积液收住院，患者呼吸急促，口唇发绀 SaO_2 88%。医嘱给予胸腔抽液治疗，此患者首次及以后每次治疗的最大抽液量分别为（　　）

A. 400ml，700ml　B. 500ml，1000ml　C. 700ml，1000ml

D. 1000ml，1500ml　E. 1000ml，2000ml

76. 某患者突发呼吸困难，查体气管右移，左肺呼吸音消失，胸片示肋间隙增宽，右肺透亮度增加，左肺压缩 50%，外带肺纹理消失，最有效的治疗措施是（　　）

A. 面罩吸氧　B. 加用抗生素预防感染　C. 机械通气

D. 胸腔插管水封瓶引流　E. 加用支气管扩张剂，缓解气道痉挛

77. 王某，男性，58 岁。以“刺激性咳嗽 3 个月余，右胸持续性轻度疼痛 2 周”入院，诊断为肺癌。患者需用止痛药，下面哪个药适合患者的目前情况（　　）

A. 布洛芬　B. 吗啡　C. 曲马多　D. 可待因　E. 哌替啶

78. 患者，男性，16 岁。跑步后感到右胸胀痛，胸闷憋气。查体：呼吸急促，呼吸为 28 次/分，右上肺叩诊鼓音，呼吸音消失。心率为 105 次/分，律齐。诊断为自发性气胸。目前状态下对该患者的健康指导不正确的是（　　）

A. 加强锻炼，促进肺复张　B. 避免用力屏气、咳嗽　C. 避免提拉重物

D. 保持大便通畅，防止用力排便　E. 保持环境舒适安静

79. 患者，男性，66 岁。5 个月前起刺激性咳嗽，右上胸痛，呈进行性加重就诊。近 2 周来出现右额部不出汗、右眼难以睁开。体检：右侧瞳孔缩小，眼球内凹上睑下垂。右上肺叩浊，呼吸音降低。患者的面部表情是由于

A. 肿块压迫三叉神经　B. 肿块压迫右头臂静脉　C. 肿块压迫面神经

D. 肿块压迫上腔静脉　E. 肿块压迫颈交感神经

80. 患者，男性，30 岁。因咳嗽、咯血 10 日来就诊，确诊为肺结核。护士的解释和忠告下列哪项最重要（　　）

A. 绝对休息　B. 去疗养院疗养　C. 尽量加强营养

D. 禁止剧烈活动　E. 坚持正规抗结核化疗

A3/A4 型题

（81～83 题共用题干）

胡先生，30 岁。儿童时曾患麻疹肺炎，被诊断为支气管扩张症已 10 余年，近 1 周来咳嗽、咳痰加重，痰呈脓性，每日约 500ml，伴低热。

81. 胡先生所患支气管扩张症的发病基本因素是（　　）
A. 全身免疫功能低下　B. 支气管防御功能退化　C. 支气管平滑肌痉挛
D. 支气管感染和阻塞　E. 支气管变态反应性炎症

82. 由支气管扩张症基本发病因素而引起的最主要的护理问题是（　　）
A. 体温过高　B. 清理呼吸道无效　C. 气体交换受损
D. 潜在并发症：咯血　E. 潜在并发症：窒息

83. 针对支气管扩张症的最主要的护理问题，对胡先生采取哪种护理措施最有效（　　）
A. 指导有效咳嗽　B. 拍背　C. 湿化呼吸道　D. 体位引流　E. 导管吸痰

（84～86 题共用题干）

王先生，20 岁。因“肺炎球菌肺炎”入院。住院次日突然出现烦躁、恐惧，四肢厥冷，体温 38℃，血压 80/62mmHg，脉细速，120 次/分。

84. 该患者最主要的护理问题是（　　）
A. 潜在并发症：中毒性休克　B. 清理呼吸道无效　C. 恐惧
D. 体温过高　E. 气体交换受损

85. 对该患者首先采取的护理措施是（　　）
A. 高流量给氧　B. 安慰患者　C. 心电图检查
D. 建立静脉通路　E. 准备抢救用品

86. 下列药物需静脉滴入，护士应首先输入（　　）
A. 青霉素　B. 地塞米松　C. 多巴胺　D. 右旋糖酐 40　E. 碳酸氢钠

（87～90 题共用题干）

吴先生，30 岁。近 2 个月来干咳、低热、盗汗、乏力。听诊左上锁骨下区有固定的湿啰音，怀疑患有肺结核。

87. 为进一步确诊，最有价值的检查是（　　）
A. 红细胞沉降率　B. 痰结核杆菌培养　C. OT 试验　D. 胸部 CT　E. 胸部 MRI

88. 若确诊为肺结核，下列护理措施中哪项不妥（　　）
A. 给予高热量、高维生素、高蛋白饮食　B. 室内空气新鲜，阳光充足
C. 向患者做有关疾病知识的宣教　D. 及时做好消毒隔离
E. 鼓励患者加强体育锻炼，增强抗病能力

89. 给予利福平+异烟肼+乙胺丁醇治疗，护士应告诉患者，利福平能使尿液呈（　　）
A. 乳白色　B. 绿色　C. 深黄色　D. 橙红色　E. 酱油色

90. 患者在治疗过程中，判断结核化疗效果，最重要的指标是（　　）
A. PPD 试验阴性　B. 体温恢复正常，体重增加　C. 红细胞沉降率恢复正常
D. 痰结核菌转阴　E. 病灶吸收好转

（91～94 题共用题干）

张女士，25 岁。支气管哮喘病史 8 年余，今日突然出现端坐呼吸，明显发绀，不能讲

话，伴烦躁不安、大汗淋漓。护理查体：呼吸 32 次/分，脉搏 120 次/分，听诊双肺未闻及哮鸣音。

91. 该患者目前发生了（　　）
A. 气胸　B. 哮喘重度发作　C. 急性呼吸衰竭　D. 肺性脑病　E. 心力衰竭

92. 该患者的护理措施中错误的是（　　）
A. 去除诱因　B. 保持呼吸道通畅　C. 高流量吸氧　D. 静脉补液　E. 控制感染

93. 该患者使用糖皮质激素的方法首选（　　）
A. 口服　B. 肌内注射　C. 静脉滴注
D. 从小剂量开始　E. 不可与受体激动剂合用

94. 给该患者静脉使用氨茶碱，方法不妥的是（　　）
A. 浓度不宜过高　B. 速度不宜过快　C. 注意观察患者是否出现心律失常
D. 注射时间在 10min 以内　E. 注意观察患者是否出现胃肠道症状

（95～97 题共用题干）

王先生，68 岁。肺心病病史 5 年，3 日前出现咳嗽、咳黄色脓性痰、心悸、气短。查体：意识模糊，昼睡夜醒，表情淡漠，呼吸急促，发绀，颈静脉怒张，双下肢水肿。

95. 该患者可能并发了（　　）
A. 自发性气胸　B. 急性呼吸衰竭　C. 肺性脑病
D. 右心衰竭　E. 急性肺部感染

96. 该患者的饮食护理应（　　）
A. 限制钠盐摄入　B. 限制维生素摄入　C. 限制蛋白质摄入
D. 给予高脂饮食　E. 给予高糖饮食

97. 保持患者呼吸道通畅最好的方法是（　　）
A. 控制感染　B. 协助拍背　C. 建立人工气道　D. 吸痰　E. 雾化吸入

（98～100 题共用题干）

刘先生，26 岁。晨跑后突感胸闷、气促入院。查体：呼吸 26 次/分，心率 112 次/分，神志清楚，面色苍白，口唇发绀，左上肺叩诊呈鼓音，呼吸音消失，余正常。考虑为“自发性气胸”。

98. 最有诊断价值的检查是（　　）
A. 胸部 X 线检查　B. 血液常规　C. 胸部体征　D. 症状　E. 血气分析

99. 下列哪项不是自发性气胸常见诱因（　　）
A. 屏气　B. 剧咳　C. 抬举重物　D. 走路　E. 大笑

100. 下列护理措施错误的是（　　）
A. 绝对卧床休息　B. 吸氧　C. 摄入粗纤维食物
D. 禁用缓泻剂　E. 避免用力过猛

部分参考答案

二、填空题

1. 极度衰竭无力咳嗽者　急性大咯血者　高度紧张者　用镇静、镇咳药抑制咳嗽反射者。
2. 指导有效咳嗽　叩击震荡　气道湿化　体位引流　机械吸痰

3. 窒息
4. 青霉素 大环内酯类（红霉素）
5. 慢性咳嗽 咳大量脓痰 反复咯血
6. 患侧卧位 头低足高
7. 早期 联合 规律 全程 督导
8. 呼气性 哮鸣
9. β_2受体激动剂 糖皮质激素
10. 咳嗽、咳痰 3 2
11. 控制感染 祛痰止咳 解痉止喘
12. 呼吸困难或气短 气流受阻
13. 慢性阻塞性肺疾病 缺氧
14. 胸膜反应
15. 建立通畅的呼吸道
16. 血气分析 ＜60mmHg ＞50mmHg
17. 呼吸末正压通气

四、选择题

1～5. CECEB	6～10. DECBC	11～15. DCADE	16～20. DDADB	21～25. CBEBC
26～30. CCACD	31～35. CADBB	36～40. BCCCA	41～45. ABCEB	46～50. DCBCB
51～55. BDBEB	56～60. ADBBB	61～65. ABECD	66～70. CABAD	71～75. EBADC
76～80. DAAEE	81～85. DBDAD	86～90. DBEDD	91～95. BCCDC	96～100. ACADD

（李 兵）

第二章　循环系统疾病患者的护理

本章学习重点与难点

一、循环系统的结构功能概述

循环系统由心脏、血管和调节血液循环的神经体液组成，主要功能是为全身各器官组织运输血液，将氧、营养物质和激素等供给组织，并将组织产生的代谢废物运走。此外，还具有内分泌功能，如分泌心钠素、内皮素、一氧化氮（NO）、前列环素（PGI2）等。

1. 心脏的结构　心脏有 4 个心腔：右心房、左心房（房间隔）；右心室、左心室（室间隔）。4 组瓣膜：三尖瓣、肺动脉瓣、二尖瓣、主动脉瓣。3 层心壁：心内膜、心肌、心外膜；心外膜与心包壁层之间形成心包腔。心脏结构受病变累及，可出现房室肥大、扩张，心脏瓣膜病变，心内膜病、心肌病、心包疾病等。

2. 心脏的传导系统　由特殊心肌细胞构成，具有自律性、兴奋性和传导性；包括窦房结、结间束、房室结、希氏束、左右束支及其分支和浦肯野纤维。窦房结的自律性最高，是正常人心脏起搏点。当传导系统的自律性和传导性发生异常改变，可发生各种心律失常。

3. 心脏的血液供应　来自左冠状动脉（前降支、回旋支）和右冠状动脉。冠状动脉发生狭窄或闭塞，可造成相应供血区域的心肌发生缺血性改变或坏死。

4. 人体的血液循环　分为体循环（左心室→主动脉及其分支→全身毛细血管→各级静脉→上、下腔静脉→右心房）和肺循环（右心室→肺动脉及其分支→肺泡毛细血管→肺静脉→左心房）。心脏及血管的结构和功能完整是推动血液在心脏及全身正常流动的保证，否则可能导致严重的血流动力学障碍，出现心力衰竭、心源性休克、心脏压塞等。

5. 血管　按血管的构造功能不同，分为动脉、静脉和毛细血管 3 种。①动脉的主要功能是输送血液到组织器官。其中，主动脉和大动脉具有可扩张性和弹性作用，为弹性贮器血管。而小动脉和微动脉口径较小，含有丰富的平滑肌，可改变血流的阻力，故为阻力血管。②静脉数量大，口径大，管壁薄，易扩张。安静状态下，静脉可容纳 60%～70%的循环血量，又称容量血管。③毛细血管口径最小，数量最多，总的横截面积最大，血流速度最慢，管壁最薄，通透性好，有利于血液与组织进行物质交换，故为功能血管。

6. 调节循环系统的神经-体液因素　交感神经、副交感神经；RAAS；内皮素、PGI2、NO；心钠素、血管加压素等。对于调节心率、心肌收缩力、血压、血容量、钠钾平衡，维持正常的循环功能具有重要的作用。

二、循环系统疾病患者常见症状体征的护理

（一）心源性呼吸困难

1. 概述　心源性呼吸困难（cardiac dyspnea）是指各种心血管疾病引起的呼吸困难。常见原因有左心衰竭、二尖瓣狭窄、心包积液等。其特点是：①劳力性呼吸困难（最早出现）。②阵发性夜间呼吸困难，重者可伴有咳嗽、咳泡沫痰，或呈哮喘状态，称为“心源性哮喘”。③端坐呼吸。

2. 常用护理诊断及措施 气体交换受损 与肺淤血、肺水肿或伴肺部感染有关。

（1）休息与体位：保持室内空气新鲜，安静地卧床休息，根据病情取舒适体位，夜间睡眠应保持高枕卧位或半卧位，端坐呼吸者取坐位，必要时双腿下垂。患者衣服宽松，盖被轻软，以减轻憋闷感。

（2）饮食护理：低热量、低盐、产气少且含维生素丰富的易消化饮食。避免产气食物以免加重呼吸困难；低盐饮食对于减轻水钠潴留很重要。一般建议限制钠盐的方法为轻、中、重度心力衰竭每日摄入钠量分别限制在 2g（相当于氯化钠 5g）、1g（相当于氯化钠 2.5g）、0.4g（相当于氯化钠 1.0g）。服利尿剂者可适当放宽。告诉患者及家属低盐饮食的重要性并督促其执行。限制含钠量高的食品如发酵面食、腌或熏制品、海产品、罐头、味精、苏打饼干等，可用糖、醋、蒜调味以增进食欲。根据血钾水平进食钾含量不同的食物。

（3）保持大便通畅：由于进食少、肠道淤血、长期卧床及焦虑等原因使肠蠕动减慢及排便方式改变，患者常出现便秘，因用力排便可增加心脏负荷，所以应保持大便通畅。饮食中需含粗纤维丰富的食物，适量饮蜂蜜水，腹部按摩，必要时给缓泻剂或开塞露。

（4）保持呼吸道畅通：持续吸氧，根据病情调节氧流量和选择湿化液体。

（5）用药护理：按医嘱使用强心、利尿及血管扩张剂，同时观察疗效及副作用；控制输液量与输液速度，并向患者及家属解释其重要性，以防患者及家属随意调快滴速，诱发急性肺水肿。

（6）密切观察病情变化：观察呼吸状态和类型；及时评估生命体征、精神状态、肺部啰音、颈静脉充盈情况；检测血氧饱和度和血气分析等。

（7）加强心理护理，减轻焦虑。

（二）心源性水肿

1. 概述 心源性水肿（cardiogenic dyspnea）指心血管疾病引起的水肿。最常见的原因是右心衰竭。其临床特征是：①下垂性、凹陷性水肿，伴尿少，近期体重增加；非卧床者以足踝部、胫前最明显，卧床者常见于腰骶部、会阴或阴囊部。②常在活动后加重，休息后可减轻或消失。③严重病例可伴有胸腔积液、腹水。

2. 常用护理诊断及措施 体液过多 与右心衰竭致体静脉淤血、水钠潴留有关。

（1）一般护理：①体位：半卧位休息。②饮食护理：低盐饮食，根据心力衰竭程度和利尿剂治疗的疗效而定，应向患者说明低盐饮食的重要性，限制含钠高的食物。注意患者的口味和烹调技巧，达到既促进患者食欲，又减少钠摄入的目的。③控制液体入量。

（2）皮肤护理：检查皮肤黏膜有无破损、压疮等。保持皮肤干燥；间隔一定时间变换体位，避免同一部位长时间受压，并进行局部按摩。还应注意外阴部的清洁，防止尿路继发感染。

（3）利尿剂护理：一般情况下，用利尿剂的时间宜选择在早晨或日间，以免夜间排尿过频而影响患者的休息。用药期间观察药物不良反应：①噻嗪类利尿剂主要的不良反应是低钾血症，从而诱发心律失常或洋地黄中毒，故应监测血钾，注意有无腹胀、肠鸣音减弱、乏力等低钾血症的症状，应多补充含钾丰富的食物，必要时遵医嘱补充钾盐。口服补钾药物宜在饭后服用或与果汁同饮，以减轻胃肠道不适，其他副作用还有呕吐、腹泻、高血糖等。②氨苯蝶啶的不良反应有胃肠道反应、乏力、皮疹、嗜睡，长期用药可产生高钾血症，肾功能减退出现少尿或无尿时应慎用。

（4）病情监测：每日测量体重、腹围，记录液体出入量，以观察水肿的消长。

（三）胸痛

胸痛（chest pain）常见原因及特点见表 1-2-1。

表 1-2-1 胸痛常见原因及特点

病因	疼痛特点
稳定型心绞痛	胸骨后或心前区发作性压榨性疼痛，体力活动或情绪激动诱发，休息或含服硝酸甘油缓解
急性心肌梗死	疼痛多无明显诱因，程度较重，持续时间较长，伴心律、血压改变，含服硝酸甘油多不能缓解
梗阻性肥厚型心肌病	含服硝酸甘油无效甚至加重
急性主动脉夹层	胸骨后或心前区撕裂样剧痛或烧灼痛，可向背部放射
急性心包炎	疼痛可因呼吸或咳嗽而加剧，呈锐痛，持续时间长
心血管神经症	心前区针刺样疼痛，部位常不固定，与体力活动无关，多在休息时发生，伴神经衰弱症状

（四）心悸

心悸（palpitation）指患者自觉心脏跳动的不适感或心慌感。其原因有：①生理性因素：运动、情绪激动或精神紧张、烟酒、浓茶、咖啡等。②药物影响：阿托品、肾上腺素、氨茶碱等。③心律失常：窦性心动过速或过缓、明显的窦性心律不齐、期前收缩、阵发性心动过速、心房颤动、高度房室传导阻滞等。④心搏增强：器质性心脏病（高血压性心脏病、风湿性心脏病），全身性疾病[甲状腺功能亢进症（简称甲亢）、高热、贫血]等。⑤心血管神经症、更年期综合征亦常主诉心悸。

（五）心源性晕厥

心源性晕厥（cardiogenic syncope）由于心排血量骤减或中断，引起脑组织短暂性缺血、缺氧而出现的短暂意识丧失、跌倒的临床征象。一般大脑供血中断超过 10s 则除意识丧失外，尚可出现抽搐，称阿-斯综合征（Adams-Stokes syndrome）。最常见的原因包括严重心律失常（如病态窦房结综合征、三度房室传导阻滞、室性心动过速、心室颤动）和器质性心脏病（如严重主动脉瓣狭窄、梗阻性肥厚型心肌病、急性大面积心肌梗死、急性主动脉夹层、心脏压塞、左心房黏液瘤）。

三、心力衰竭

心力衰竭（heart failure）简称心衰，是由于各种心脏结构或功能异常导致心室充盈和（或）射血能力低下而引起的一组临床综合征。其主要临床表现是呼吸困难、疲乏和液体潴留。

（一）慢性心力衰竭

1. **基本病因** 见表 1-2-2。

表 1-2-2 心力衰竭的基本病因

基本病因	常见疾病
原发性心肌损害	缺血性心肌损害：心肌梗死
	病毒性心肌炎和扩张型心肌病
	心肌代谢障碍：糖尿病性心肌病

续表

基本病因		常见疾病
负荷过重	后负荷过重	高血压、主动脉狭窄（左室）
		肺动脉狭窄、肺动脉高压、慢性阻塞性肺疾病、肺栓塞（右心室）
	前负荷过重	主动脉瓣或二尖瓣漏、分流（左心室）
		房间隔缺损、肺动脉瓣或三尖瓣漏（右心室）
	前后负荷均过重	贫血、甲亢、妊娠（全身性血容量增多导致）
心脏舒张受限		肥厚型或限制型心肌病、心包疾病、房室瓣狭窄、冠心病、高血压

2. **诱因**

（1）感染：最主要的诱因，以呼吸道感染最常见。

（2）心律失常：特别是心房颤动，其他各种类型的快速型及严重的缓慢型心律失常。

（3）其他：生理或心理压力过大、妊娠和分娩、血容量增加、治疗不当、风湿活动等。

3. **临床表现** 见表 1-2-3。

表 1-2-3 左心衰竭和右心衰竭的表现

	左心衰竭	右心衰竭
病理生理	肺淤血和心排血量降低	体循环静脉淤血
症状	呼吸困难，咳嗽、咳痰、咯血，疲倦、乏力、头晕等。	食欲缺乏、腹胀，夜尿、少尿
体征	左心室扩大，心率快，心尖区舒张期奔马律，交替脉，肺部干、湿啰音	右心室扩大，颈静脉充盈、肝颈静脉反流征阳性，身体下垂部位水肿，肝大和压痛，发绀

4. **心功能的评估**

（1）心功能分级：按诱发心力衰竭症状的活动程度将心功能分为 4 级（表 1-2-4）。

表 1-2-4 心功能分级及记忆口诀

分级	依据及特点	记忆口诀
Ⅰ	有心血管病，但体力活动不受限制，与正常人无异	活动不喘
Ⅱ	体力活动轻度受限，一般活动可引起疲乏、心悸、呼吸困难等症状	剧动才喘
Ⅲ	体力活动明显受限，轻度活动即可引起上述症状	稍动就喘
Ⅳ	不能从事任何体力活动，休息时亦有心力衰竭症状	不动也喘

（2）心力衰竭分期：以危险因素、心脏的器质性及功能性改变、心力衰竭症状等为依据将心力衰竭分为 2 个阶段和 4 个等级（表 1-2-5）。

表 1-2-5 心力衰竭分期

分期		依据及特点
高危阶段	A	无器质性心脏病或心力衰竭症状，但有发生心力衰竭的高危因素
	B	已有器质性心脏病变，但无心力衰竭症状
心衰阶段	C	有器质性心脏病且目前或既往有心力衰竭
	D	需要特殊干预治疗的难治性心力衰竭

（3）6 分钟步行试验：426～550m 为轻度，150～425m 为中度，＜150m 为重度心力衰竭。

5. 辅助检查

（1）血液检查：B 型利钠肽（BNP）及氨基末端 B 型利钠肽前体（NT-proBNP）测定。

（2）超声心动图：能准确地提供心脏各腔室的大小变化、心脏瓣膜结构等改变情况，并且能反映心室收缩与舒张的功能（LVEF 值、E/A 值）。

（3）常规血生化、心电图、X 线检查，创伤性血流动力学检查，放射性核素检查等。

6. 治疗要点

（1）病因和诱因的防治：有效地根治或控制基本病因，消除诱发因素。

（2）休息与吸氧：卧床休息，必要时高枕卧位或半卧位。吸氧流量一般为 2～4L/min。

（3）药物治疗：注意利尿剂、血管扩张剂、正性肌力药物的合理使用；使用血管紧张素转化酶抑制剂（ACEI）、血管紧张素Ⅱ受体拮抗剂（ARB）、β 受体阻滞剂等药物抑制心肌重塑、降低病死率。

7. 常用的护理诊断及措施

（1）体液过多：与右心衰竭致体静脉淤血、水钠潴留有关。

重点是饮食护理（限制水、钠摄入）和控制输液量和速度。

（2）活动无耐力：与心排出量下降有关。

1）评估活动耐力：了解患者过去和现在的活动形态，以确定既往活动的类型、强度、持续时间、频度和耐受力，判断恢复以往活动的潜力。

2）根据患者心功能分级确定活动量，并与患者及家属一起制订活动目标和计划（心功能分级与活动量的记忆口诀：Ⅰ级照常活动、Ⅱ级稍事活动、Ⅲ级限制活动、Ⅳ级绝对卧床）。

3）卧床期间护理：鼓励卧床患者进行床上主动或被动的肢体活动，防止静脉血栓和肺栓塞。协助和指导患者生活自理，同时为患者自理活动提供方便条件。

4）活动期间护理：患者如活动中或活动后出现心悸、心前区不适、呼吸困难、头晕眼花、面色苍白、极度疲乏时，应停止活动，就地休息，并以此作为限制最大活动量的指征。

（3）潜在并发症：洋地黄中毒。

1）预防洋地黄中毒：①严密观察患者有无低血钾症、严重的肝肾疾病，原发性的心肌疾病，甲状腺功能低下和低镁血症、高钙血症等易致洋地黄中毒的情况。②患者服药前，应听 1min 心率。指导患者在服地高辛前听心率、测脉搏，当脉搏＜60 次/分或节律不规则应暂停服药并通知医生。③严格按医嘱给药。注意洋地黄不能与奎尼丁、普罗帕酮（心律平）、维拉帕米（异搏定）、钙剂、胺碘酮等药物合用，以免增加药物毒性。必要时监测血清地高辛浓度。用毛花苷丙或毒毛花苷 K 时必须稀释后缓慢静脉注射，并同时观察心率、心律的变化。

2）观察洋地黄中毒的表现：①心血管系统：可出现频发室性期前收缩（呈二联律或三联律）、心动过缓、房室传导阻滞等各种类型的心律失常。②消化系统：食欲缺乏、恶心、呕吐、腹痛、腹泻等，常是洋地黄中毒的首发症状。③神经系统：头痛、头晕、嗜睡、抑郁、对刺激过敏、疲乏无力、视物模糊、黄视、绿视等。

3）洋地黄中毒的处理：①停用洋地黄。②如血钾低应补充钾盐，可口服或静脉补充氯化钾，同时停用排钾利尿剂。③纠正心律失常：快速型心律失常可用苯妥英钠或利多卡因，心率缓慢者可用阿托品静脉注射或临时起搏。一般禁用电复律，因易致心室颤动。

（二）急性心力衰竭

1. 病因 急性心肌坏死和（或）损伤、突发而严重的血流动力学障碍、严重心律失常、慢性心力衰竭急性加重。

2. 临床表现

（1）急性肺水肿：急性左心衰竭的典型表现。患者常突然出现极度呼吸困难，呼吸频率可达 30～40 次/分，端坐呼吸，频繁咳嗽，咳大量泡沫痰或粉红色泡沫痰，有窒息感而极度烦躁不安、恐惧。面色青灰、口唇发绀、大汗淋漓，皮肤湿冷。心率、脉搏增快，血压先升高以后可降低，两肺满布湿啰音及哮鸣音，心尖区可听到舒张期奔马律。

（2）心源性休克，晕厥和心搏骤停。

3. 急救原则 镇静、吸氧、利尿、强心、扩血管。

4. 常用护理诊断及措施 气体交换受损 与急性肺水肿有关。

（1）体位：取坐位，双腿下垂，可用止血带轮流阻断 3 个肢体的静脉回流。

（2）氧疗：高流量（6～8L/min）鼻导管或面罩吸氧，用 20%～30%的乙醇湿化。

（3）用药护理：迅速两条静脉通道，遵医嘱正确使用镇静、利尿、强心、扩血管药物，并观察疗效与不良反应。①吗啡：有镇静作用，同时也扩小动脉而减轻心脏负荷，注意观察呼吸和血压。②呋塞米：可降低心脏前负荷，注意观察尿量和低钾症状。③硝普钠：可减轻心脏负荷。注意硝普钠应现配现用，避光滴注，用药时监测血压，溶液保留不超过 24h，避免中毒。

（4）病情监测：严密监测血压、呼吸、心率、血氧饱和度、心电图，检查电解质、血气分析等。观察患者意识、精神状态、皮肤颜色及温度、肺部啰音的变化。

（5）做好心理护理、日常生活护理。

四、心 律 失 常

心律失常（cardiac arrhythmia）是指心脏冲动的频率、节律、起源部位、传导速度与激动次序的异常。

（一）各种常见心律失常的心电图特点

1. 窦性心动过速 成人窦性心律的频率＞100 次/分，P-P 间隔＜0.6s。

2. 窦性心动过缓 成人窦性心律的频率＜60 次/分，常伴有窦性心律不齐，即 P-P 间隔相差＞0.12s。

3. 病态窦房结综合征 主要表现为持续而显著的窦性心动过缓（＜50 次/分），常有窦房阻滞、窦性停搏、房室交界性逸搏（逸搏发生较迟，与其前一心搏距离常＞1.5s）。若伴有房性快速心律失常，如频繁房性期前收缩、短阵心房颤动、心房扑动、房性心动过速，即慢-快综合征。

4. 房性期前收缩

（1）提前出现 P 波，形态与窦性 P 波形态不同。

（2）其后多见不完全性代偿间歇。

（3）P 波后 QRS 波群可正常或畸形（室内差传），亦可 P 波后无 QRS 波群（房早未下传）。

5. 房室交界性期前收缩

（1）提前出现的 QRS 波群与窦性心律的 QRS 波群相似。

（2）P′波有三种可能性：①逆行 P′波（Ⅰ、Ⅱ倒置，aVR 直立）在 QRS 波群之前，P′-R 间期<0.12s。②逆行 P′波在 QRS 波群之后，R-P′间期<0.20s。③逆行 P′波埋于 QRS 波群中，心电图上无 P′波。

（3）多数为完全性代偿性间歇。

6. 室性期前收缩

（1）提前出现的 QRS 波群，形态宽大畸形，时限≥0.12s。

（2）QRS 波群前面无 P 波；

（3）T 与 QRS 波群主波方向相反。

（4）多数为完全代偿间歇。

7. 室上性阵发性心动过速

（1）心率多为 150～250 次/分，R-R 间期绝对规则。

（2）逆行 P′波常埋于 QRS 波群内或位于其终末部分，并与 QRS 波群保持固定关系。

（3）QRS 波群形态与正常窦性心律相似如发生差异传导可宽大畸形。

8. 室性阵发性心动过速

（1）3 个或 3 个以上的室性期前收缩连续出现，心率多在 150～200 次/分，R-R 间期略不规则。

（2）QRS 波群宽大畸形，时限≥0.12s。

（3）窦性 P 波常埋于 QRS 波群内，频率较慢，与 QRS 波群间无固定关系。

（4）偶可见心室夺获及室性融合波。

9. 心房颤动

（1）窦性 P 波消失，代之以大小、间隔、形态不一的心房颤动波（f 波），350～600 次/分。

（2）R-R 间隔绝对不等。

（3）QRS 波群及 T 波的形态一般正常，若伴有室内差异传导，则 QRS 波群宽大畸形。心房颤动心脏听诊特点：第一心音强弱不等，心室率极不规则，脉搏短绌。

10. 心室颤动 QRS-T 波消失，表现为大小不等且不规则的心室颤动波，200～500 次/分。

11. 房室传导阻滞

（1）第一度房室传导阻滞：P-R 间期延长，超过 0.20s。

（2）第二度房室传导阻滞：①Ⅰ型 P-R 间期进行性延长，有 QRS 波脱落。②Ⅱ型 P-R 间期固定，有 QRS 波脱落。

（3）第三度房室传导阻滞：①P 波与 QRS 波群无固定关系，P-P 间期和 R-R 间期各有其自身的节律，且基本规则。②心房率快于心室率。③心室起搏点在房室束分叉以上，心室率 40～60 次/分，QRS 波群正常；心室起搏点在房室束分叉以下，心室率在 40 次/分以下，QRS 波群增宽畸形。

（二）心律失常的治疗

重点是室性期前收缩、心房颤动、室上性心动过速、室性心动过速、心室颤动、房室传导阻滞的治疗首选方法。

1. 药物治疗 重点是首选药物。

2. 非药物治疗 刺激迷走神经、电复律或心脏起搏治疗。

（三）常用护理诊断及措施

1. 活动无耐力 与心律失常导致心悸或心排出量减少有关。

（1）体位与休息：①对无器质性心脏病的良性心律失常患者，鼓励其正常工作和生活，建立健康的生活方式，避免过度疲劳。②对室性阵发性心动过速、第二度Ⅱ型及第三度房室传导阻滞等严重心律失常发作时，患者应绝对卧床休息。③当心律失常发作出现胸闷、心悸、头晕时，嘱患者采取高枕卧位、半坐位舒适体位，尽量避免左侧卧位。

（2）饮食护理：给予低脂、易消化、丰富维生素饮食，少量多餐，避免过饱，避免浓茶、咖啡刺激性食物或饮料，戒烟酒，改变不良生活习惯，防止便秘。

（3）氧疗：有气促、发绀等缺氧指征者，给予中流量（2～4L/min）持续吸氧。

（4）用药护理：①严格遵医嘱给予抗心律失常药物，注意给药途径、剂量、给药速度等。②观察药物的疗效和不良反应。抗心律失常药物都有心脏方面的不良反应，如血压下降、心率减慢、心律不规则、加重心力衰竭等，故在用药过程中及用药后监测患者的心率、心律、血压、脉搏、呼吸、意识变化。此外，胺碘酮可影响甲状腺功能、角膜色素沉着、肺纤维化，应定期检查。奎尼丁严重者可发生“奎尼丁晕厥”，故用药期间应心电监护。

2. 潜在并发症 猝死。

（1）评估危险因素。

（2）心电监护：对严重心律失常患者应持续进行心电监护，严密监测生命体征、心电图、血氧饱和度的变化。及时发现有无引起猝死的危险征兆：如频发性、多源性、成对的或呈 R on T 现象的室性期前收缩，窦性停搏，预激伴心房颤动，第二度Ⅱ型或第三度房室传导阻滞，室性心动过速等。一旦发现上述情况应立即报告医生，配合紧急处理。

（3）配合抢救：一旦患者出现意识丧失、抽搐、大动脉搏动消失、呼吸停止、瞳孔散大等猝死表现，立即进行心肺复苏、心脏电复律、心脏起搏等治疗抢救。

五、冠状动脉粥样硬化性心脏病

冠状动脉粥样硬化性心脏病（coronary atherosclerotic heart disease）指冠状动脉粥样硬化使血管腔狭窄、阻塞，导致心肌缺血、缺氧而引起的心脏病，它和冠状动脉功能性改变一起，统称为冠状动脉性心脏病，简称冠心病。其临床分为急性冠脉综合征和慢性冠脉病两大类。重点介绍心绞痛和心肌梗死两类。

（一）定义

心绞痛（angina pectoris）是一种由于冠脉供血不足，导致心肌急剧的、暂时的缺血与缺氧所引起的以发作性胸痛或胸部不适为主要表现的临床综合征。

心肌梗死（myocardial infarction）是在冠状动脉病变的基础上，发生冠状动脉血供急剧减少或中断，使相应的心肌严重而持久地急性缺血导致心肌坏死。

（二）临床表现

心绞痛与心肌梗死的临床特点见表 1-2-6。

表 1-2-6 心绞痛和心肌梗死的临床特点

临床特点		心绞痛	心肌梗死
胸痛	部位	典型：胸骨后中上段或心前区 不典型：左肩、左臂内侧、颈、咽或下颌部或上腹部	

续表

临床特点		心绞痛	心肌梗死
	性质	压迫性、发闷感	压榨性或紧缩性
	诱因	体力劳动、情绪激动、饱食、寒冷、吸烟、心动过速、休克	可无诱因，多有先兆
	程度	较轻，伴焦虑	较重，有恐惧感及濒死感
	持续时间	一般为 3～5min（＜15min）	＞30min，数小时
	缓解方式	休息或含服硝酸甘油	含硝酸甘油不缓解
全身症状	发热	无	多在疼痛后 24～48h 后出现低热
	胃肠道症状	多无	可有恶心、呕吐、上腹痛
合并症	心律失常	无	24h 内最多见，以室性心律失常最多，是死亡的主要原因
	心源性休克	无	疼痛缓解时，仍可出现低血压
	心力衰竭	无	可出现急性左心衰竭
并发症		无	有乳头肌功能失调或断裂、心脏破裂、栓塞、室壁瘤等
体征		发作时焦虑、出汗，心率快，血压高，暂时性收缩期杂音	心率多增快，心尖区第一心音减弱，可闻及舒张期奔马律

（三）辅助检查

1. 心电图检查

（1）心绞痛：可有心肌缺血表现，如 T 波倒置，ST 段下移（变异型上抬）。

（2）心肌梗死：典型改变是 ST 段弓背向上抬高、病理性 Q 波、T 波倒置。ST 段抬高性心肌梗死可出现动态变化。根据特征性改变的导联数可判断梗死部位。

2. 血心肌坏死标志物 心绞痛正常。心肌梗死有增高：①肌红蛋白增高，有助于早期诊断。②肌钙蛋白 I（cTnI）或 T（cTnT）增高是最特异和敏感的首选指标。③肌酸激酶同工酶（CK-MB）升高，其高峰出现时间是否提前有助于判断溶栓治疗是否成功。④肌酸激酶（CK）、谷草转氨酶（GOT）及乳酸脱氢酶（LDH），对诊断有一定的参考价值。

3. 冠状动脉造影 可明确冠状动脉狭窄的部位、性质、程度，为诊断冠状动脉硬化的金指标。

（四）治疗要点

1. 心绞痛

（1）发作时治疗：休息，舌下含服硝酸甘油或硝酸异山梨酯。

（2）缓解期治疗：改善生活方式，避免各种诱因；药物治疗；介入治疗（PTCA 和支架植入术）；冠状动脉搭桥术等。

2. 心肌梗死

（1）冠心病监护病房监护治疗，休息、吸氧。

（2）解除疼痛：选用哌替啶、吗啡、硝酸甘油等尽快解除疼痛。

（3）再灌注心肌：起病 3～6h，最多在 12h 以内，选择尿激酶、链激酶、rt-PA 静脉溶栓治疗。PTCA 和支架植入术。

（4）消除心律失常：室性期前收缩或室性心动过速立即给予利多卡因静脉注射；心室颤动立即非同步电复律。

（5）控制休克：在血流动力监测下，补充血容量及应用升压药、用血管扩张剂和纠正酸中毒等。有条件可考虑主动脉内球囊反搏术辅助循环。

（6）控制心力衰竭：以应用吗啡（或哌替啶）和利尿剂为主，亦可选用血管扩张剂减轻左心室的负荷，或用多巴酚丁胺静脉滴注等治疗。24h 内禁用洋地黄。

（7）其他治疗：应用 β 受体阻滞剂、钙通道阻滞剂（CCB）和血管紧张素转化酶抑制剂（ACEI）；极化液疗法；抗凝疗法等。

（五）常用护理诊断及措施

1. 心绞痛患者

（1）疼痛：胸痛与心肌缺氧缺血有关。

1）休息与活动：心绞痛发作时应立即停止活动，坐下或躺下休息，给氧。

2）疼痛观察：疼痛的部位、性质、程度、持续时间，观察患者面色等伴随症状，监测心率、心律、血压的变化，必要时心电监护。

3）用药护理：嘱咐患者心绞痛发作时立即舌下含服硝酸甘油片，服药后 3～5min 疼痛不缓解，可再服药 1 次，仍不能缓解，应立即去医院就诊。

4）减少或避免诱因：避免过劳、情绪激动及用力排便，寒冷刺激，戒烟酒；保持心态平和，改变急躁易怒、争强好胜的性格，洗澡水温勿过冷或过热，时间不宜过长。

（2）知识缺乏：缺乏控制诱发因素及预防心绞痛发作的知识。

1）生活方式指导：①合理饮食：低热量、低脂、低胆固醇、低盐饮食，多食蔬菜、水果和高纤维素食物，避免过饱、暴饮暴食、戒烟限酒。②适量活动：避免竞赛性运动和屏气用力动作，活动量以不引起疼痛为原则。③保持情绪稳定：解释不良情绪会增加心脏负荷和心肌耗氧量，不利于病情的控制。

2）用药指导：嘱患者随身携带硝酸甘油，注意药物有效期一般为 6 个月。药物应避光保存。必要时在体力活动前舌下含服硝酸甘油预防发作。

3）病情监测：①注意监测心率、心律、血压、疼痛部位、性质、持续时间及疗效，如疼痛时间延长、加剧应警惕心肌梗死的发生，要及时通知医生。②定期复诊：进行心电图、血糖、血脂、血压等检查。

2. 心肌梗死患者

（1）疼痛：胸痛：与心肌缺血坏死有关。

1）监护：立即送入冠心病监护病房（CCU），密切监测心电图、血压、呼吸 3～5 日。急性期持续心电监护，观察有无心律失常。

2）休息：绝对卧床休息 12h，尽量避免搬动，保持环境安静，防止不良刺激。

3）饮食护理：低脂、低胆固醇清淡饮食，少量多餐。

4）吸氧：鼻导管给氧，氧流量为 2～4L/min，以增加心肌氧供应量。

5）心理护理。

6）止痛：遵医嘱给予吗啡或哌替啶止痛，注意有无呼吸抑制等不良反应。给予硝酸甘油或硝酸异山梨醇酯，注意监测血压的变化。

7）溶栓护理：①询问患者是否有脑血管疾病病史、活动性出血、近期大手术或外伤史、消化性溃疡等溶栓禁忌证。②协助医生做好溶栓前相关检查。③准确、迅速地配制并输注溶栓药物。④迅速建立静脉通道，遵医嘱正确应用溶栓药物，注意观察观察患者用药后有无寒战、发热、皮疹等过敏反应；是否出现皮肤、黏膜及内脏出血等现象，一旦出血应紧急处理。⑤疗效观察：询问患者胸痛有无缓解、消失，观察心电图 ST 段回降、血清 CK-MB

峰值提前出现和出现再灌注心律失常是溶栓成功的指征。

（2）活动无耐力：与心肌氧的供需失调有关。

1）评估进行康复训练的适应证。

2）解释合理运动的重要性。

3）制订个体化运动处方。

4）在活动过程中，注意观察心率、血压、心电图的变化，询问患者感受，了解其反应。若患者活动时主诉乏力、头晕、呼吸困难、心前区疼痛，心率比安静时增加 20 次/分以上，血压降低 15mmHg 以上或血压异常增高，心电图上出现心律失常或 ST 段改变等，表示活动量过大，应立即停止活动，卧床休息。

六、原发性高血压

（一）概述

高血压是以体循环动脉血压升高为主要临床表现的综合征。高血压可影响心、脑、肾和视网膜等重要器官甚至造成其功能衰竭。原发性高血压（primary hypertension）约占高血压患者总数的 90%；继发性高血压（secondary hypertension）是某些疾病的一种表现，约占高血压患者的 5%。

（二）血压水平分类和定义

血压水平分类和定义见表 1-2-7。

表 1-2-7 血压水平分类和定义

类别	收缩压（mmHg）	舒张压（mmHg）
正常血压	<120 和	<80
正常高值	120～139 和（或）	80～89
高血压	≥140 和（或）	≥90
1 级（轻度）	140～159 和（或）	90～99
2 级（中度）	160～179 和（或）	100～109
3 级（重度）	≥180 和（或）	≥110
单纯收缩期高血压	≥140 和	<90

（三）病因

其主要危险因素是遗传；高钠、低钾、低钙饮食；精神紧张；胰岛素抵抗；其他（吸烟、肥胖、高血脂、饮酒等）。

（四）临床表现

1. 一般表现 大多数起病缓慢，约 20%患者无症状，偶于体检时发现血压升高，少数患者在出现心、脑、肾并发症时才发现。常见的症状有头晕、头痛、疲乏、心悸、耳鸣等，但不一定与血压水平成正比。体检可听到主动脉瓣区第二心音亢进、收缩期杂音等。

2. 并发症（后期表现） 心、脑、肾等器官的器质性损害和功能障碍。

（1）脑的表现：最常见，包括缺血性脑卒中、出血性脑卒中、高血压脑病等。

（2）心脏表现：高血压性心脏病；左心衰竭；冠心病。

（3）肾的表现：高血压肾病及慢性肾衰竭。

（4）其他：眼底改变及视力、视野异常；鼻出血；主动脉夹层等。

3. 高血压急症和亚急症

（1）高血压急症：指高血压患者，在某些诱因作用下，血压突然和显著升高（一般超过 180/120mmHg），同时伴有心、脑、肾等重要靶器官功能不全的表现，如高血压脑病、颅内出血、脑梗死、急性左心衰竭、急性冠脉综合征、主动脉夹层动脉瘤、子痫等。

（2）高血压亚急症：指血压显著升高但不伴靶器官功能损害。患者可以有血压明显升高的症状，如头痛、胸闷、鼻出血和烦躁不安等。

4. 高血压心血管危险分层 根据血压水平、心血管危险因素、靶器官损害、伴临床疾患，分为低危、中危、高危和极高危险组。治疗时不仅要考虑降压，还要考虑危险因素及靶器官损害的预防及逆转（具体见教材）。

（五）治疗要点

1. 非药物治疗 运动、减轻体重、合理饮食、戒除烟酒、减少精神压力等。

2. 降压药物治疗

（1）常用药物有利尿剂、β 受体阻滞剂、袢利尿剂、钙通道阻滞剂、血管紧张素转化酶抑制剂、血管紧张素Ⅱ受体拮抗剂和 α 受体阻滞剂 7 类。

（2）应用原则：小剂量开始、优先选择长效制剂、联合用药、个体化。

3. 高血压急症的治疗

（1）控制性降血压：尽快应用适宜的降压药进行控制性降压。常用硝普钠（首选）、硝酸甘油、尼卡地平、拉贝洛尔等。

（2）降低颅压：20%甘露醇 250ml 快速静脉滴注；也可用呋塞米 20～40mg 静脉注射。

（3）控制抽搐：地西泮 10～20mg 静脉注射，也可用苯巴比妥钠肌内注射。

（4）吸氧：处理心、脑、肾等器官的损害和功能障碍。

（六）常用护理诊断及措施

1. 疼痛头痛 与血压增高有关。

（1）减少引起或加重头痛的因素。

（2）用药护理

1）指导患者用药原则，一般从小剂量开始，降压不可过快、过低，应遵医嘱调整剂量，不可自行增减或突然撤换药物，多数患者需长期服用维持量。

2）持续监测血压的变化以判断疗效，并观察药物的不良反应。例如，钙通道阻滞剂可引起颜面潮红、头痛；利尿剂有低钾、高尿酸血症；β 受体阻滞剂可引起心动过缓、支气管收缩；血管紧张素转化酶抑制剂可引起刺激性干咳、味觉异常等。

2. 有受伤的危险 与头晕、急性低血压反应、视物模糊或意识改变有关。

（1）避免受伤：头痛、头晕时卧床休息，协助生活护理。避免剧烈运动、迅速改变体位、地面滑等潜在的危险因素。

（2）直立性低血压的预防和处理：①预防：告诉患者服药时间可选在平静休息时，服药后休息一段时间再下床活动，在改变体位时动作宜缓慢，服药后不要站立太久，避免长时间、水温过高的洗浴，不宜大量饮酒。尤其是联合用药、服首剂药物或加量的患者。②处理：服药后如有头晕、乏力、心悸、出汗、恶心、呕吐等提示发生了直立性低血压，立即采取平卧位，抬高下肢，以促进下肢血液回流。

3. 潜在并发症　高血压急症。

（1）避免诱因：在安静、舒适的环境休养，保持情绪平和、轻松、稳定，按医嘱服药，避免屏气或用力排便，避免过劳、寒冷刺激。

（2）病情监测：定期监测血压，一旦发现血压急剧升高、剧烈头痛、呕吐、大汗、视物模糊、面色及神志改变、肢体运动障碍等症状，立即通知医生。

（3）紧急处理：①绝对卧床休息，抬高床头，避免一切不良刺激和不必要的活动，协助生活护理。必要时使用镇静剂。②保持呼吸道通畅，吸氧 4～5L/min，稳定情绪。③立即建立静脉通道，遵医嘱尽早、准确地应用降压药，用药过程中监测血压变化，避免血压骤降，一般先将血压降至安全水平 160/100mmHg，然后逐步降至正常水平。④安全护理：发生抽搐时用牙垫置于上、下臼齿间防止唇舌咬伤。患者意识不清时应加床栏，防止坠床。

4. 知识缺乏　缺乏疾病预防保健和高血压用药知识。

（1）合理膳食：限制总热量，减少脂肪摄入，补充适量蛋白质，以控制体重。低盐（＜6g/d）饮食，多食蔬菜和水果，摄入足量钾、镁、钙。进食应少量多餐，避免暴饮暴食及饮用刺激性饮料，戒烟限酒。

（2）预防便秘：便秘会使降压药的吸收增加或变得不规则而引起低血压反应的危险。同时排便时用力，使胸腹压上升，易引起收缩压升高甚至造成血管破裂。

（3）适当运动：选择适宜的有氧运动方式，合理安排运动量，运动强度、时间和频度以不出现不适反应为度，避免竞技性和力量型运动。

（4）指导用药：强调长期规范用药的重要性。告诉患者降压药的名称、剂量、用法、作用、不良反应和用药注意事项。须遵医嘱按时、按量服药，不可随意增减药量或突然撤换药物。

（5）自测血压：教会患者或家属定时测量血压并记录。

（6）学会自我控制情绪，保持情绪稳定。

七、心脏瓣膜病

（一）二尖瓣狭窄

1. 概述　二尖瓣狭窄（mitral stenosis）是风湿性心瓣膜中最常见的病变，2/3 的患者为女性。约半数患者无急性风湿热史，但多有反复 A 族乙型溶血性链球菌感染的扁桃体炎或咽峡炎史。单纯二尖瓣狭窄占风湿性心脏病的 25%，二尖瓣狭窄伴二尖瓣关闭不全占 40%。常同时合并主动脉瓣病变。

2. 临床表现

（1）症状：正常二尖瓣口面积为 4～6cm^2，瓣口面积减少为 1.5～2.0cm^2 时为轻度狭窄，1.0～1.5cm^2 时为中度狭窄，＜1.0cm^2 时为重度狭窄，一般在二尖瓣中度狭窄时始有明显症状。其表现为呼吸困难、咯血、咳嗽、声音嘶哑等。

（2）体征：①重度二尖瓣狭窄常有“二尖瓣面容”，双颧绀红，口唇发绀。②心尖区可闻及第一心音亢进和二尖瓣开瓣音。③心尖区有低调的隆样舒张中晚期杂音（Austin-Flint 杂音），常伴舒张期震颤。④肺动脉高压和右心室扩大的心脏体征。

3. 辅助检查

（1）心电图：重度二尖瓣狭窄可有“二尖瓣型 P 型”，P 波宽度＞0.12s，伴切迹，提示左心房增大，QRS 波群示电轴右偏和右心室肥厚表现。可有心房颤动。

（2）超声心动图：明确和量化诊断二尖瓣狭窄的可靠方法。M 型超声示二尖瓣运动呈“城墙样”改变，二维超声心动图可显示狭窄瓣膜的形态和活动度，并测绘二尖瓣口面积。经食管超声有利于左心房附壁血栓的检出。

（二）二尖瓣关闭不全

1. 临床表现

（1）症状：轻度二尖瓣关闭不全（mitral incompetence）可终身无症状。严重反流有心排血量减少，首先出现的突出症状是疲乏无力，肺淤血的症状如呼吸困难出现较晚。

（2）体征：心尖区第一心音减弱，可闻及收缩期高调吹风样杂音，向左腋下和左肩胛下区传导。

2. 辅助检查

（1）心电图：左心房增大，部分有左心室肥厚和非特异性 ST-T 改变。

（2）超声心动图：脉冲多普勒超声和彩色多普勒血流显像在二尖瓣的心房侧探及收缩期高速射流，诊断二尖瓣关闭不全的敏感性几乎达 100%，且可半定量反流程度。二维超声可显示二尖瓣结构的形态特征，有助于明确病因。

（三）主动脉瓣狭窄

1. 临床表现

（1）症状：主动脉瓣狭窄（aortic stenosis）早期运动耐力下降，疲乏无力。晚期可有呼吸困难、心绞痛和晕厥典型的主动脉瓣狭窄三联征。少数病例可发生心脏性猝死。

（2）体征：在胸骨右缘第 2 肋或左缘第 3 肋间可闻及粗糙、响亮的喷射性收缩期吹风样杂音，向颈部传导，常伴震颤。典型病例可有收缩压和脉压降低，脉搏细而弱。

2. 辅助检查

（1）心电图：左心室肥厚伴 ST-T 继发性改变，可有心律失常。

（2）超声心动图：为明确诊断和判定狭窄程度的重要方法。

（四）主动脉瓣关闭不全

1. 临床表现

（1）症状：主动脉瓣关闭不全（mitral incompetence）早期可无症状。病情进展先表现为心搏量增多及脉压增大有关的心悸、心前区不适、头部动脉强烈搏动感等症状。晚期可出现左心衰竭的表现。常有体位性头昏，晕厥罕见。心绞痛较主动脉瓣狭窄少见。

（2）体征：抬举性心尖冲动。胸骨左缘第 3、4 肋间可闻及高调叹气样舒张期杂音，重度反流者，常在心尖区听到舒张中晚期隆隆样杂音。脉压增大的周围血管征（点头征、水冲脉、股动脉枪击音、毛细血管搏动征）。

2. 辅助检查

（1）心电图：左心室肥厚及继发性 ST-T 改变。

（2）超声心动图：M 型显示舒张期二尖瓣前叶或室间隔纤细扑动，为主动脉瓣关闭不全的可靠诊断征象。脉冲多普勒超声和彩色多普勒血流显像在主动脉瓣的心室侧探及舒张期高速射流。

（五）并发症

1. 心力衰竭 是心脏瓣膜病的主要致死原因之一。

2. 心律失常 心房颤动常见，可致呼吸困难加重，诱发急性肺水肿和体循环栓塞。

3. 急性肺水肿 重度二尖瓣狭窄的严重并发症，可致死。

4. 血栓栓塞 20%的患者可发生体循环栓塞。心房颤动、左心房增大（直径>55mm）、有栓塞史或心排血量明显降低为体循环栓塞的危险因素。2/3 的体循环栓塞为脑动脉栓塞，其次为外周动脉和内脏（脾、肾和肠系膜）动脉栓塞。

5. 感染性心内膜炎 较少见。

6. 肺部感染 常见。

（六）治疗要点

1. 内科治疗 延缓病情进展，改善症状，防治心功能不全及并发症，提高生存率。

（1）并发症防治：如出现心功能不全应按心功能不全处理；并发呼吸道感染应积极控制感染；感染性心内膜炎者，抗生素用量要增加，疗程要延长；心房颤动者要控制心室率或复律及抗凝治疗，以免出现心功能不全或栓塞。

（2）预防、治疗风湿活动：一般使用长效青霉素、阿司匹林等数年或者更长。

2. 外科治疗 根据病情可选用扩瓣术、瓣膜成形术、瓣膜置换术。

3. 介入治疗 针对二尖瓣、肺动脉瓣、主动脉瓣狭窄者，行经皮球囊瓣膜扩张成形术。

（七）常用护理诊断及措施

1. 体温过高 与风湿活动、并发感染有关。

（1）一般护理：卧床休息，限制活动量，协助生活护理，待病情好转，实验室检查正常逐渐增加活动。防止受凉。给予高热量、高蛋白、高维生素的清淡易消化饮食。

（2）病情观察：测量体温，观察有无风湿活动的表现，如皮肤环形红斑、皮下结节、关节红肿及疼痛不适等。

（3）用药护理：遵医嘱给予抗生素及抗风湿药物治疗。使用苄星青霉素前询问青霉素过敏史，常规青霉素皮试；注射后注意观察过敏反应和注射局痛、压痛反应。阿司匹林可导致胃肠道反应、牙龈出血、血尿、柏油样便等，应饭后服药并观察有无出血。

2. 潜在并发症 心力衰竭、栓塞。

注意栓塞护理：评估栓塞的危险因素；左房内有巨大附壁血栓者应绝对卧床休息；遵医嘱用药，预防附壁血栓塞；密切观察有无栓塞征象。

八、心 肌 疾 病

（一）病毒性心肌炎

1. 定义 病毒性心肌炎（viral myocarditis）是由病毒感染引起的心肌炎症性病变。

2. 病因 肠道和呼吸道病毒感染较常见，其中以柯萨奇病毒 B 最常见。

3. 临床表现

（1）病毒感染症状：发病前 1～3 周常有呼吸道或消化道感染症状。

（2）心脏受累症状：常有心悸、胸闷、呼吸困难、心前区疼痛等。

（3）主要体征：心动过速，与体温不成比例；各种心律失常等。

4. 实验室检查 心电图检查多有 ST-T 改变，R 波降低及各种心律失常，如房室传导阻滞、室性期前收缩。

5. 治疗要点 合理休息是关键。急性期应安静卧床及补充营养。应用营养心肌和促进心肌代谢的药物。对于心律失常者，应用抗心律失常药。

6. 常用护理诊断及措施

（1）活动无耐力：与心肌受损、并发心律失常或心力衰竭有关。

重点是强调休息的重要性。急性期卧床休息可减轻心脏负荷，减少心肌耗氧，有利于心功能的恢复，防止病情加重或转为慢性病程。无并发症者急性期应卧床休息 1 个月；重症病毒性心肌炎患者应卧床休息 3 个月以上，直至患者症状消失、血液指标等恢复正常后方可逐渐增加活动量。协助患者满足生活需要。

（2）潜在并发症：心律失常、心力衰竭。

重点严密监测病情。

（二）心肌病

1. 概述 心肌病（cardiomyopathy）是指除心脏瓣膜病、冠心病、高血压性心脏病、肺心病和先天性心脏病以外的，以心肌病变为主要表现的一组疾病。病因明确或与系统疾病相关的心肌疾病则为特异性心肌病，而病因不明确的心肌疾病则为心肌病，也称为原发性心肌病。其分为扩张型心肌病、肥厚型心肌病、限制型心肌病和致心律失常型右心室心肌病 4 型，以扩张型心肌病最常见，扩张型心肌病与肥厚型心肌病鉴别见表 1-2-8。超声心动图检查有助于诊断。

表 1-2-8 扩张型心肌病与肥厚型心肌病的鉴别

	扩张型心肌病（dilated cardiomyopathy，DCM）	肥厚型心肌病（hypertrophic cardiomyopathy，HCM）
病理生理	以一侧或双侧心腔扩大，室壁变薄，心肌收缩期功能障碍为特征	以心肌非对称性肥厚、心室变小、左心室血液充盈受限、舒张期顺应性下降为特征
病因	未明，病毒感染可能是重要原因	常染色体显性遗传病
症状	充血性心力衰竭，各种心律失常，栓塞等	可有劳累性呼吸困难、心悸、乏力、头晕及晕厥甚至猝死
体征	心浊音界向两侧扩大，心衰体征	心脏稍大，可在胸骨左缘或心尖部听到收缩中晚期粗糙的吹风样杂音
治疗	对症治疗。主要为心力衰竭治疗，β 受体阻滞剂，抗心律失常，抗凝治疗	缓解症状，防止并发症，减少猝死 最常用 β 受体阻滞剂及钙通道阻滞剂

2. 常用护理诊断及措施

（1）潜在并发症：心力衰竭、栓塞、心律失常、猝死。

（2）疼痛：胸痛与劳力负荷下肥厚的心肌需氧量增加和供血不足有关。

发作时立即停止活动，卧床休息；安慰患者，解除紧张情绪；观察疼痛部位、性质、程度、持续时间，注意血压、心率、心电图的变化；持续吸氧，流量 2～4L/min；遵医嘱使用 β 受体阻滞剂和钙通道阻滞剂，注意有无心动过缓等不良反应，梗阻性肥厚型心肌病患者禁用硝酸酯类药物，避免诱因，防止诱发心绞痛，避免劳累、提取重物、突然起立或屏气、情绪激动、饱餐、寒冷刺激等。

3. 健康指导 强调休息。给予高蛋白、高维生素、丰富纤维素的清淡、易消化的饮食。戒烟酒。避免情绪激动、用力和剧烈运动。预防感冒。

九、感染性心内膜炎

感染性心内膜炎（infective endocarditis，IE）是指病原微生物如细菌、真菌等经血流直接侵犯心内膜、心瓣膜或邻近的大动脉内膜所引起的感染性炎症，伴赘生物形成。其按病程可分为急性和亚急性两类。重点是亚急性感染性心内膜炎。

1. 病因　主要发生于器质性心脏病，最常见为风湿性心脏瓣干膜病。亚急性者主要致病菌为草绿色链球菌。急性者主要致病菌为金黄色葡萄球菌。

2. 临床表现

（1）全身性感染表现：弛张性低热，体温多为37.5～39℃。

（2）心脏受累的表现：病理性杂音，杂音性质改变是本病的特征。

（3）周围体征：瘀点、指（趾）甲下出血、Osler结节、Janeway结节、杵状指等。

（4）栓塞：可引起脑、肾、脾、肺等部位栓塞。

3. 实验室检查　血培养（诊断最重要的方法）、超声心动图（诊断赘生物、并发症）。

4. 治疗要点　最重要的是抗生素治疗，首选青霉素。原则是早期、足量、足程、静脉给药。

5. 常用护理诊断及措施

（1）体温过高：与心内膜感染有关。

1）一般护理：高热量、高蛋白、高维生素、清淡易消化的半流或软食，多饮水。做好口腔护理。高热者卧床休息，物理降温，保持皮肤干燥清洁。

2）正确采集血标本：告知患者及家属为提高血培养结果的准确率，需多次采血，且采血量较多，在必要时甚至需暂停抗生素，以取得理解和配合。对于未经治疗的亚急性患者，应在第一日每间隔1h采血1次，共3次。如次日未见细菌重复采血3次后，开始抗生素治疗。已用过抗生素者，停药2～7日后采血。急性患者应在入院后立即安排采血，在3h内每隔1h采1次，共取3次血标本后，按医嘱开始治疗。本病的菌血症为持续性，无须在体温升高时采血。每次采血10～20ml，同时做需氧和厌氧培养。

3）用药护理：遵医嘱应用抗生素治疗，强调治疗原则；严格按时间用药，注意保护静脉；观察药物的疗效及不良反应。

（2）潜在并发症：栓塞。

重点是各种栓塞的表现（具体内容见教材）。

十、心　包　炎

1. 概述　心包炎（pericarditis）是指心包脏层和壁层的炎症。其临床分为急性心包炎（acute pericarditis）和慢性缩窄性心包炎（constrictive pericarditis），其鉴别见表1-2-9。

表1-2-9　急性心包炎和慢性心包炎的鉴别

	急性心包炎	慢性心包炎
病因	以感染、肿瘤引起多见	以结核性心包炎最常见
症状	纤维蛋白性心包炎：胸痛 渗出性心包炎：呼吸困难	呼吸困难
体征	维蛋白性心包炎：在胸骨左缘第3～4肋间闻及心包摩擦音 渗出性心包炎：心尖冲动减弱或消失；心浊音界向两侧扩大，随体位改变；心率快，心音低而遥远。急性心脏压塞	心尖冲动减弱或消失，心率快，心音减低，可触及奇脉，可有心包叩击音及心脏受压体循环淤血的体征
治疗	病因治疗、对症治疗、心包穿刺	心包剥离术

2. 心包炎患者的护理诊断及措施　气体交换受损与肺淤血、肺或支气管受压有关。

重点是心包穿刺护理。

1）术前护理：术前向患者解释手术的意义；必要时术前用镇静剂；禁食4～6h；建立

静脉通道，准备好抢救物品和药品。

2）术中护理：协助患者取坐位或半卧位，术中嘱患者勿剧烈咳嗽或深呼吸；抽液过程中要注意随时夹闭胶管，防止空气进入心包腔；抽液要缓慢，第一次抽液量不超过 100ml，以后每次不超过 300ml；若抽出液为鲜血时，应立即停止抽液；注意观察患者的反应，有无心脏压塞征象；记录抽出液体量、性质，按要求送化验。

3）术后护理：观察病情和穿刺有无渗液，渗液较多时应更换无菌纱布。心包引流时做好引流管护理，记录心包积液引流量。

自 测 习 题

一、名词解释

1. 心源性哮喘
2. 心源性晕厥
3. 阿-斯综合征
4. 心力衰竭
5. 高血压急症
6. 冠心病
7. 心绞痛
8. 心肌梗死

二、填空题

1. 心源性呼吸困难最常见的病因是________，其最早出现的症状是________。
2. 心源性水肿最常见的病因是________，其发生的特点是________。
3. 左心衰竭以________表现为主，右心衰竭以________表现为主。
4. 慢性心力衰竭最重要的诱因是________，对心力衰竭患者静脉输液速度应控制在________滴/分，以免增加心脏________负荷，而诱发心力衰竭。
5. 袢利尿剂和噻嗪类利尿剂最主要的不良反应是________，对心力衰竭患者易诱发________。
6. 血管紧张素转化酶抑制剂的主要不良反应包括________、________、________、________、________。
7. 心衰患者补液量以________为原则，要注意控制________。
8. 心律失常按其发生机制可分为________和________两大类。
9. 对严重心律失常患者，应持续________，严密观察________及________的变化。
10. 最易引起心房颤动的疾病是________，心房颤动易引起左心房血栓形成，脱落可引起________栓塞。
11. 室性阵发性心动过速易变成________，因此必须紧急处理。
12. 用刺激迷走神经来治疗阵发性室上性心动过速发作时，常用方法有________、________、________、________等。
13. 急性冠脉综合征包括________、________、________、________。
14. 急性心肌梗死的并发症有________、________、________、________、________。
15. 溶栓药物的主要不良反应有________、________、________。
16. 高血压最常见的并发症是________。其包括________、________、________等。
17. 降压药物应用原则有________、________、________、________。
18. 主动脉瓣狭窄临床三联征是________、________、________。

三、简答题

1. 心源性呼吸困难的护理措施有哪些？

2. 如何做好水肿患者的皮肤护理？
3. 心力衰竭患者应该避免哪些诱因？
4. 简述洋地黄中毒的临床表现与处理要点。
5. 如何评估急性左心衰竭？采取哪些救护措施？
6. 简述室性期前收缩二联律的心电图特点。
7. 简述心房颤动的听诊特点及心电图特点。
8. 在心电监护时发现哪些心律失常时为危急情况，必须立即报告医生采取措施？
9. 简述急性心肌梗死和心绞痛的疼痛有何异同？
10. 简述心肌梗死时的心电图改变及其临床意义。
11. 心绞痛患者出院前健康教育的内容应包括哪些？
12. 简述心肌梗死疼痛的护理措施。
13. 简述心肌梗死活动无耐力的护理措施。
14. 列表说明血压水平分类和定义。
15. 如何评估高血压急症？采取哪些护理措施处理？
16. 简述高血压患者健康教育内容。
17. 如何为亚急性感染性心内膜炎患者正确采集血培养标本？
18. 简述风湿性心脏病二尖瓣狭窄常见并发症。

四、选择题

A1/A2 型题

1. 出现阵发性夜间呼吸困难提示（　　）
A. 肺结核　B. 肺心病　C. 左心衰竭　D. 支气管哮喘　E. 大叶肺炎
2. 与心源性水肿的特征不符合的一项是（　　）
A. 多见于右心衰竭　B. 早期局限于身体低垂部位　C. 常在活动后加重
D. 严重患者有胸腔积液、腹水　E. 浆膜腔积液为渗出液
3. 急性肺水肿特征性表现是（　　）
A. 端坐呼吸　B. 闻及哮鸣音　C. 严重气急
D. 咳粉红色泡沫痰　E. 口唇发绀伴大汗
4. 下列不属于心脏传导系统的是（　　）
A. 窦房结　B. 房室结　C. 结间束　D. 冠状窦　E. 希氏束
5. 慢性心力衰竭的基本病因是（　　）
A. 感染　B. 心律失常　C. 体力劳动　D. 原发性心肌损害　E. 钠盐摄入过多
6. 心力衰竭最常见的诱发因素是（　　）
A. 过度劳累　B. 心律失常　C. 呼吸道感染　D. 摄入钠盐过多　E. 洋地黄使用不当
7. 下列哪项属于心功能二级（　　）
A. 体力活动轻度受限，较重活动出现症状　B. 端坐呼吸
C. 体力活动明显受限，较轻活动出现症状　D. 休息时亦有呼吸困难
E. 体力活动不受限
8. 心力衰竭患者的饮食，下列哪项不妥（　　）
A. 适当限制钠盐　B. 高热量　C. 少量多餐
D. 补充富含钾、镁的食物　E. 需摄入合适量纤维素的食物

9. 慢性左心衰竭的早期临床表现是（　　）
A. 水肿　B. 呼吸困难　C. 发绀　D. 乏力　E. 咳铁锈色痰
10. 护士在发给心力衰竭患者地高辛之前，应先数心率，若心率少于多少次则不能给药(　　)
A. 100 次/分　B. 90 次/分　C. 80 次/分　D. 70 次/分　E. 60 次/分
11. 下列哪项是洋地黄中毒最常见的临床表现（　　）
A. 恶心、呕吐　B. 室性前收缩二联律　C. Q-T 间期缩短
D. 出现奔马律　E. 黄视、绿视
12. 治疗急性肺水肿不当的是（　　）
A. 取坐位两腿下垂　B. 口服地高辛　C. 高流量吸氧
D. 静脉注射氨茶碱　E. 皮下注射吗啡
13. 心动过缓患者应避免用力排便等用力动作，其目的是（　　）
A. 防止血压增高　B. 防止血压降低　C. 防止诱发心肌缺血
D. 防止加重心动过缓　E. 防止脑部出血
14. 室性期前收缩的心电图表现下列哪项错误（　　）
A. 异位起搏点在房室交界区　B. QRS 波前无 P 波　C. QRS 波形态异常
D. T 波与主波方向相反　E. 有完全性代偿间歇
15. 下列哪项不是严重心律失常先兆（　　）
A. 室性期前收缩出现在前一搏动的 T 波上　B. 频发性室性期前收缩＞5 次/分
C. 多源性室性期前收缩　D. 室性期前收缩呈二联律
E. 窦性心动过速
16. 心房颤动发生后易引起哪种合并症（　　）
A. 严重心力衰竭　B. 心源性休克　C. 体循环动脉栓塞
D. 神志模糊、抽搐　E. 肺内感染
17. 最危急的心律失常是（　　）
A. 室上性阵发性心动过速　B. 窦性心动过速　C. 心房颤动
D. 心室颤动　E. 房室传导阻滞
18. 鉴别心绞痛和心肌梗死最有意义的是（　　）
A. 疼痛的轻重　B. 疼痛时间的长短　C. 有无诱因
D. 心电图有无病理性 Q 波　E. 心电图有无 T 波倒置
19. 心绞痛发作时不正确的处理是（　　）
A. 立即送医院　B. 立即停止一切活动，就地休息　C. 取半卧位
D. 吸氧　E. 舌下含服硝酸甘油或硝酸异山梨酯
20. 广泛前壁心肌梗死特征性的心电图改变应见于（　　）
A. $V_1 \sim V_3$　B. $V_3 \sim V_5$　C. V_5、Ⅰ、aVL　D. $V_1 \sim V_5$　E. Ⅱ、Ⅲ、aVF
21. 急性心肌梗死患者，发病后 24h 内死亡的主要原因是（　　）
A. 急性左心衰竭　B. 肺部感染　C. 室性心律失常
D. 心源性休克　E. 心脏破裂
22. 急性心肌梗死的处理中不正确的是（　　）
A. 监护和一般治疗　B. 消除心律失常　C. 解除疼痛　D. 再灌注心肌　E. 保护肾功能
23. 急性心肌梗死治疗期间为防止便秘，采取的护理措施中哪项不妥（　　）
A. 多食粗纤维食物　B. 多饮水　C. 可使用润肠、缓泻剂

D. 多食蔬菜、水果 E. 必要时高压肥皂水灌肠

24. 护士给予高血压急症患者的护理措施不妥的是（ ）
A. 嘱患者平卧位 B. 监测血压 C. 给予低脂少盐饮食
D. 提供安静的休息环境 E. 遵医嘱给予快速降压药物

25. 高血压的非药物治疗中，限制钠盐摄入是指（ ）
A. 每日食盐摄入量不超过 12g B. 每日食盐摄入量不超过 10g
C. 每日食盐摄入量不超过 8g D. 每日食盐摄入量不超过 6g
E. 每日食盐摄入量不超过 3g

26. 下列属于高血压 3 级的是（ ）
A. 血压≥130/85mmHg B. 血压≥140/90mmHg C. 血压≥180/110mmHg
D. 血压≥160/100mmHg E. 血压≥170/105mmHg

27. 二尖瓣狭窄最有价值的体征是（ ）
A. 二尖瓣面容 B. 心尖区收缩期吹风样杂音 C. 肺动脉瓣区第二心音亢进
D. 右心室肥大 E. 心尖区舒张期隆隆样杂音

28. 风湿性心脏瓣膜病最常见的死亡原因是（ ）
A. 心律失常 B. 心力衰竭 C. 血栓栓塞 D. 感染性心内膜炎 E. 肺部感染

29. 引起心肌炎最常见的病毒是（ ）
A. 流感病毒 B. 疱疹病毒 C. 脊髓灰质炎病毒 D. ECHO 病毒 E. 柯萨奇病毒

30. 急性病毒性心肌炎患者的最重要的护理措施是（ ）
A. 保证患者绝对卧床休息 B. 给予易消化的饮食 C. 保证蛋白质的供给
D. 给予多种维生素 E. 记出入液量

31. 扩张型心肌病最主要特点是（ ）
A. 以心肌肥厚为主 B. 以心腔扩大为主 C. 心力衰竭控制后，心腔可缩小
D. 心力衰竭纠正后杂音明显增强 E. 心尖区舒张期隆隆样杂音

32. 对肥厚型心肌病最有诊断价值的辅助检查是（ ）
A. 心电图 B. 24h 动态心电图 C. 胸片 D. 超声心动图 E. 运动试验

33. 患者，男性，68 岁。因心脏病出现心源性呼吸困难，以下护理措施哪项不正确（ ）
A. 密切观察生命体征、呼吸困难情况 B. 嘱患者右侧卧位，以减轻心脏负担
C. 让患者取半卧位 D. 指导患者持续中流量吸氧
E. 保持情绪稳定

34. 患者，女性，65 岁。有高血压病史 10 年。最近骑车上班时感胸闷、乏力、气急，休息后缓解。该患者的心功能为（ ）
A. Ⅰ级 B. Ⅱ级 C. Ⅲ级 D. Ⅳ级 E. Ⅴ级

35. 患者，女性，50 岁。因胸闷、咳嗽、咳痰、呼吸困难、尿少就诊，既往有风湿性心脏病二尖瓣狭窄。考虑患者出现了心力衰竭，下列检查不能反映心功能状态的是（ ）
A. X 线检查 B. 超声心动图 C. 心电图
D. 放射性核素检查 E. 有创性血流动力学检查

36. 患者，女性，50 岁。因胸闷、咳嗽、咳痰、呼吸困难、尿少就诊，既往有风湿性心脏病二尖瓣狭窄。考虑患者出现了心力衰竭，在饮食护理上患者要低盐饮食，其原因是（ ）
A. 提高心肌收缩力 B. 减轻肾脏负担 C. 减轻肺水肿
D. 减少液体潴留 E. 避免肝脏受损

37. 患者，女性，50 岁。有风湿性心脏病二尖瓣狭窄、心力衰竭，进行强心、利尿、扩血管治疗，使用前需测心率的药物是（　　）

A. 甲氧氯普胺　B. 地高辛　C. 普萘洛尔　D. 硫糖铝片　E. 肠溶阿司匹林

38. 患者，女性，85 岁。风湿性心脏病、心力衰竭，用地高辛、氢氯噻嗪治疗过程中出现气促加重，心电图示：室性期前收缩，二联律。下列治疗错误的是（　　）

A. 停用地高辛　B. 补钾　C. 加用利多卡因　D. 加用呋塞米　E. 停用氢氯噻嗪

39. 患者，女性，68 岁。入院诊断：慢性心力衰竭，遵医嘱服用地高辛每日 0.125mg，某日患者将白墙看成黄墙，提示患者出现（　　）

A. 心力衰竭好转征象　B. 心律恢复正常　C. 洋地黄药物中毒

D. 血钾过低　E. 血钠过高

40. 患者，女性，70 岁。患有风湿性心脏病二尖瓣狭窄、慢性心力衰竭，进行强心、利尿、扩血管治疗，在使用洋地黄药物时，要注意患者有无禁忌证。下列属于应用洋地黄类药物禁忌证的疾病是（　　）

A. 充血性心力衰竭　B. 三度房室传导阻滞　C. 心房颤动

D. 室上性心动过速　E. 心房扑动

41. 患者，女性，78 岁。因间断胸闷 1 周，1 日前于夜间突然被迫坐起，频繁咳嗽，严重气急，咳大量粉红色泡沫痰，既往患冠心病 10 年。考虑其发生左心衰竭、急性肺水肿，为减轻呼吸困难首先应采取的护理措施是（　　）

A. 高流量（6～8L/min）吸氧　B. 利尿，低盐饮食　C. 端坐，双腿下垂

D. 平卧，抬高双腿　E. 皮下注射吗啡

42. 患者，男性，65 岁。间断胸闷 1 周，1 日前于夜间突然被迫坐起，频繁咳嗽，严重气急，咳大量粉红色泡沫痰，既往患冠心病 10 年。考虑该患者发生了左心衰竭、急性肺水肿，给氧方式应采用（　　）

A. 高流量，20%～30%乙醇湿化　B. 低流量，30%～50%乙醇湿化

C. 高流量，10%～20%乙醇湿化　D. 低流量，10%～20%乙醇湿化

E. 持续低流量给氧

43. 患者，女性，50 岁。因咳嗽、咳痰、尿少、呼吸困难加重，既往有风湿性心脏病二尖瓣狭窄、心力衰竭。医生考虑患者有急性左心衰竭，其咳嗽、咳痰的性质是（　　）

A. 白色浆液样痰　B. 偶尔咳嗽，咳粉红色泡沫样痰

C. 痰中带血丝　D. 频繁咳嗽，咳大量粉红色泡沫样痰

E. 偶尔咳嗽，咳白色泡沫状痰

44. 患者，男性，50 岁。既往高血压病史 10 年，1 个月前出现疲乏症状，近日出现劳力性呼吸困难。经休息后缓解，患者最可能出现（　　）

A. 慢性左心衰竭　B. 急性肺水肿　C. 高血压危象

D. 慢性右心衰竭　E. 急性左心衰竭

45. 患者，女性，70 岁。住院心电图监测时发生室性心动过速，心率 172 次/分，血压 120/80mmHg，意识清楚，双肺呼吸音清晰，无湿啰音。首选的治疗药物是（　　）

A. 阿托品　B. 硝酸甘油　C. 利多卡因　D. 地高辛　E. 呋塞米

46. 患者，男性，70 岁。因急性心肌梗死收入院，第二日突然意识丧失，血压测不清，颈动脉搏动消失。住院心电图监测为心室颤动。此时应采用最有效的治疗是（　　）

A. 人工呼吸　B. 再次进行溶栓治疗　C. 非同步直流电复律

D. 静脉注射利多卡因　　E. 心腔内注射肾上腺素

47. 患者，男性，30 岁。因头晕、胸闷 1 日就诊，以扩张型心肌病收入院。曾有晕厥史。体检：心界扩大，心率 38 次/分。心电图示三度房室传导阻滞。最恰当的处理是（　　）

A. 静脉点滴异丙肾上腺素　　B. 注射阿托品　　C. 静脉点滴氢化可的松

D. 安装临时性人工心脏起搏器　E. 安装永久性人工心脏起搏器

48. 患者，男性，60 岁。因胸痛就诊，既往有心绞痛 10 年。鉴别急性心肌梗死与心绞痛，症状的主要区别是（　　）

A. 疼痛持续时间不同　　B. 疼痛表现不同　　C. 疼痛部位不同

D. 疼痛性质不同　　E. 引起诱因不同

49. 患者，男性，60 岁。因胸痛就诊，既往有心绞痛 10 年。鉴别急性心肌梗死与心绞痛，心电图的主要区别是（　　）

A. ST 段抬高　　B. ST 段压低　　C. T 波倒置

D. T 波低平　　E. 出现异常深而宽的 Q 波

50. 患者，男性，64 岁。突感心前区憋闷，有严重窒息感，伴恶心、呕吐及出冷汗，休息及含服硝酸甘油不能缓解。最可能是（　　）

A. 急性胰腺炎　B. 急性胆囊炎　C. 急性胃炎　D. 急性心肌梗死　E. 心肌炎

51. 患者，男性，60 岁。持续胸前区疼痛 2h 入院，心电图检查示Ⅱ、Ⅲ、aVF 导联 ST 段抬高，为证实是否患有心肌梗死，抽血化验。下列指标特异性最高的是（　　）

A. 肌酸激酶　　B. 肌红蛋白　　C. 肌钙蛋白 I 或 T

D. 肌酸激酶同工酶　　E. 红细胞沉降率

52. 患者，男性，60 岁。急性广泛前壁心肌梗死，经治疗疼痛缓解，但患者烦躁不安，血压 80/60mmHg，脉搏 120 次/分，尿量 20ml/h。此时患者的情况属于（　　）

A. 病情好转　B. 心力衰竭　C. 肾衰竭　D. 心源性休克　E. 心律失常

53. 患者，男性，50 岁。因突发急性心肌梗死而住院治疗，住院病情不稳定，20h 后死亡，其主要死亡原因可能是（　　）

A. 心律失常　B. 心室壁瘤　C. 发热　D. 心源性休克　E. 心力衰竭

54. 患者，男性，66 岁。胸痛 2h，诊断为急性心肌梗死，给予急诊溶栓治疗。下列对直接诊断冠脉再通最有价值的是（　　）

A. 胸痛 2h 内基本消失　B. 出现心律失常　C. 心电图抬高 ST 段回降＞50%

D. 血清心肌酶峰值提前　E. 冠脉造影示闭塞动脉再通

55. 患者，女性，65 岁。突然出现心前区疼痛伴大汗 3h，急诊就医，诊断为急性心肌梗死。此患者首先的护理问题是（　　）

A. 自理缺陷　B. 恐惧　C. 有便秘的危险　D. 疼痛　E. 知识缺乏

56. 患者，男性，35 岁。近半年来血压升高较快，伴心悸、多汗、头痛、烦躁等，上周出现耳鸣、眼花。查体：血压 190/115mmHg。该患者的诊断可能是（　　）

A. 高血压 1 级　B. 高血压 2 级　C. 高血压 3 级　D. 高血压危象　E. 高血压脑病

57. 患者，女性，62 岁。高血压 1 年，使用降压药时应注意（　　）

A. 从小剂量开始　　B. 最好睡前服用　　C. 1 周测量血压 1 次

D. 血压正常后即可停药　E. 短期内将血压降至正常

58. 患者，女性，50 岁。因高血压 3 年，反复来医院就诊，始终不理解自己为什么会患上高血压，护士给其进行健康教育时，讲解高血压疾病发病因素，不包括的因素是（　　）

A. 遗传因素 B. 年龄增大 C. 体重超重 D. 自身免疫缺陷 E. 脑力活动过于紧张

59. 患者，男性，50 岁。因高血压 3 年，血压控制不好，来医院就诊，护士给其进行健康教育时。讲解原发性高血压最严重的并发症是（　　）

A. 脑出血 B. 充血性心力衰竭 C. 肾衰竭 D. 冠心病 E. 糖尿病

60. 患者，女性，50 岁。因高血压 3 年，血压控制不好，来医院就诊，护士给其进行健康教育时，讲解原发性高血压治疗的目的是（　　）

A. 降低颅内压 B. 预防和延缓并发症的发生 C. 明确高血压的原因

D. 减轻体重 E. 推迟动脉硬化

61. 患者，女性，58 岁。因近日睡眠不好、头晕、有时步态不稳而就诊，发现血压高，既往曾有过高血压情况，医生主张非药物治疗，非药物治疗措施不包括（　　）

A. 限制钠盐摄入 B. 运动锻炼 C. 戒烟 D. 吸氧 E. 保持健康心态

62. 患者，女性，59 岁。风湿性心脏病伴二尖瓣狭窄 6 年，伴心房颤动 5 年，无明显原因突然出现意识障碍，最可能的原因是（　　）

A. 发生心室颤动 B. 心排出量减少，脑供血不足 C. 心房血栓脱落，脑栓塞

D. 高凝状态，脑血栓形成 E. 发生心房颤动

63. 患者，男性，18 岁。诊断为病毒性心肌炎，因担心错过高考而焦虑不安，多次强烈要求出院。对该患者而言，首要的护理措施为（　　）

A. 协助患者卧床休息 B. 及时、准确用药 C. 饮食指导 D. 心理疏导 E.健康指导

64. 患者，男性，28 岁。劳累后心悸、气短 5 年，休息可缓解。近 1 年活动中曾有发作过晕厥 2 次。体检：胸骨左缘第 3～4 肋间听到较粗糙的喷射性收缩期杂音；X 线检查心影增大不明显；心电图表现为 ST-T 改变，胸前导联常出现巨大倒置 T 波。在Ⅰ、aVL 或Ⅱ、Ⅲ、aVF、V_4、V_5 可出现深而不宽的病理性 Q 波，超声心动图：室间隔的非对称性肥厚，舒张期室间隔的厚度与后壁之比≥1.3，间隔运动低下。应考虑的临床诊断是（　　）

A. 克山病 B. 病毒性心肌炎 C. 扩张型心肌病

D. 肥厚型心肌病 E. 限制型心肌病

65. 患者，女性，36 岁。诊断为"感染性心内膜炎"，在抗感染治疗时选用抗生素的原则除外（　　）

A. 待病原菌明确后，应及早用药 B. 要足量用药，以便药物在赘生物内达到治疗浓度

C. 疗程宜长，应不短于 4～6 周 D. 以选择杀菌制剂为主

E. 尽量联合用药，加强协同杀菌作用

66. 患者，男性，50 岁。有高血压病史 5 年，因近期未按时服药，近日出现明显头痛，烦躁，心悸多汗，面色苍白，视物模糊，测血压为 230/130mmHg，以上临床表现产生的主要原因是（　　）

A. 脑血管自身调节障碍 B. 交感神经兴奋及血中儿茶酚胺类物质增多

C. 血循环中醛固醇增多 D. 血循环中皮质醇增多

E. 血管肾素活性明显增高

67. 患者，男性，58 岁。因急性心肌梗死行溶栓治疗，下列病情观察最重要的是（　　）

A. 观察患者的排便形态 B. 观察患者的尿量 C. 观察患者有无呼吸抑制

D. 观察患者有无出血倾向 E. 观察患者 24h 的出入量

68. 患者，男性，68 岁。急性心肌梗死入住 CCU 病房，下列护理措施不妥的是（　　）

A. 静脉输液速度宜慢 B. 急性期绝对卧床休息 C. 限制探视

D. 吸氧 3～4L/min　　E. 如有便秘给予硫酸镁导泻

69. 患者，男性，65 岁。急性心肌梗死合并急性肺水肿。下列不属于减轻其心脏负荷的护理措施是（　　）

A. 限制水、钠盐的摄入　B. 半卧位　C. 两腿下垂　D. 控制输液速度　E. 高热量饮食

70. 患者，男性，62 岁。突然出现心前区疼痛伴大汗 3h，急诊就医。心电图示：V_1～V_5 导联出现 Q 波，且 ST 段弓背向上抬高，诊断为急性心肌梗死。应用尿激酶治疗，其作用在于（　　）

A. 疏通心肌微循环　B. 增强心肌收缩力　C. 溶解冠脉内血栓

D. 促进心肌能量代谢　E. 减轻心脏前负荷

71. 患者，女性，60 岁。急性心肌梗死，经溶栓治疗后，疼痛缓解。但出现缓慢型心律失常，可用的药物是（　　）

A. 硝酸甘油　B. 呋塞米　C. 硝酸异山梨酯　D. 美托洛尔　E. 阿托品

72. 患者，男性，67 岁。突发持续性胸骨后疼痛 6h，含服硝酸甘油无效。心电图示急性前壁心肌梗死，室性期前收缩 8 次/分，呈二联律。除立即止痛外应迅速给予（　　）

A. 利多卡因静脉给药　B. 普罗帕酮静脉给药　C. 普鲁卡因胺口服

D. 美西律口服　E. 维拉帕米口服

73. 患者，女性，50 岁。反复夜间呼吸困难 1 个月，加重 2 日伴咳白色泡沫痰入院。入院查体：血压 180/110mmHg，呼吸急促，双肺散在哮鸣音，双肺底有湿啰音，心率 130 次/分。给予地高辛、氢氯噻嗪、螺内酯等药物治疗 3 日。护士查房时，患者主诉恶心、头痛、头晕、视物模糊，护士测心率 50 次/分，心律不齐，该患者可能发生了（　　）

A. 高血压脑病　B. 颅内压增高　C. 脑疝　D. 低钾血症　E. 洋地黄中毒

74. 患者，男性，58 岁。因心力衰竭使用洋地黄进行治疗。治疗期间的下列医嘱中，护士应对哪项提出质疑和核对（　　）

A. 氯化钠溶液静脉滴注　B. 生理盐水静脉滴注　C. 5%葡萄糖溶液静脉滴注

D. 葡萄糖酸钙溶液静脉滴注　E. 乳酸钠溶液静脉滴注

75. 患者，男性，50 岁。血压 140/90mmHg，诊断为高血压，遵医嘱给予非药物治疗。下列不正确的是（　　）

A. 合理膳食　B. 减轻体重　C. 保持健康心态

D. 参加举重活动　E. 气功及其他行为疗法

76. 高血压患者睡眠时突感极度胸闷、气急、大汗淋漓，咳嗽、咳大量粉红色泡沫痰，端坐呼吸，血压 200/110mmHg，心率 125 次/分。下列护理措施中错误的是（　　）

A. 安慰患者，稳定情绪　B. 置患者于两腿下垂坐位　C. 乙醇湿化吸氧 6～8L/min

D. 建立静脉通路　E. 快速静脉滴注给药

77. 患者，女性，70 岁。因“急性心肌梗死”入院，遵医嘱绝对卧床休息，现 4 日未排大便，感到腹胀不适。该患者目前存在的护理问题是（　　）

A. 便秘：腹胀与活动减少有关　B. 活动减少引起便秘　C. 腹胀与卧床有关

D. 腹胀由便秘引起　E. 便秘与卧床有关

78. 患者，女性，58 岁。因高血压来医院就诊，经用药症状好转，就不愿坚持用药，护士向其进行宣教达到理想血压要坚持治疗。成人理想血压是指（　　）

A. 收缩压＜100mmHg，舒张压＜70mmHg　B. 收缩压＜110mmHg，舒张压＜75mmHg

C. 收缩压＜120mmHg，舒张压＜80mmHg　D. 收缩压＜130mmHg，舒张压＜85mmHg

E. 收缩压<140mmHg，舒张压<90mmHg

79. 患者，男性，70 岁。高血压 10 年。今在服用降压药物后出现头晕、恶心、乏力。查体：血压 110/70mmHg，脉搏 106 次/分。目前最主要的处理措施是（　　）

A. 吸氧　B. 肌内注射止吐剂　C. 心电监护　D. 加服降压药物　E. 安置头低足高位

80. 患者，女性，58 岁。因近日睡眠不好、头晕、有时步态不稳而就诊，发现血压高，既往曾有过高血压情况，开始进行药物治疗。在下列药物中属于降压药物的是（　　）

A. 硝苯地平　B. 利多卡因　C. 地西泮　D. 阿司匹林　E. 普罗帕酮

A3/A4 型题

（81～83 题共用题干）

患者，女性，39 岁。急性胃肠炎输液后出现气促、咳嗽、咳白色泡沫痰。查体：心率 120 次/分，两肺底可闻及湿啰音。诊断为左心衰竭，心功能Ⅲ级。

81. 此患者静脉滴注速度是（　　）

A. 10～20 滴/分　B. 20～30 滴/分　C. 30～40 滴/分　D. 40～50 滴/分　E. >50 滴/分

82. 患者此时最适宜的体位是（　　）

A. 坐位，双腿下垂　B. 平卧位　C. 侧卧位　D. 俯卧位　E. 头低脚高位

83. 以下护理措施不宜的是（　　）

A. 吸氧　B. 保暖　C. 保持排便通畅　D. 记录出入水量　E. 高热量饮食

（84～86 题共用题干）

患者，女性，35 岁。患风湿性心脏病二尖瓣狭窄，心房颤动 5 年。近来体力活动后心慌、气短，下肢水肿，在门诊给予地高辛药物治疗。

84. 为减轻心脏负荷采取的护理措施是（　　）

A. 照常活动　B. 稍事活动，增加间歇休息时间　C. 绝对卧床休息

D. 限制活动，多卧床休息　E. 逐渐增加活动量

85. 给地高辛的主要目的是（　　）

A. 减慢心率　B. 扩张动脉　C. 扩张静脉　D. 增强心肌收缩力　E. 利尿作用

86. 在服药过程中出现下列哪种情况考虑地高辛中毒（　　）

A. 脉率减慢为 78 次/分　B. 脉律转规则　C. 水肿消退

D. 无心慌、气短　E. 体重减轻

（87～88 题共用题干）

患者，男性，68 岁。午餐时进食红烧猪脚约 250g，不久即感上腹不适，胸闷，大汗，心前区压迫样疼痛，来院急诊。

87. 下列哪项不属于急性心肌梗死的临床表现（　　）

A. 舌下含化硝酸甘油后疼痛消失　B. 面色苍白，烦躁不安　C. 血压 80/52mmHg

D. 端坐呼吸、发绀　E. 上腹胀、呃逆

88. 下列哪项不属于急性心肌梗死的心电图特征性改变（　　）

A. ST 段弓背向上　B. 宽而深的异常 Q 波　C. T 波倒置

D. T 波低平　E. 病理性 Q 波

（89～91 题共用题干）

患者，女性，35 岁。因活动后有呼吸困难，近半年有进行性加重，并伴有咳嗽、声音

嘶哑。患者既往有风湿热病史 10 年，经医生诊断为慢性风湿性心脏病。

89. 慢性风湿性心脏病最常受累的瓣膜是（ ）
A. 二尖瓣 B. 三尖瓣 C. 肺动脉瓣 D. 主动脉瓣 E. 静脉瓣

90. 二尖瓣狭窄最早出现的症状是（ ）
A. 水肿脉 B. 咯血 C. 劳力性呼吸困难 D. 咳嗽 E. 端坐呼吸

91. 风湿性心脏病二尖瓣狭窄最常见的心律失常是（ ）
A. 心房颤动 B. 室性期前收缩 C. 窦房传导阻滞
D. 阵发性室上性心动过速 E. 房室传导阻滞

（92～95 题共用题干）

患者，男性，47 岁。2h 前运动中出现心前区剧痛，并向左手臂放射，伴有恶心急诊入院，心电监护示Ⅱ导联 ST 段弓背抬高，T 波倒置。

92. 该患者最可能的原因是（ ）
A. 急性胃炎 B. 急性胰腺炎 C. 稳定型心绞痛 D. 急性心肌梗死 E. 急性心包压塞

93. 该患者目前首选的辅助检查是（ ）
A. 12 导联心电图 B. 心脏彩超 C. 急诊胃镜 D. 腹部 CT E. 胸部 CT

94. 该患者适宜的给氧流量为（ ）
A. 1～2L/min B. 3～4L/min C. 5～6L/min D. 6～8L/min E. 乙醇湿化给氧

95. 入院后经治疗疼痛缓解，但患者烦躁不安、大汗、皮肤湿冷，血压 80/50mmHg，心率 115 次/分，尿量 20ml/h，该患者最可能出现了（ ）
A. 急性肾衰竭 B. 急性心力衰竭 C. 心律失常 D. 心源性休克 E. 心脏破裂

（96～98 题共用题干）

患者，女性，66 岁。肥胖，近来发现血压升高波动在 160～170/90～100mmHg，伴有头痛头胀，检查血脂正常，心肾无异常发现，有眼底动脉硬化。父亲有高血压和糖尿病。

96. 该患者的高血压危险分层属于（ ）
A. 无任何危险 B. 低危 C. 中危 D. 高危 E. 很高危

97. 医生给患者开了降压药，下列护士告知患者的注意事项中错误的是（ ）
A. 服药后最好平卧一会儿 B. 定期复诊 C. 注意不要突然变换体位
D. 血压平稳后即可减量或停药 E. 每日测量血压 3～4 次 .

98. 护士对患者健康指导不妥的是（ ）
A. 控制体重 B. 积极治疗糖尿病 C. 增加运动量
D. 可自服安眠药以保证睡眠 E. 保持平和心态

（99～100 题共用题干）

刘先生，27 岁。因劳力性呼吸困难、胸痛、心悸而确诊为肥厚型心肌病。

99. 应警惕患者可能出现的并发症（ ）
A. 晕厥 B. 室上性心律失常 C. 心房颤动 D. 心房扑动 E. 猝死

100. 患者需要减慢心率治疗，最常用药物是（ ）
A. 利尿剂 B. 硝酸甘油 C. β 受体阻滞剂 D. 洋地黄 E. 转换酶抑制剂

部分参考答案

二、填空题

1. 左心衰竭 劳力性呼吸困难
2. 右心衰竭 下垂性、凹陷性水肿
3. 肺淤血和心排血量降低 体静脉淤血
4. 呼吸道感染 20～30 容量（前）
5. 低钾血症 心律失常或洋地黄中毒
6. 干咳 低血压和头晕 肾损害 高钾血症 血管神经性水肿
7. 量出为入 输液速度和总量
8. 冲动形成异常 冲动传导异常
9. 心电监护 生命体征 心电图
10. 风湿性心脏病 脑
11. 心室颤动
12. 刺激咽后壁诱导恶心 Valsalva 动作 按摩颈动脉窦 按压眼球
13. 不稳定型心绞痛 非 ST 段抬高性心肌梗死 ST 段抬高性心肌梗死 冠心病猝死
14. 乳头肌功能失调或断裂 心脏破裂 栓塞 心室壁瘤 心肌梗死后综合征
15. 过敏反应 低血压 出血
16. 脑血管的并发症 缺血性脑卒中 出血性脑卒中 高血压脑病
17. 小剂量开始 优先选择长效制剂 联合用药 个体化
18. 呼吸困难 心绞痛 晕厥

四、选择题

1～5. CEDDD	6～10. CABBE	11～15. BBDAE	16～20. CDDAD	21～25. CEEAD
26～30. CEBEA	31～35. BDBBC	36～40. DBDCB	41～45. CADAC	46～50. CEAED
51～55. CDAED	56～60. CADAB	61～65. DCDDA	66～70. BDEEC	71～75. EAEDD
76～80. EACEA	81～85. BAEBD	86～90. BADAC	91～95. ADABD	96～100. DDDEC

（陈月富）

第三章　消化系统疾病患者的护理

本章学习重点与难点

一、消化系统的结构和功能概述

（1）胃分为贲门部、胃底、胃体和幽门部4部分。

（2）胃内壁细胞分泌盐酸和内因子。盐酸激活胃蛋白酶原成为胃蛋白酶；提供生物活性适宜的酸性环境，杀灭随食物进入的细菌。内因子可与维生素 B_{12} 结合，促进维生素 B_{12} 的吸收。主细胞分泌胃蛋白酶原，黏液细胞分泌碱性黏液，中和胃酸保护胃黏膜。

（3）小肠由十二指肠、空肠和回肠构成。十二指肠分为球部、降部、横部、升部4段，球部是消化性溃疡的好发部位。十二指肠悬韧带是上、下消化道的分界处。

（4）肝脏的主要功能：分泌胆汁，参与物质代谢、解毒作用。

（5）肝外胆道系统的解剖（详见解剖学）。

（6）胰腺具有外分泌和内分泌两种功能：①胰的外分泌为胰液，胰液中的消化酶主要有胰淀粉酶、胰脂肪酶、胰蛋白酶和糜蛋白酶。②内分泌结构为胰腺中的胰岛，其中的A细胞分泌胰高血糖素，B细胞分泌胰岛素。

（7）消化道的运动、消化腺的分泌功能都受到自主神经系统-肠神经系统的支配，下丘脑是自主神经的皮质下中枢，精神状态的变化可影响胃肠道黏膜的血液灌注和消化腺的分泌，也能引起胃肠道运动功能的变化。

二、消化系统疾病患者常见症状体征的护理

（一）恶心与呕吐

1. 常见病因　恶心与呕吐（nausea and vomiting）的常见病因有以下4项。

（1）上消化道出血：呕吐物呈咖啡色甚至鲜红色。

（2）消化性溃疡并发幽门梗阻：呕吐常在餐后发生，呕吐量大，呕吐酸性发酵宿食。

（3）低位肠梗阻：呕吐物带粪臭味。

（4）急性胰腺炎：频繁剧烈的呕吐，吐出胃内容物甚至胆汁。

2. 常见护理诊断及措施　有体液不足的危险　与大量或长期呕吐导致失水有关。

（1）病情观察：观察患者有无软弱无力、口渴、皮肤黏膜干燥、弹性减低，尿量减少等失水征象；观察患者呕吐的特点（频度、呕吐物的量与性状）；定时测量和记录生命体征、每日的出入量、尿比重、体重。

（2）对症护理：呕吐时协助患者坐起或侧卧位，头偏向一侧。呕吐不严重者可进少量清淡、易消化食物，避免油腻、刺激性食物。遵医嘱用止吐药及其他治疗。呕吐后给予漱口，开窗通风，清理污染物。剧烈呕吐者禁食，遵医嘱补充水和电解质，维持机体体液平衡。

（二）腹痛

1. 概述　腹痛（abdominal pain）分为急性腹痛和慢性腹痛。

（1）常见病因复杂：①腹腔脏器病变：包括炎症、肿瘤、出血、梗阻、穿孔、破裂、

创伤、功能障碍等。②腹外脏器和全身性疾病：胸部疾病、中毒、代谢、变态反应等。

（2）腹痛的部位、性质和程度与疾病有关

1）胃、十二指肠疾病：中上腹部隐痛、灼痛或不适感，伴恶心、呕吐、反酸等。

2）小肠疾病：脐周疼痛，伴有腹泻、腹胀等表现。

3）大肠疾病：腹部一侧或双侧疼痛。

4）急性胰腺炎：上腹部剧烈疼痛，为持续性钝痛、钻痛或绞痛，向腰背部呈袋状放射。

5）急性腹膜炎：疼痛弥漫全腹，腹肌紧张，有压痛、反跳痛。

2. 常见护理诊断及措施

疼痛：腹痛与腹腔脏器炎症、缺血、梗阻、溃疡、肿瘤等有关。

（1）病情观察：观察并记录腹痛的变化情况；观察生命体征、注意神志、面容、体态、皮肤及四肢温度；检查腹部体征，一旦出现腹膜刺激征、怀疑肠梗阻或出现休克时，应迅速采取必要措施或及时做好术前准备并进行手术。胃肠减压者观察引流物量、颜色及性质。

（2）运用非药物性缓解疼痛的方法，如认知-行为法（想象转移注意力、放松、呼吸技巧、积极性强化）、情感支持（陪伴、安慰、抚摩）、物理方法（热敷、按摩）等减轻痛苦。

（3）用药护理：告知患者急性腹痛者在未明确诊断前，不能随意应用镇痛药，更不能给予吗啡或哌替啶等麻醉性镇痛药。应根据病情按需给予止痛药，并观察药物的疗效和不良反应。

（4）一般护理：疼痛时取舒适体位卧床休息，协助做好生活护理。

（三）腹泻

1. 概念 腹泻（diarrhea）是指排便次数多于平日习惯的频率，粪质稀薄。

2. 常见护理诊断及措施

腹泻与肠道炎症、溃疡等有关。

（1）一般护理：①急性全身症状明显者应卧床休息，注意腹部保暖。②根据病情和医嘱给予禁食、流质或半流质食物，以少渣、易消化的食物为主，避免生冷、多纤维、刺激性食物，忌食牛奶制品，病情严重应禁食并给予胃肠外营养。③肛周皮肤护理：排便后应用温水清洗肛周，保持清洁干燥，必要时涂无菌凡士林或抗生素软膏。

（2）病情监测：观察患者排便情况及伴随症状，监测全身情况及血生化指标。

（3）用药护理：应用止泻药时注意观察患者排便情况，腹泻控制及时停药，并注意药物不良反应。

（四）便秘

1. 概念 便秘（constipation）指排便频率减少，1周内排便次数少于2～3次，大便干结。

2. 常见原因 进食物缺乏纤维素、水分，不足以刺激肠道的正常蠕动；结肠平滑肌张力减弱；各种原因的肠梗阻；排便反射减弱或消失，腹肌、膈肌及盆肌张力减弱缺乏驱动性蠕动等。便秘常见于全身性疾病、身体虚弱、不良排便习惯、便秘等情况，以及结肠、直肠、肛门疾病。

3. 常见护理诊断及措施 便秘与肠道炎症或肿瘤引起肠管狭窄、梗阻，肛裂或痔疮引起排便疼痛，胃肠功能紊乱等有关。

（1）饮食护理：给予高纤维素食物，保证充足的水。

（2）培养定时排便习惯：向患者和家属解释定时排便的重要性，并提供必要的条件。

（3）加强活动锻炼：身体素质较差或腹肌衰弱患者进行适当运动，如保持膝部伸直做收腹抬腿及仰卧起坐动作，教会患者做提肛收腹运动，或指导患者进行顺肠蠕动方向做腹部按摩。

（4）用药护理：指导或协助患者正确使用药物，如使用开塞露、甘油栓、缓泻剂等。注意缓泻剂药物的应用时间和量，如润滑剂液状石蜡能软化粪便，但不宜睡前服用，应在餐间使用，以免影响脂溶性维生素的吸收。并告知患者避免长期使用缓泻剂，以免产生依赖性，而失去自行排便能力。必要时给予灌肠。

三、胃　　炎

（一）概念

胃炎（gastritis）是指不同病因导致的胃黏膜炎症。按临床发病的缓急，其一般可分为急性和慢性胃炎两大类。

（二）急性胃炎

急性胃炎（acute gastritis）是指胃黏膜的急性炎症，主要病理改变为胃黏膜充血、水肿、糜烂和出血。

1. 病因　①药物；②急性应激；③急性感染，尤其是幽门螺杆菌的感染；④胆汁和胰液的反流；⑤其他：胃内异物、放疗后的损伤，血管的栓塞。

2. 临床表现　缺乏特异性，有上腹不适、腹胀、食欲减退等消化不良的表现。部分患者以上消化道出血为表现，上腹部可有不同程度的压痛。

（三）慢性胃炎

慢性胃炎（chronic gastritis）是由多种原因引起的胃黏膜慢性炎症性病变。

1. 病因　①幽门螺杆菌是慢性胃炎最主要的病因。②饮食和环境因素。③自身免疫。④其他：药物、酗酒、刺激性食物等。

2. 临床表现　缺乏特异性，上腹痛或不适、食欲缺乏、饱胀、嗳气、反酸、恶心和呕吐等消化不良的表现。

（四）辅助检查

胃镜及胃黏膜活组织检查、幽门螺杆菌检测、胃液分析、血清学检查等。

（五）治疗要点

1. 根除幽门螺杆菌感染　枸橼酸铋钾、阿莫西林、甲硝唑三联治疗方案。2 周为 1 个疗程。

2. 对症处理　制酸剂、H_2受体拮抗剂及胃黏膜保护剂等。

3. 病因治疗。

（六）常见护理诊断及措施

1. 疼痛　腹痛与胃黏膜炎性病变有关。

重点是用药指导。

禁用或慎用阿司匹林、吲哚美辛等对胃黏膜有刺激的药物。指导患者正确服用有关药物。①改善消化不良：胃酸缺乏者用 1%稀盐酸、胃蛋白酶合剂。服用 1%稀盐酸时宜用吸管送至舌根部咽下，避免接触牙齿，服后用温开水漱口。高胃酸者用制酸剂、解痉药、组

胺 H_2 受体拮抗剂等以缓解疼痛。②保护胃黏膜：有胆汁反流者服用硫糖铝可中和胆盐、防止反流。硫糖铝在餐前 1h 与睡前服用效果最好，服药时应将药片嚼碎或研成粉末服用，如患者需同时使用制酸药，制酸药应在硫糖铝服前 30min 或服后 1h 给予。③促进胃排空：甲氧氯普胺及多潘立酮具有刺激胃窦蠕动，促进胃排空的作用。药物应在饭前服用，不宜与阿托品等解痉剂合用。④抗菌药物：用于治疗幽门螺杆菌感染。铋剂应在餐前 30min 用温水溶解后服下，铋剂可能引起便秘，使大便和舌苔呈灰黑色，口中带氨味等，停药后自行消失；服用阿莫西林可引起过敏反应；甲硝唑可引起胃肠道反应、口腔金属味、舌炎和排尿困难等不良反应，应密切观察，并劝导患者按疗程坚持治疗。

2. 营养失调　低于机体需要量　与消化不良有关。

调节营养失调以高热量、高蛋白、高纤维素、易消化的饮食为原则，少量多餐，养成有规律的饮食习惯；避免过咸、过甜、过辣的刺激性食物。低酸者给予肉汤、鸡汤等刺激胃酸分泌的食物；高酸者避免酸性、多脂肪食物。戒烟、戒酒。

四、消化性溃疡

（一）概念

消化性溃疡（peptic ulcer）是指发生于胃和十二指肠黏膜的慢性溃疡，即胃溃疡（gastric ulcer，GU）和十二指肠溃疡（duodenal ulcer，DU）。

（二）病因及发病机制

1. 病因　①幽门螺杆菌感染：是消化性溃疡的主要病因。②胃酸和胃蛋白酶。③药物因素。④胃排空延缓和胆汁反流。⑤精神、遗传因素。⑥其他因素：吸烟和高盐饮食能增加溃疡发生的危险性。

2. 发病机制　幽门螺杆菌感染、胃酸分泌过多和胃黏膜保护作用减弱是引起消化性溃疡的主要环节。消化性溃疡的发生主要由于对胃十二指肠黏膜有损害作用的侵袭因素和黏膜自身防御-修复因素之间失去平衡的结果。十二指肠溃疡的发生主要与侵袭因素增强有关，胃溃疡的发生主要由于黏膜自身防御-修复因素减弱所致。

（三）临床表现

1. 症状

（1）腹痛：慢性病程、周期性发作和节律性中上腹疼痛。

（2）其他：反酸、嗳气、恶心、呕吐、食欲减退等消化不良的症状，也可有失眠、多汗、脉缓等自主神经功能失调的表现。

2. 体征　溃疡活动期可有剑突下固定而局限的压痛点，缓解期无明显体征（表 1-3-1）。

表 1-3-1　胃与十二指肠溃疡的鉴别

鉴别点	胃溃疡	十二指肠溃疡
部位	胃窦小弯	十二指肠球部
大小	<2.5cm	<1.0cm
年龄	年龄较大，比十二指肠溃疡晚 10 年	好发于青壮年
发病率	少见，约 1∶3	多见
腹痛规律	进餐—疼痛—缓解	疼痛—进餐—缓解

3. 并发症　出血（最常见）、穿孔、幽门梗阻和癌变。

4. 特殊类型的消化性溃疡　无症状性溃疡；老年人消化性溃疡；复合性溃疡（指胃与十二指肠同时存在溃疡）；幽门管溃疡；球后溃疡（发生于十二指肠球部以下的溃疡）。

（四）辅助检查

胃液分析、幽门螺杆菌检测、大便隐血试验、X 线钡餐检查、胃镜检查（确诊）和黏膜活检。

（五）治疗要点

1. 根除幽门螺杆菌　1 种质子泵抑制剂或 1 种胶体铋剂加上克拉霉素、阿莫西林、甲硝唑 3 种抗菌药物中的 2 种，组成三联疗法。

2. 降低胃酸的药物治疗　H_2受体拮抗剂和质子泵抑制剂。

3. 保护胃黏膜治疗　硫糖铝、枸橼酸铋钾等。

4. 外科手术　大出血内科处理无效、溃疡穿孔、器质性的幽门梗阻、胃溃疡疑有癌变、正规治疗无效的顽固性溃疡者。

（六）常见护理诊断及措施

1. 疼痛　腹痛与胃肠黏膜炎性病变溃疡有关。

（1）帮助患者认识和去除病因。

（2）指导缓解疼痛的方法。

（3）饮食护理：①选择营养丰富、易消化的食物，症状较重者减少蛋白质、脂肪的摄入。②在溃疡活动期，宜少食多餐，不宜过饱，避免餐间零食和睡前进食。③避免刺激性食物。④进餐时注意细嚼慢咽，避免急食。⑤指导患者有规律地定时进食。

（4）用药护理：根据医嘱给患者进行药物治疗，并注意观察药效及不良反应。①抗酸药：避免与奶制品、酸性食物及饮料同服。氢氧化铝凝胶饭后 1h 和睡前服用，避免长期大量服用，以免引起便秘、骨质疏松；镁制剂易引起腹泻。②H_2受体拮抗剂：片剂餐中、餐后、睡前服用。静脉应用注意滴数不宜过快，西咪替丁可致性功能障碍、肾功能损害，哺乳期应停止用药。③质子泵抑制剂：奥美拉唑有头晕不良反应。④保护胃黏膜药物：胶体铋剂餐前半小时服用；硫糖铝餐前 1h 服用，有便秘、口干、皮疹、眩晕、嗜睡等不良反应。糖尿病患者应慎用，不能与多酶片同服。

2. 潜在并发症　上消化道出血（见教材“上消化道出血的护理”）。

五、肠 道 疾 病

（一）肠结核和结核性腹膜炎

肠结核（intestinal tuberculosis）是由于结核杆菌侵犯肠道引起的慢性特异性炎症。结核性腹膜炎（tuberculous peritonitis）是由结核杆菌引起的慢性、弥漫性腹膜炎症。

1. 病因及发病机制

（1）肠结核：①感染途径：胃肠道感染、血行播散、直接蔓延。②好发部位：肠结核主要位于回盲部。③病理类型：溃疡性肠结核（以渗出性为主）和增生型肠结核（以肉芽组织增生纤维化为主）。

（2）结核性腹膜炎：多由腹腔脏器结核直接蔓延引起，少数由血行播散引起，常伴有粟粒型肺结核，关节、骨、睾丸结核及结核性多浆膜炎。

2. 临床表现

（1）症状

1）全身症状：①发热、盗汗、食欲缺乏、体重减轻结核中毒症状。②维生素缺乏、脂肪肝、营养不良性水肿等肠外结核表现。

2）腹部症状：①腹痛、腹胀：肠结核多右下腹隐痛或钝痛，排便后疼痛有所缓解，并发肠梗阻时有腹部绞痛伴腹胀。结核性腹膜炎多位于脐周、下腹或全腹，如腹痛呈阵发性加剧，应考虑并发不完全性肠梗阻，多数患者可出现不同程度的腹胀。②腹泻或便秘：腹泻一般每日不超过3～4次，粪便呈糊样，少数患者腹泻与便秘交替出现。

（2）体征

1）一般状态：慢性病容，营养不良如消瘦、水肿、苍白、舌炎和口角炎等。

2）腹部体征：①肠结核有右下腹肿块伴压痛、肠鸣音亢进、肠型和蠕动波。②结核性腹膜炎有腹部压痛和反跳痛、腹壁柔韧感、腹部包块，可出现移动性浊音。

（3）并发症：肠梗阻、瘘管、肠出血和肠穿孔、腹腔脓肿。

3. 辅助检查 血象、红细胞沉降率与结核菌素试验、粪便检查、腹水检查、X线检查、结肠镜或腹腔镜检查。

4. 治疗要点

（1）抗结核化学药物治疗：及早给予规则、全程抗结核化学药物治疗是关键。

（2）对症治疗：解痉、纠正水电解质平衡紊乱、腹腔穿刺放液等。

（二）溃疡性结肠炎

溃疡性结肠炎（ulcerative colitis，UC）也称非特异性溃疡性结肠炎，是一种病因不明的慢性直肠和结肠性疾病，病变主要位于结肠的黏膜和黏膜下层，主要症状有腹泻、黏液脓血便和腹痛。

1. 病因

（1）病因：感染因素、免疫因素、遗传因素、精神因素。

（2）病变部位：主要位于直肠和乙状结肠。

2. 临床表现

（1）症状

1）消化系统症状：①腹泻：最主要的症状，呈黏液或黏液脓血便，伴有里急后重，病变在直肠和乙状结肠的患者有腹泻和便秘交替的现象。②腹痛：轻者或缓解期无腹痛，活动期有轻或中度的腹痛，为左下腹或下腹的阵痛，有疼痛—便意—便后缓解的规律，若并发中毒性结肠扩张或腹膜炎，则腹痛持续而剧烈。③其他：腹胀、食欲缺乏、恶心、呕吐等。

2）全身症状：发热，重者出现衰弱、低蛋白血症、水和电解质平衡紊乱。

3）肠外表现：口腔溃疡、结节性红斑、外周关节炎、坏疽性脓皮病、虹膜睫状体炎。

（2）体征：轻者有左下腹轻压痛，重者明显腹部压痛和鼓肠，中毒性结肠扩张和肠穿孔可出现腹肌紧张、压痛和反跳痛，肠鸣音减弱。

（3）并发症：中毒性结肠扩张、直肠结肠癌变、大出血、急性肠穿孔、肠梗阻等。

3. 辅助检查 血液检查、粪便检查、结肠镜检查、X线钡剂灌肠检查。

4. 治疗要点 治疗目的是控制急性发作，缓解病情，减少复发，防治并发症。

（1）氨基水杨酸制剂：柳氮磺胺吡啶（SASP）是治疗溃疡性结肠炎的常用药物，适用于轻型、中型或重型经糖皮质激素治疗已有缓解者。

（2）糖皮质激素：适用于对氨基水杨酸制剂疗效不佳的轻、中型患者，特别是重型活动期患者或暴发型患者。

（3）免疫抑制剂：硫唑嘌呤或巯嘌呤可试用于对糖皮质激素治疗效果不佳或对糖皮质激素依赖的慢性活动性病例。

（4）手术治疗：并发大出血、肠穿孔、中毒性结肠扩张、结肠癌或经积极内科治疗无效者。

（三）肠道疾病常见护理诊断及措施

1. **腹泻**　与肠道炎症及结肠运动功能失常有关。

2. **疼痛**　腹痛　与肠道炎症、溃疡有关。

3. **营养失调**　低于机体需要量与长期腹泻及肠道吸收障碍有关。

参加本章常见症状“腹痛、腹泻”的护理。

重点是：①观察氨基水杨酸制剂药物的疗效及不良反应。②饮食护理。

六、肝　硬　化

（一）概念

肝硬化（cirrhosis of liver）是一种由不同病因引起的慢性进行性弥漫性肝病，病理特点为广泛的肝细胞变性坏死、再生结节生成、结缔组织增生，致使正常肝小叶结构破坏和假小叶形成。

（二）病因及发病机制

1. **病因**　病毒性肝炎[主要为乙型病毒性肝炎（乙肝）]、酒精中毒、日本血吸虫病、药物或化学毒物、胆汁淤积、循环障碍、遗传和代谢疾病、营养失调。

2. **发病机制**　各种原因导致肝细胞的变性坏死，结节性再生，假小叶形成，从而造成肝内血管受压、扭曲等使血管床缩小，肝内门静脉、肝静脉和肝动脉小分枝之间异常吻合而形成短路，最后形成门静脉高压，使肝细胞营养障碍加重，促进肝硬化的形成。

（三）临床表现

1. **代偿期**　乏力、食欲缺乏、恶心、厌油腻、腹胀、上腹隐痛及腹泻等，患者可有肝脏轻度肿大，质地偏硬，可有轻度压痛，肝功能多在正常范围内或轻度异常。

2. **失代偿期**

（1）肝功能减退

1）全身症状和体征：一般状况和营养状况较差，乏力、消瘦、不规则低热、面色灰暗黝黑、皮肤干枯粗糙、水肿、舌炎和口角炎等。

2）消化道症状：食欲减退甚至畏食、进食后上腹饱胀不适、恶心、呕吐、稍进油腻肉食即易出现腹泻，因腹水和胃肠积气而腹胀不适。

3）出血倾向和贫血：常有鼻出血、牙龈出血、皮肤紫癜和胃肠出血。

4）内分泌失调：由于雌激素增多而出现肝掌、蜘蛛痣，男性患者可有性欲减退、睾丸萎缩、毛发脱落和乳房发育，女性患者可有月经失调、闭经、不孕等。肾上腺皮质功能减退时有皮肤色素沉着，醛固酮和抗利尿激素分泌过多可有水钠潴留、少尿、水肿等。

（2）门静脉高压

1）脾大：门静脉高压导致脾静脉压力增高，脾淤血而肿大，一般为轻、中度大，晚期可有脾功能亢进。

2）侧支循环的建立和开放：①食管下段和胃底静脉曲张：常在恶心、呕吐、咳嗽、负重等使腹内压突然升高或因粗糙食物损伤、胃酸反流腐蚀损伤时，导致曲张静脉破裂出血，出现呕血、黑便及休克表现。②腹壁静脉曲张：在脐周和腹壁可见迂曲静脉以脐为中心向上及下腹壁延伸。③痔核形成：破裂引起便血。

3）腹水：是肝硬化肝功能失代偿期最显著的临床表现，腹水出现前，常有腹胀，以餐后明显，大量腹水时腹部隆起，腹壁绷紧发亮，患者行动困难，可发生脐疝、呼吸困难、心悸，部分患者出现胸腔积液。

4）肝脏情况：早期肝脏增大，质地中等硬度，晚期肝脏缩小，表面可呈结节状，质地坚硬，一般无压痛。

3. 并发症 上消化道出血（最常见）、感染、肝性脑病（最严重、主要死亡原因）、原发性肝癌、功能性肾衰竭（肝肾综合征）、电解质和酸碱平衡紊乱。

（四）辅助检查

血常规、尿常规、肝功能试验、免疫功能检查、腹水检查、影像学检查、纤维内镜检查。

（五）治疗要点

肝硬化代偿期患者可服用抗纤维化的药物如秋水仙碱和中药，不宜滥用护肝药物，避免应用对肝有损害的药物。失代偿期主要为对症治疗、改善肝功能和处理并发症，有手术适应证者应慎重选择时机行手术治疗。

1. 腹水治疗 ①限制水、钠的摄入。②利尿剂的使用：利尿剂是目前临床应用最广泛的治疗腹水的方法，常用保钾利尿剂有螺内酯和氨苯蝶啶，排钾利尿剂有呋塞米和氢氯噻嗪。③腹腔穿刺放腹水。④提高血浆胶体渗透压，定期输注血浆、新鲜血或清蛋白。⑤腹水浓缩回输：可避免蛋白质丢失，用于难治性腹水的治疗。⑥减少腹水生成和增加其出路：腹腔—颈静脉引流，胸导管—颈内静脉吻合术。

2. 手术治疗 各种分流、断流术和脾切除术及经颈静脉肝内门体分流术。

（六）常见护理诊断及措施

1. 营养失调 低于机体需要与肝功能减退、门静脉高压引起食欲减退、消化和吸收障碍有关。

（1）饮食护理：饮食治疗是改善肝功能、延缓病情进展的基本措施。应向患者及家属说明导致营养状况下降的有关因素、饮食治疗的意义及原则，与患者共同制订符合治疗需要而又为其接受的饮食计划。饮食治疗原则：高热量、高蛋白质、高维生素、易消化饮食，并根据病情变化及时调整。①蛋白质：摄入足量蛋白质，促进肝细胞修复和维持血清蛋白正常，蛋白质来源以豆制品、鸡蛋、牛奶、鸡肉、鱼肉、瘦猪肉为主；血氨增高时应限制或禁食蛋白质，待病情好转后逐渐增加蛋白质的摄入量，宜选择植物蛋白。②补充足够维生素，新鲜蔬菜和水果含有丰富的维生素。③限制水钠摄入：有腹水者应低盐或无盐饮食，饮水量每日在1000ml左右。④避免损伤曲张的食道及胃底静脉：进餐时要细嚼慢咽，避免进食刺激性强、粗纤维多和较硬的食物，以防损伤曲张的食管胃底静脉导致出血。⑤戒烟酒。

（2）营养支持：静脉补充营养，如高渗葡萄糖、复方氨基酸、清蛋白或新鲜血。

（3）营养状况监测。

2. 体液过多　与肝功能减退、门静脉高压引起水钠潴留有关。

（1）体位：平卧位休息，大量腹水者半卧位。

（2）避免增加腹内压的因素：剧咳、打喷嚏、用力排便等。

（3）严格限制水盐摄入，食盐每日不超过2g，进水量限制在每日1000ml左右。

（4）用药护理：遵医嘱给予利尿剂和输注清蛋白，注意用药后的反应。注意利尿速度不宜过快，每日体重减轻不超过0.5kg。

（5）协助腹腔放液或腹水浓缩回输：放腹水前说明注意事项，测量体重、腹围（测量腹围时应注意于同一时间、同一体位、同一位置上进行测量，体重测量则应在空腹、衣着相同的情况下进行，以保证测量数据的准确性）；穿刺放液时监测生命体征，观察有无不适反应；术毕用无菌敷料覆盖穿刺部位，如有溢液可用吸收性明胶海绵处置；术毕缚紧腹带，以免腹内压骤然下降；记录抽出腹水的量、性质和颜色，标本及时送检。

（6）病情观察：腹水消长情况、记录出入量；测腹围和体重；监测水、电解质变化。

七、肝性脑病

（一）概念

肝性脑病（hepatic encephalopathy，HE）是严重肝病引起的、以代谢紊乱为基础的中枢神经系统功能失调的综合病征，主要临床表现为意识障碍、行为失常和昏迷。

（二）病因及发病机制

1. 病因　①各型肝硬化，特别是肝炎后肝硬化。②改善门静脉高压的门体分流术引起。③重症病毒性肝炎、中毒性肝炎和药物性肝炎的急性和暴发性肝衰竭阶段。④原发性肝癌、妊娠期急性脂肪肝、严重胆道感染引起。

2. 诱因　①消化道出血：是肝性脑病的最常见诱发因素，消化出血时血液中的氨含量会明显增高。②摄入蛋白质食物过多：摄入蛋类、肉类、乳制品等含蛋白量较高的食物后，不仅会增加肝脏代谢负担，而且过多的蛋白在肠道内经细菌分解产生氨，导致血氨浓度升高。③大量放腹水：可导致电解质严重紊乱、蛋白质大量丢失或腹腔内压骤减、门静脉淤血，从而造成血容量骤减、血氨浓度相对增高。④大量应用利尿剂：容易导致发生电解质紊乱，出现低钾性碱中毒，从而增加肾静脉的含氨量。⑤感染：当肝硬化患者合并有腹膜炎、肺炎、败血症或合并有细菌感染时，可使组织分泌增强，导致血液中氨的浓度增高。此外，镇静药物、催眠药物、酗酒、便秘、输库存血、外科手术、缺氧、低血糖等也是引起肝性脑病的诱因之一。

3. 发病机制　由于肝细胞功能衰竭和门-腔静脉之间有手术造成或自然形成的侧支循环，使来自肠道的许多毒性代谢产物，未被肝解毒和清除，便经侧支进入体循环，透过血脑屏障而至脑部，引起大脑功能紊乱。

重点理解氨中毒学说。①肝性脑病时血氨增高的原因：氨的生成过多和（或）代谢清除减少所致（要重点理解血氨的来源和氨的代谢途径）。②氨对中枢神经系统的毒性作用：干扰脑的能量代谢，使脑细胞的能量供应不足，不能维持正常功能，同时氨可致中枢神经系统直接损害。

（三）临床表现

肝性脑病表现见表 1-3-2。

表 1-3-2　肝性脑病的分期及临床表现

分期	表现特点
一期（前驱期）	轻度性格改变和行为异常，如欣快激动或淡漠少言、衣冠不整或随地便溺；吐词不清，动作缓慢，可有扑翼样震颤（肝震颤），脑电图多正常
二期（昏迷前期）	以意识障碍、睡眠障碍、行为异常、精神障碍为主要表现。定向力和理解力均减退，不能完成简单的计算。有腱反射亢进、肌张力增高、踝阵挛及巴宾斯基征阳性、扑翼样震颤存在，脑电图有特异性异常
三期（昏睡期）	以昏睡和精神错乱为主。各种神经体征持续阳性或加重，肌张力增高，四肢被动运动常有抵抗力，锥体束征常阳性，扑翼样震颤可引出，脑电图有异常波形
四期（昏迷期）	神志完全丧失，不能唤醒，浅昏迷时，对疼痛等强刺激尚有反应，腱反射和肌张力仍然亢进；深昏迷时，各种反射消失，肌张力降低，扑翼样震颤无法引出，脑电图明显异常。

（四）辅助检查

血氨、脑电图检查、简易智力测验等。

（五）治疗要点

（1）消除诱因，避免诱发和加重肝性脑病。

（2）减少肠内毒物的生成和吸收。

1）饮食：开始数日内禁食蛋白质，食物以碳水化合物为主和足量维生素，神志清楚后逐渐增加蛋白质。

2）灌肠或导泻：可用生理盐水或弱酸性溶液灌肠，口服或鼻饲 25%的硫酸镁导泻。对急性门体分流性脑病昏迷患者以 66.7%的乳果糖 500ml 加水 500ml 灌肠作为首选。

3）抑制肠道细菌生长：新霉素、甲硝唑等。

（3）促进有毒物质的代谢清除，纠正氨基酸代谢紊乱。

1）降氨药物：谷氨酸钾和谷氨酸钠静脉滴注，精氨酸液可促进尿素合成降血氨，苯甲酸钠口服对于治疗急性门体分流性脑病效果较好。

2）纠正氨基酸代谢紊乱药物：口服或静脉输注以支链氨基酸为主的氨基酸混合液。

3）GABA/BZ（α-氨基丁酸/苯二氮䓬类药物）复合受体拮抗药：氟马西尼静脉注射。

4）人工肝：用活性炭、树脂进行血液灌流可清除血氨。

（4）对症治疗：纠正体液失衡；保护脑细胞功能；保持呼吸道通畅；防治脑水肿。

（5）肝移植：是治疗各种终末期肝病的有效方法。

（六）常见护理诊断及措施

1. 意识障碍　与血氨增高干扰脑细胞能量代谢和神经传导有关。

（1）病情观察：严密肝性脑病的早期征象；监测生命体征、意识、瞳孔的变化，监测血氨、肝肾功能、电解质等。

（2）去除和避免诱发因素：清除胃肠道内积血；避免快速利尿和大剂量放腹水；避免用镇静、催眠药物；避免各种感染，控制感染；保持大便通畅，防止便秘；限制蛋白质的摄入；不滥用对肝有损害的药物。

（3）加强生活护理，注意安全，防止发生坠床及撞伤等意外。

（4）用药护理：指导患者按医嘱规定的剂量、用法服药，了解药物的主要不良反应。

①谷氨酸钾和谷氨酸钠：其比例应根据血清钾、血清钠浓度和病情而定；尿少时少用钾剂，明显腹水和水肿时慎用钠剂。②精氨酸：滴注速度不宜过快，否则可出现流涎、呕吐、面色潮红等反应。因精氨酸呈酸性，含氯离子，不宜与碱性溶液配伍使用。③乳果糖：可引起腹胀、腹绞痛、恶心、呕吐及电解质紊乱等，应用时应从小剂量开始。④新霉素：用药期间应做好听力和肾功能的监测，疗程不宜超过 1 个月。⑤大量输注葡萄糖的过程中须警惕低钾血症、心力衰竭和脑水肿。

（5）昏迷患者的护理（具体见教材）。

2. 营养失调 低于机体需要量 与肝功能减退、消化吸收障碍、限制蛋白质摄入有关。

（1）高热量饮食，以碳水化合物为主，可口服蜂蜜、葡萄糖、果汁、面条、稀饭等。昏迷患者以鼻饲 25%葡萄糖液供给热量，鼻饲者应密切注意胃的排空情况，如胃排空不良时停止鼻饲。每日液体总量不超过 2500ml 为宜，腹水者以尿量加 1000ml 为标准控制入液量。

（2）保持正氮平衡：急性期首日禁食蛋白质，待病情好转、神志清醒后，可逐渐恢复，从小量开始。慢性肝性脑病无须禁食蛋白质，摄入量为 1～1.5g/（kg·d）。蛋白质以植物蛋白为主，也可少量选用酸牛奶等含必需氨基酸的蛋白质。但需密切注意患者对蛋白质的耐受力，掌握较适当的蛋白质量。同时可静脉输入支链氨基酸。

（3）保持充足的维生素：不宜用维生素 B_6。

八、上消化道出血

（一）概念

上消化道出血（upper gastrointestinal hemorrhage）是指 Treitz 韧带以上的消化道，包括食管、胃、十二指肠、胰和胆道病变引起的出血，以及胃空肠吻合术后的空肠病变出血。

（二）病因

最常见为消化性溃疡，其次为肝硬化门静脉高压致食管胃底静脉曲张破裂出血、急性胃黏膜病变和胃癌等。患者呕血伴慢性反复发作的上腹痛，呈周期性、节律性发作，多为消化性溃疡；年龄大，消瘦者，应警惕胃癌可能；呕血伴肝、脾大，多为肝癌、肝硬化；呕血伴皮肤黏膜出血，见于血液病、重症肝炎等；呕血伴黄疸，多为钩端螺旋体病及胆道系统疾病。

（三）临床表现

上消化道大量出血的临床表现取决于出血病变的性质、部位、出血量和速度，并与患者出血前的全身状况有关。

1. 呕血和黑便 是上消化道出血的特征性表现，出血部位在幽门以上者常有呕血和黑便，出血量大、速度快的幽门以下病变可有呕血。呕血与黑便的颜色、性质也与出血量和速度有关。呕血呈鲜红色或血块提示出血量大且速度快；呕血呈棕褐色咖啡渣样，由血液在胃内停留时间过长，经胃酸作用形成正铁血红素所致；柏油样黑便，黏稠发亮，由血红蛋白中的铁与肠内硫化物作用形成硫化铁所致；当出血量大且速度较快时，粪便可呈暗红色甚至鲜红色。

2. 失血性周围循环衰竭 患者可出现头昏、心悸、乏力、出汗、口渴、晕厥等一系列组织缺血的表现，呈现休克状态时，患者表现为面色苍白、口唇发绀、呼吸急促、皮肤湿冷，呈灰白或紫灰花斑，施压后退色经久不能恢复，体表静脉塌陷，精神萎靡，烦躁不安，重者反应迟钝、意识模糊。

3. 发热 多在出血后24h内出现发热，一般<38.5℃，持续3～5日。

4. 氮质血症 上消化道大量出血后，肠道中血液的蛋白质消化产物被吸收，引起血中尿素氮增高，多在出血后数小时上升，24～48h达高峰，<14.3mmol/L，3～4日恢复正常。

5. 血象 出血3～4h后，出现失血性贫血的血象改变，贫血的程度取决于失血量、出血前有无贫血、出血后液体平衡状态等因素，白细胞计数在出血后2～5h升高，血止后2～3日恢复正常，网织红细胞在出血24h即可见升高，出血停止后逐渐降至正常，出血不止则可持续升高。

（四）治疗

治疗原则：迅速补充血容量、纠正水电解质失衡、预防和治疗失血性休克、给予止血治疗，同时积极进行病因诊断和治疗。

1. 补充血容量 立即配血，先输入平衡液或葡萄糖盐水、右旋糖酐或其他血浆代用品，尽早输入全血，最好保持血红蛋白为90～100g/L。

2. 止血措施

（1）非曲张静脉上消化道大量出血的止血措施。

1）药物止血：①抑制胃酸分泌药物：如H_2受体拮抗剂：雷尼替丁、法莫替丁等以及质子泵抑制剂：如奥美拉唑；②口服药物止血：去甲肾上腺素8mg加入100ml水中分次口服，适用于胃、十二指肠的出血。

2）内镜下直视止血：内镜止血适用于活动性出血或暴露血管的溃疡，治疗方法包括激光电凝、高频电波、微波、热探头和注射疗法，常用药物有去甲肾上腺素、生理盐水或硬化剂。

3）手术治疗。

（2）食管胃底静脉曲张破裂出血的止血措施

1）药物止血：①血管加压素（垂体后叶素）：0.2U/min持续静脉滴注，视治疗反应，可逐渐增加到0.4U/min，同时用硝酸甘油静脉滴注或舌下含服，以减轻副作用；②生长抑素：如奥曲肽，首剂100μg缓慢静脉注射，然后以25～50μg/h持续静脉滴注。

2）三腔或四腔气囊管压迫止血：用于药物不能控制出血时的暂时使用。

3）内镜直视下止血。

4）手术治疗：颈静脉肝内门体静脉分流术。

（五）常见护理诊断及措施

潜在并发症：上消化道出血、出血性休克。

（1）休息与体位：平卧位，头偏向一侧，保持呼吸道通畅，避免窒息；吸氧。

（2）用药护理：①建立静脉通道，立即输入新鲜血、输液，积极补充血容量，注意输液速度。②注意观察止血药物的效果和不良反应。血管加压素不良反应是腹痛、血压升高、心律失常、心绞痛等。③禁用吗啡、巴比妥类药物。

（3）饮食护理：大出血者禁食，少量出血者进食温凉、清淡流质。

（4）心理护理。

（5）密切观察病情。

1）生命体征、精神和意识、皮肤黏膜颜色、出入量、呕吐物和粪便的性质、颜色及量。

2）出血量的估计：大便隐血试验阳性提示每日出血量为5～10ml；黑便提示每日出血

量为 50～100ml；呕血提示胃内积血量 250～300ml；出血量超过可出现头晕、心悸、乏力；出血量超过 1000ml，出现周围循环衰竭表现甚至休克。

3）有无活动性出血或再次出血的现象。①反复呕血甚至呕吐物由咖啡色转为鲜红色。②黑便次数增多且粪质稀薄，色泽转为暗红色，伴肠鸣音亢进。③周围循环衰竭的表现经补液、输血而未改善，或好转后又恶化。血压波动，中心静脉压不稳定。④红细胞计数、血细胞比容、血红蛋白测定不断下降，网织红细胞计数持续增高。⑤在补液足够、尿量正常的情况下，血尿素氮持续或再次增高。⑥门静脉高压的患者原有脾大，在出血后常暂时缩小，如不见脾恢复肿大亦提示出血未止。

4）监测实验室指标：血红蛋白、血小板比容、网织红细胞、血尿素氮、大便隐血试验、电解质等。

（6）三腔管的护理

1）密切观察：①经常抽吸胃内容物，如见新鲜血液，应考虑是否因牵引不紧或气囊充气不足，造成压迫止血失效，应该给予适当调整。②如患者出现胸骨不适、恶心或频繁期前收缩，应考虑是否有胃气囊进入食管下段挤压心脏的可能，应给予适当调整。③如提拉不慎或气囊漏气，将胃气囊拉出而阻塞咽喉部引起窒息，应立即将气囊管口打开，或剪除三腔管结扎处放出气体。

2）注意口鼻腔清洁：嘱患者不要将唾液、痰咽下，以免误入气管引起呛咳及吸入性肺炎，每日 2 次向鼻腔滴入少量液状石蜡，以免三腔管黏附于鼻黏膜。

3）一般情况下三腔管放置 24h 后，食管囊应放气 15～30min，同时放松牵引，让患者缓慢吞服甘油或液状石蜡 5～10ml，以润滑气囊壁防止与食管黏膜粘连。并将三腔管向胃内送入少许，暂时解除胃底贲门受压，然后再充气牵引，以免局部黏膜受压过久糜烂坏死。

4）插管停留期间，应定期用生理盐水冲洗胃管，以防阻塞。出血停止后，如有意识障碍者可按医嘱定时从胃管内注入流质饮食，但须确认为胃腔后再注入，以免误入管发生意外。

5）出血停止后，应继续观察 24h 后再拔管，拔管前吞服液状石蜡 20～30ml。

（7）内镜护理（具体见教材）。

自 测 习 题

一、名词解释

1. 消化性溃疡
2. 溃疡性结肠炎
3. 肝硬化
4. 肝肾综合征
5. 肝性脑病
6. 扑翼样震颤
7. 上消化道大量出血

二、填空题

1. 胃的泌酸腺主要由________、________和________组成。
2. 肝脏具有双重供血特点，其血液来自________和________。
3. 对急性糜烂出血性胃炎有确诊价值的检查是，一般应在出血后________ h 内进行。
4. 依据新悉尼系统的分类方法，慢性胃炎分为________、________和________。
5. 消化性溃疡在临床上以________、________和________为特点。
6. 消化性溃疡的常见并发症有________、________、________、________。

7. 肠结核的主要感染途径是________。
8. 肝硬化的病理特征是肝组织在纤维化的基础上形成________。
9. 肝硬化的主要临床表现为________和________两组症候群。
10. 门脉高压症的三大临床表现________、________、________。
11. 为肝性脑病患者减少肠内毒物的生成和吸收的措施为________、________和________。
12. 上消化道出血在________以内可无症状；出现黑粪提示出血量在________；出现休克征象提示出血量在________以上。

三、简答题

1. 简述慢性胃炎用药的护理特点有哪些。
2. 简述溃疡性结肠炎急性发作期患者饮食和护理要点。
3. 肝硬化腹水的护理措施有哪些?
4. 肝性脑病的常见诱因有哪些?
5. 肝性脑病患者的饮食护理特点是什么?
6. 上消化道大量出血病情观察时出现哪些迹象提示有活动性出血或再次出血?
7. 三腔管压迫止血期的护理措施有哪些?

四、选择题

A1/A2 型题

1. 胃壁细胞可分泌（　　）
A. 胃蛋白酶原　B. 胃液　C. 胃蛋白酶　D. 盐酸和内因子　E. 胃泌素
2. 胃是消化道中最膨大的部位，可容纳食物（　　）
A. 0.5～1.5L　B. 1～1.5L　C. 1～2L　D. 1.5～2.5L　E. 2～3L
3. 急性糜烂性胃炎的主要临床表现是（　　）
A. 上消化道出血　B. 上腹部疼痛、烧灼感　C. 恶心、呕吐
D. 上腹饱胀、食欲缺乏、嗳气等　E. 上腹部隐痛
4. 下面关于慢性胃窦炎最主要的病因是（　　）
A. 多数是由幽门螺杆菌感染引起　B. 主要由胆汁反流导致　C. 非甾体抗消炎药引起
D. 甾体类消炎药引起　E. 烟酒等不良嗜好引起
5. 慢性胃体炎的病因是（　　）
A. 烟酒嗜好　B. 幽门螺杆菌感染　C. 自身免疫反应　D. 急性应激　E. 胆汁反流
6. 慢性胃炎最常见的临床表现是（　　）
A. 上腹饱胀不适、疼痛　B. 无症状　C. 饥饿痛、夜间痛
D. 呕吐咖啡色液体　E. 反复黑便
7. 慢性胃炎患者腹痛发作时，可以缓解腹痛的护理措施不包括（　　）
A. 腹部捂热水袋　B. 增加活动量　C. 转移注意力　D. 播放轻音乐　E. 腹部按摩
8. 有关癌前疾病/病变，下列哪项错误（　　）
A. 萎缩性胃炎　B. 胃息肉　C. 肠上皮化生　D. 慢性糜烂性胃炎　E. 不典型增生
9. 胃溃疡穿孔在哪一部位多见（　　）
A. 胃底　B. 胃体　C. 胃小弯　D. 胃大弯　E. 胃窦
10. 慢性胃炎患者应避免口服（　　）
A. 链霉素　B. 庆大霉素　C. 泼尼松　D. 多潘立酮　E. 甲氧氯普胺

11. 胃肠黏膜的损害因素，下列哪项不妥（ ）
A. 非甾体类药物 B. 吸烟 C. 过度精神紧张 D. 刺激性饮食 E. 前列腺素
12. 胃溃疡患者上腹部疼痛典型节律是（ ）
A. 疼痛—进食—疼痛 B. 进食—疼痛—缓解 C. 缓解—疼痛—进食
D. 进食—缓解—疼痛 E. 疼痛—进食—缓解
13. 治疗十二指肠溃疡最重要的是（ ）
A. 少量多餐 B. 注意劳逸结合 C. 制止胃酸分泌 D. 中枢镇静 E. 早期手术
14. 作用最强的抑制胃酸分泌的药物是（ ）
A. 西咪替丁 B. 雷尼替丁 C. 奥美拉唑（洛赛克） D. 氢氧化铝 E. 前列腺素
15. 溃疡并发幽门梗阻患者不宜长期服用（ ）
A. 氧化镁 B. 硫糖铝 C. 溴丙胺太林 D. 三硅酸镁 E. 氢氧化铝凝胶
16. 具有抗幽门螺杆菌作用的药物是（ ）
A. 枸橼酸铋钾 B. 西咪替丁 C. 奥美拉唑 D. 氢氧化铝 E. 丙谷胺
17. 溃疡病患者少量多餐的依据是（ ）
A. 中和胃酸 B. 加快胃排空 C. 减少胆汁反流
D. 促进胃酸分泌 E. 避免胃窦部过度扩张
18. 溃疡患者不正确的饮食是（ ）
A. 饮食要定时定量、少量多餐
B. 在用抗酸剂的前提下，饮食可不受任何限制
C. 避免粗糙、刺激性大、产气多的食物及饮料
D. 避免睡前进餐
E. 活动期宜进流食、半流食
19. 消化性溃疡患者饮食护理错误的是（ ）
A. 少量多餐 B. 面食为主 C. 忌酸辣、油煎食物
D. 少量出血时可进食热流质 E. 定时进餐，可进食低脂肪饮食
20. 肠结核的好发部位是（ ）
A. 回盲部 B. 升结肠 C. 横结肠 D. 降结肠 E. 直肠和乙状结肠
21. 对肠结核的诊断有重要意义的检查方法是（ ）
A. 大便及痰液的抗酸杆菌检查 B. X 线钡灌肠检查 C. 结核菌素纯蛋白衍生物试验
D. 红细胞沉降率 E. 乙状结肠镜检查
22. 溃疡性结肠炎病变多累及（ ）
A. 直肠和乙状结肠 B. 回盲部 C. 回肠末端及临近结肠 D. 空肠 E. 十二指肠
23. 溃疡性结肠炎腹痛的规律（ ）
A. 进食后疼痛缓解 B. 进食后疼痛加重
C. 痉挛性腹痛，肠鸣音亢进，排便后缓解 D. 疼痛—便意—便后缓解
E. 腹上区饱胀感，与进食关系不明显
24. 轻、中度溃疡性结肠炎治疗首选药物是（ ）
A. 肾上腺皮质激素 B. 柳氮磺胺吡啶 C. 抗生素
D. 手术治疗 E. 免疫抑制剂
25. 下列有关结核性腹膜炎的叙述不正确的是（ ）
A. 以低热和中等热为主 B. 疼痛多位于右下腹 C. 多有腹胀腹泻

D. 多数症状轻微　　E. 可并发肠梗阻

26. 结核性腹膜炎的常见并发症是（　　）

A. 肠梗阻　B. 慢性肠穿孔　C. 肠瘘　D. 急性肠穿孔　E. 腹腔肿瘤

27. 下列腹水检查结果哪项对诊断结核性腹膜炎有重要意义（　　）

A. 腹水比重为 1.016　B. 腹水葡萄糖小于 3.4mmol/L　C. 腹水腺苷脱氨酶活性增高

D. 腹水蛋白含量 30g/L　E. 腹水 pH 小于 7.35

28. 在我国肝硬化的主要原因是（　　）

A. 酒精中毒　B. 中毒性肝炎　C. 病毒性肝炎　D. 营养失调　E. 慢性肠道感染

29. 肝硬化患者内分泌功能异常主要是（　　）

A. 雄激素增多　B. 雌激素增多　C. 肾上腺皮质激素增多

D. 雌激素减少　E. 甲状腺激素减少

30. 肝硬化患者内分泌紊乱的表现，以下哪项少见（　　）

A. 男性乳房发育　B. 肝掌、蜘蛛痣　C. 月经失调

D. 阳控、性欲减退　E. 手足抽搐、周期麻痹

31. 下列哪项不是肝功能减退的临床表现（　　）

A. 食欲减退　B. 出血倾向　C. 蜘蛛痣　D. 脾大　E. 腹上区饱胀不适

32. 肝硬化失代偿期最突出的临床表现是（　　）

A. 消化道症状　B. 腹水　C. 出血倾向　D. 脾功能亢进　E. 电解质紊乱

33. 肝硬化患者顽固性腹水形成的主要原因是（　　）

A. 门脉高压　B. 肝小叶内血液受阻　C. 血浆清蛋白减少

D. 醛固酮及抗利尿激素分泌增多　E. 肾上管重吸收水和钠增力

34. 肝硬化腹水患者的腹水性质是（　　）

A. 渗出液　B. 漏出液　C. 血性液　D. 脓性液　E. 乳糜液

35. 对肝硬化的患者健康教育下列哪项不正确（　　）

A. 低盐、高蛋白饮食　B. 可以饮啤酒　C. 避免刺激性食物

D. 血氨偏高限蛋白质　E. 高热量、高维生素饮食

36. 肝硬化患者的护理正确的是（　　）

A. 应严格限制蛋白质的摄入，以预防肝性脑病的发生　B. 可以进食普通食物，无特殊要求

C. 少量饮酒可以扩张血管改善门静脉循环　D. 避免粗糙食物

E. 腹水时，每日给水量也不能少于 1500ml

37. 肝硬化腹水患者每日钠盐应限制在（　　）

A. 1～2g　B. 2～3g　C. 3～4g　D. 4～5g　E. 5～6g

38. 肝硬化最常见的死亡原因是（　　）

A. 上消化道出血　B. 自发性腹膜炎　C. 肝性脑病　D. 原发性肝癌　E. 全身感染

39. 腹腔穿刺放腹水后束以多头腹带的目的是为了防止（　　）

A. 腹压骤降，引起休克　B. 腹水再增生　C. 腹压下降，引起心脏移位

D. 腹腔内脏下垂　E. 腹壁皮肤松弛

40. 肝硬化大出血诱发肝性脑病的主要机制是（　　）

A. 失血量多导致休克　B. 失血后引起脑卒中（溢血）　C. 失血造成脑组织缺氧

D. 失血量大干扰脑代谢　E. 肠道积血产氨增多

41. 肝性脑病最早出现的临床表现是（　　）
A. 脑电图改变　B. 扑翼样震颤　C. 肌张力增高
D. 性格行为异常　E. 呼吸有肝臭味
42. 肝性脏病患者以昏睡及精神错乱表现为主时属（　　）
A. 前驱期　B. 昏睡期　C. 昏迷前期　D. 昏迷期　E. 临终期
43. 诊断肝性脑病最有价值的辅助检查是（　　）
A. 血肌酐　B. 血尿素　C. 血氨　D. 肌红蛋白　E. 动脉血气分析
44. 肝性脑病患者为减少肠道氨的吸收，不宜采用的措施是（　　）
A. 生理盐水清洁灌肠　B. 肥皂水清洁灌肠　C. 硫酸镁导泻
D. 白醋加生理盐水灌肠　E. 番泻叶液口服
45. 乳果糖在治疗肝性脑病中的机制是（　　）
A. 抑制肠内细菌生长，促进乳酸杆菌繁殖　B. 与游离氨结合，从而降低血氨
C. 与氨合成尿素和鸟氨酸，从而降低血氨　D. 被细菌分解成乳酸和乙酸，使肠内呈酸性
E. 纠正氨基酸代谢不平衡，抑制假性神经递质形成
46. 肝性脑病患者经治疗神志恢复后可逐渐给予蛋白质饮食，最适宜的选择是（　　）
A. 动物蛋白质　B. 蔬菜、水果　C. 碳水化合物
D. 植物蛋白质　E. 每日蛋白质在 40g 以上
47. 上消化道出血最常见的原因是（　　）
A. 胆道出血　B. 出血性胃炎　C. 胃癌
D. 胃、十二指肠溃疡　E. 门脉高压食管静脉曲张破裂
48. 上消化道出血特征性的表现为（　　）
A. 失血性周围循环衰竭　B. 呕血与黑便　C. 失血性贫血
D. 肠性氮质血症　E. 网织红细胞持续升高
49. 有关呕血与黑便的讨论，不正确的是（　　）
A. 有黑便不一定有呕血
B. 有呕血常伴黑便
C. 呕血呈咖啡色是血液在胃内经胃酸作用形成正铁血红素所致
D. 黑便呈柏油样是由于血红蛋白中铁与肠内硫化物作用形成硫化铁所致
E. 幽门以上出血的表现为呕血，幽门以下出血的表现为黑便
50. 上消化大量出血后多数患者会出现发热，其原因是（　　）
A. 肠道内积血　B. 循环血量减少，导致体温调节中枢功能障碍　C. 感染
D. 血尿素氮升高　E. 机体抵抗力减弱
51. 上消化道大出血伴休克时的首要护理措施是（　　）
A. 安定患者情绪　B. 准备急救用品　C. 建立静脉输液途径
D. 迅速配血　E. 按医嘱采取止血措施
52. 三腔气囊管压迫止血适应于（　　）
A. 胃底静脉曲张破裂出血　B. 急性出血性糜烂性胃炎　C. 胃癌引起的上消化道出血
D. 消化性溃疡并发出血　E. 食管癌溃烂所致出血
53. 三腔二囊管放置 24h 后，需放气并放松牵引的目的是（　　）
A. 防止胃受压　B. 避免胃扩张　C. 暂时解除胃底贲门受压
D. 证实出血是否停止　E. 预防囊壁和胃黏膜粘连

54. 急性上消化道出血，能反映血容量变化的观察项目是（ ）
A. 神志 B. 瞳孔 C. 脉搏 D. 呼吸 E. 面色
55. 上消化道大出血病情判断早期最有价值的标准是（ ）
A. 血容量减少所致周围循环衰竭的临床表现 B. 呕血量 C. 黑便的颜色和量
D. 血细胞比容测定 E. 血红蛋白的测定
56. 判断上消化道出血已停止，以下哪项除外（ ）
A. 无口渴、冷汗 B. 脉搏正常有力 C. 尿量小于 25ml/h
D. 肠鸣音正常 E. 皮肤转红、温暖
57. 患者，男性，52 岁，因反复上腹部隐痛伴嗳气、食欲减退 3 个月，经检查为“慢性胃窦炎”，下列项目中，最有确诊意义的是（ ）
A. 消化道症状 B. 胃液分析 C. 胃镜检查 D. 血清学检查 E. 胃肠钡餐 X 线检查
58. 患者，男性，34 岁。上腹部隐痛、反酸、嗳气 1 月余，饮食喜辛辣，多饮浓茶，诊断为慢性胃炎。护士对其进行保健指导，下列说法不正确的是（ ）
A. 保持乐观情绪 B. 注意饮食卫生 C. 生活规律 D. 指导自我护理 E. 常规应用抗生素
59. 患者，男性，27 岁。自去年冬季以来每日发生腹痛，平时伴有恶心、打嗝、反酸，查体在剑突右侧有局限压痛，无反跳痛，诊断为“十二指肠溃疡”。十二指肠溃疡疼痛的特点是（ ）
A. 餐后即痛，持续 2h 后缓解 B. 餐后 1h 开始，持续 2h 后缓解
C. 餐后 2h 开始，持续 2h 后缓解 D. 餐后 3～4h 开始，进餐后缓解
E. 无规律性
60. 患者，女性，37 岁。因消化性溃疡，腹痛显著，医嘱予口服碱性药物，服用的适宜时间是（ ）
A. 餐前 1h B. 餐前 2h C. 餐中 D. 餐后 1h E. 餐后 2h
61. 患者，男性，55 岁。患“幽门管溃疡”1 个月，现原有疼痛节律消失，出现餐后上腹部饱胀，频繁呕吐宿食，最可能的并发症是（ ）
A. 出血 B. 穿孔 C. 幽门梗阻 D. 急性胃肠炎 E. 癌变
62. 患者，女性，60 岁。溃疡病史 10 年。突然出现呕血 500ml，伴有黑便，急诊入院。查体：神志清，血压 100/60mmHg，心率 110 次/分，以下护理措施中正确的是（ ）
A. 平卧位，头部略抬高 B. 三腔二囊管压迫止血 C. 呕吐时头偏向一侧，防止误吸
D. 快速滴入血管加压素 E. 暂时给予流质饮食
63. 患者，女性，41 岁。诊断为“溃疡性结肠炎”收住入院，每日腹泻 5～6 次，有少量脓血便，对此类患者饮食护理应注意（ ）
A. 给予易消化、富含纤维素饮食 B. 低蛋白饮食 C. 进食无渣流质或半流质饮食
D. 多进食新鲜水果 E. 多吃蔬菜
64. 患者，男性，18 岁。腹泻近 1 个月，每日 3～4 次，有黏液，里急后重伴腹痛，便后疼痛减轻。查体：左下腹轻压痛，余无特殊。进一步确诊有重要价值的检查是（ ）
A. 粪便检查 B. 血液检查 C. X 线钡剂灌肠 D. 结肠镜检查 E. B 超检查
65. 患者，男性，43 岁。腹痛腹泻 1 年，诊断为溃疡性结肠炎，服用柳氮磺胺吡啶治疗。护士告知患者服药注意事项，下列不属于该药常见的不良反应的是（ ）
A. 恶心、呕吐 B. 食欲缺乏 C. 心律失常 D. 白细胞减少 E. 皮疹
66. 患者，男性，58 岁。肝硬化腹水患者，突然出现腹痛和发热，体温 38.5℃，血白细胞

计数为 14.0×10^9/L，腹水混浊，经培养有大肠埃希菌生长。该患者可能并发（　　）
A. 脓毒血症　B. 胆道感染　C. 自发性腹膜炎　D. 结核性腹膜炎　E. 败血症
67. 患者，男性，46 岁。4 年前诊断为肝硬化，近一周症状加重，出现大量腹水。遵医嘱予患者口服利尿剂治疗时，护士应密切观察患者体重变化，每日体重减少不宜超过（　　）
A. 0.3kg　B. 0.5kg　C. 0.8kg　D. 1kg　E. 1.5kg
68. 患者，女性，58 岁。肝硬化 7 年，曾多次住院。此次因出现腹水、黄疸再次入院。查体：T36.4℃，脉搏 88 次/分，呼吸 22 次/分，血压 130/80mmHg。目前该患者最主要的护理问题是（　　）
A. 焦虑　B. 恐惧　C. 知识缺乏　D. 活动无耐力　E. 体液过多
69. 患者，女性，66 岁。肝硬化患者，因 3h 前呕鲜红色血 800ml 而急诊入院，血压 135/60mmhg，脉率 122 次/分。以下护理中不妥的是（　　）
A. 去枕平卧　B. 密切观察生命体征及神志变化　C. 流质饮食
D. 建立静脉通路　E. 备好双气囊三腔管待用
70. 患者，男性，65 岁。肝硬化伴上消化道大出血入院，入院后 1 日出现表情欣快、言语不清、昼睡夜醒，精神错乱，下列护理措施错误的是（　　）
A. 立即给予吗啡镇静　B. 暂停摄入蛋白质　C. 弱酸性溶液灌肠
D. 注意安全　E. 观察意识、生命体征的变化
71. 患者，男性，59 岁。肝硬化病史 5 年，1 日前因饮食不当出现呕血、黑便入院。呕吐暗红色液体 4 次，量约 600ml，下列护理措施错误的是（　　）
A. 平卧位、头偏向一侧　B. 严密观察出血量和出血颜色　C. 尽量鼓励患者起床排便
D. 绝对卧床　E. 大量呕血者须暂禁食
72. 患者，男性，47 岁。因上消化道出血使用三腔二囊管为其止血。压迫 3 日后出血停止，考虑拔管。拔管前，护士嘱患者吞服液状石蜡 20～30ml，其目的是（　　）
A. 避免口干　B. 解除食管和胃底的压力　C. 防止囊壁与黏膜粘连
D. 润滑气囊以免再度出血　E. 彻底清洁鼻腔和食管
73. 患者，男性，56 岁。肝硬化病史 5 年，今日饮酒突然大量呕血，伴神志恍惚、四肢湿冷、血压下降，遵医嘱给予输血、补液，该患者输新鲜血的主要目的是防止发生（　　）
A. 自发性胸膜炎　B. 心力衰竭　C. 肾衰竭　D. 肝性脑病　E. 水电解质平衡紊乱
74. 患者，男性，50 岁。肝硬化并上消化道出血，在使用双气囊三腔管压迫止血期间，突然出现躁动、发绀、呼吸困难，此时应立即（　　）
A. 报告医师　B. 吸氧　C. 应用呼吸兴奋剂　D. 应用镇静剂　E. 放去气囊内气体

A3/A4 型题
（75～76 题共用题干）

患者，女性，40 岁。上腹不适，食欲缺乏，贫血貌。血清学检查促胃液素水平明显增高，抗壁细胞抗体和抗内因子抗体阳性。

75. 最有可能的诊断是（　　）
A. 促胃液素瘤　B. 浅表性胃炎　C. 多灶性萎缩性胃炎
D. 自身免疫性胃炎　E. 胃黏膜脱垂症
76. 该患者进行贫血治疗时宜应用的维生素是（　　）
A. 维生素 A　B. 维生素 C　C. 维生素 B_{12}　D. 维生素 B_1　E. 维生素 E

（77～78 题共用题干）

患者，女性，30 岁。无溃疡病史，因关节酸痛，服水杨酸制剂，6h 前突然大量呕血，血压 75/40mmHg，心率 120 次/分。

77. 出血原因最可能是（ ）

A. 胃、十二指肠溃疡 B. 门静脉高压症，食管曲张静脉破裂出血 C. 胃黏膜脱垂症
D. 胃癌 E. 急性胃黏膜病变

78. 如果患者突发晕厥，则提示消化道出血的量为（ ）

A. 5～10ml B. 50～100ml C. 250～300ml D. 40～500ml E. 1000ml 以上

（79～80 题共用题干）

患者，女性，20 岁。因腹泻、血便、高热和全腹触痛伴反跳痛入院。结肠镜检查证实直肠黏膜弥漫性充血、质脆、易出血，伴有小的出血性溃疡。腹部平片显示横结肠段扩张。

79. 该患者最可能的诊断是（ ）

A. 肠结核并肠梗阻 B. 克罗恩病 C. 溃疡性结肠炎并中毒性结肠扩张
D. 结肠癌 E. 细菌性痢疾（菌痢）

80. 目前首先应做的处理是（ ）

A. 紧急外科手术 B. 等待粪便培养的结果 C. 口服 5-氨基水杨酸
D. 静脉滴注糖皮质激素 E. 在 24h 内做肠系膜动脉造影

（81～83 题共用题干）

患者，女性，65 岁。有肝硬化病史 5 年，因饮食不当出现呕血、黑便 1 日入院，呕吐暗红色液体 3 次，量约 800ml，解黑便 2 次，量约 500g。查体：体温 37.8℃，脉搏 120 次/分，呼吸 22 次/分，血压 85/60mmHg，精神委靡，面色苍白，四肢湿冷，医嘱予以输血 800ml。

81. 该患者出血最可能的原因为（ ）

A. 胃溃疡 B. 十二指肠球部溃疡 C. 急性糜烂出血性胃炎
D. 食管胃底静脉曲张破裂 E. 胃癌

82. 该患者目前最主要的护理问题是（ ）

A. 体液不足 B. 营养失调：低于机体需要量 C. 体温升高 D. 焦虑 E. 活动无耐力

83. 最有可能出现的并发症为（ ）

A. 肝肾综合征 B. 肝肺综合征 C. 肝性脑病 D. 上消化道出血 E. 水电解质平衡紊乱

（84～86 题共用题干）

患者，男性，50 岁。因肝硬化食管静脉曲张、腹水入院治疗。放腹水后出现精神错乱、幻觉，伴有扑翼样震颤，脑电图异常等肝性脑病表现。

84. 此时患者可能处于肝性脑病的哪一种（ ）

A. 前驱期 B. 昏迷前期 C. 昏睡期 D. 浅昏迷期 E. 深昏迷期

85. 护士遵医嘱用硫酸镁导泻，必须密切观察病情，但以下哪种不属于重点观察的内容（ ）

A. 体温 B. 脉搏 C. 血压 D. 尿量 E. 排便量

86. 目前给患者安排哪种饮食为宜（ ）

A. 给予低蛋白饮食 B. 保证总热量和糖类摄入 C. 补充大量维生素 A
D. 给予富含粗纤维饮食 E. 限制含钾食物的摄入

部分参考答案

二、填空题

1. 壁细胞　主细胞　黏液细胞
2. 门静脉　肝动脉
3. 24
4. 慢性浅表性胃炎　慢性萎缩性胃炎　特殊类型胃炎
5. 慢性病程　周期性发作　节律性上腹痛
6. 出血　穿孔　幽门梗阻　癌变
7. 经口感染
8. 假小叶
9. 肝功能减退　门脉高压
10. 脾大　侧支循环形成　腹水
11. 严禁蛋白质摄入　灌肠或导泻　抑制肠道细菌生长
12. 400ml　50～70ml　1000ml

四、选择题

1～5. DCAAC　6～10. ABDCC　11～15. EBCCC　16～20. AEBDA　21～25. BADBB
26～30. ACCBE　31～35. DBABB　36～40. DACAE　41～45. DBCBD　46～50. DDBEB
51～55. CACCA　56～60. CCEDD　61～65. CCCDC　66～70. CBECA　71～75. CCDED
76～80. CEECD　81～86. DACBAB

（郑莉茗）

第四章　泌尿系统疾病患者的护理

本章学习重点与难点

泌尿系统由肾脏、输尿管、膀胱、尿道及有关的血管、淋巴和神经等组成；其主要功能是形成尿液，排出代谢产物；同时调节体内水、电解质和酸碱平衡，从而维持内环境的相对稳定；其中肾脏是人体重要的排泄器官。

一、肾脏的结构和功能

（一）肾脏的解剖与结构

1. 肾脏的位置　肾位于脊柱两侧，紧贴腹后壁，居腹膜后方。外形似蚕豆状，左右各1个，左高右低，左肾上端平第11胸椎下缘，下端平第2腰椎下缘。右肾比左肾低半个椎体。左侧第12肋斜过左肾后面的中部，右侧第12肋斜过右肾后面的上部。临床上常将竖脊肌外侧缘与第12肋之间的部位，称为肾区（脊肋角），当肾有病变时，触压或叩击该区，常有压痛或震痛。

2. 肾脏的内部结构　可分为肾实质和肾盂两部分。肾实质又分为皮质和髓质两层。皮质主要由肾小体和肾小管曲部组成，髓质主要由髓袢和集合管组成。

3. 肾单位　是肾脏结构和功能的最基本单位。每个肾单位由肾小体和肾小管组成。肾小体内有一个毛细血管团，称为肾小球，它由肾动脉分支形成。肾小球外有肾小囊包绕。肾小囊分两层，两层之间有囊腔与肾小管的管腔相通。肾小管汇成集合管。若干集合管汇合成乳头管，尿液由此流入肾小盏。

（二）肾脏的生理功能

1. 肾小球的滤过功能　清除代谢产物。

2. 肾小管的分泌和排泄功能、浓缩和稀释功能　调节水、电解质、酸碱平衡。

3. 肾小管的重吸收功能　吸收有用物质，如糖、蛋白质、氨基酸等。

4. 肾脏的内分泌功能　①分泌肾素、前列腺素、激肽释放酶：通过肾素—血管紧张素—醛固酮系统和激肽—缓激肽—前列腺素系统来调节血压。②促红细胞生成素：刺激骨髓造血。③1-α羟化酶：调节钙磷代谢。

二、泌尿系统疾病患者常见症状体征的护理

（一）肾源性水肿

1. 定义　肾源性水肿是指肾脏疾病导致体内水钠潴留（基本病生改变），过多的体液在人体的组织间隙积聚使组织肿胀，是肾小球疾病最常见的临床表现。

2. 特点　肾源性水肿多始于皮下组织疏松处，如眼睑、头皮、外阴等，严重者可波及全身，出现胸腔积液、腹水等，以晨起为重。

3. 常见护理诊断及措施　体液过多与肾小球滤过率下降致水钠潴留、血浆清蛋白下降等有关。

（1）卧床休息，取舒适体位。

（2）饮食护理：低盐饮食。蛋白质的摄入根据肾功能而定，肾衰竭时给高热量、优质低蛋白或暂禁蛋白饮食。限液量，每日进液量为前一日尿量＋500ml。尿少尚需限钾、磷食物。

（3）病情观察：记录 24h 出入量，尤其是尿量；测生命体征，尤其是血压；在相同条件下测体重、腹围，以观察水肿消长情况。观察有无压疮、感染、重度高血压、心力衰竭等并发症出现。

（4）用药护理：按医嘱给利尿剂，应观察尿量、尿比重等情况，监测血钾、血钠等，注意有无水电解质酸碱失衡等副作用。

（5）皮肤护理：保持皮肤清洁干燥，观察皮肤情况，严重水肿者避免肌内注射。

（二）尿路刺激征

1. 概述

（1）定义：尿路刺激征是指膀胱颈和膀胱三角区受到炎症或机械刺激而引起的尿频、尿急、尿痛，可伴有排尿不尽感及下腹坠痛。

（2）病因：常见于尿路感染，亦见于泌尿系统结石、结核、肿瘤和前列腺肥大等。

2. 常见护理诊断及措施　排尿障碍：尿频、尿急、尿痛　与尿路感染后的炎症或理化因素刺激膀胱所致的激惹状态有关。

（1）休息：急性发作期尽量卧床休息，宜取屈曲位，协助完成各种日常活动。

（2）嘱患者多饮水、勤排尿，以达尿路清洗的目的，向患者说明该项措施的作用及重要性，指出憋尿会加重病情。

（3）皮肤护理：指导患者做好个人的全身及外阴部卫生。

（4）缓解疼痛：以局部热敷、按摩或分散患者注意力等方法缓解尿路刺激征的不适感。

（5）用药护理：遵医嘱应用抗生素，注意疗效及副作用，并按时、按量、按疗程服药，勿随意停药以达彻底治疗。碳酸氢钠可碱化尿液，减轻尿路刺激征。

（6）指导患者正确留取尿标本，并及时送检。

（三）肾性高血压

1. 定义　肾脏疾病常伴有高血压，称肾性高血压，是继发性高血压的一种。

2. 原因　肾血管性和肾实质性疾病。

3. 分类　按发生机制分：肾性高血压分为容量依赖型高血压和肾素依赖型高血压。前者限制水钠摄入和增加水钠排出可明显降低血压。后者一般降压效果差，可应用血管紧张素转换酶抑制剂、血管紧张素Ⅱ受体拮抗剂和钙通道阻滞剂降压。

（四）尿异常

尿异常分为尿量异常和尿质异常。尿量异常包括少尿、无尿、多尿和夜尿增多。尿质异常有蛋白尿、血尿、白细胞尿、脓尿、真性细菌尿和管型尿等。

1. 尿量异常　正常成人每日尿量为 1000～2000ml，平均约 1500ml。＞2500ml/d，称多尿；＜400ml/d，称少尿；＜100ml/d，称无尿。多尿分为肾源性和非肾源性两类。少尿分为：①肾前性：血容量不足或心排血量减少等。②肾性：如急、慢性肾衰竭。③肾后性：尿路梗阻等。

2. 尿质异常

（1）蛋白尿：尿蛋白（PRO）＞150mg/d，尿蛋白定性阳性，称为蛋白尿。若尿蛋白＞

3.5g/d，为大量蛋白尿。蛋白尿分为肾小球性、肾小管性、混合性、溢出性、分泌性、组织性、功能性等。

（2）血尿：新鲜尿沉渣每高倍视野红细胞>3 个（>3 个/HP）或 1h 尿红细胞计数>10 万，或 12h 计数>50 万，称为镜下血尿。尿外观呈血样或洗肉水样、酱油样或有血凝块时称为肉眼血尿。引起血尿的原因有泌尿系统疾病、邻近器官疾病波及本系统、全身性疾病、功能性血尿。

（3）白细胞尿、脓尿和真性菌尿：新鲜离心尿液白细胞数>5 个/HP 或 1h 白细胞数>40 万或 12h 计数>100 万，为白细胞尿，有大量变性白细胞时，为脓尿；清洁中段尿的含菌量不应超过每毫升 10^5，如果连续两次化验含菌量大于或等于每毫升 10^5，且为同一菌种，又没有尿路感染（如尿频、尿急或排尿不适等）症状，诊断为真性菌尿。其主要见于泌尿系统炎症，如肾盂肾炎、尿路感染、膀胱炎、肾结核及急性肾炎等。

清洁外阴部后无菌技术下采集中段尿标本，如涂片每高倍镜视野均可见细菌或培养菌落计数>10^5 个/ml 时，称菌尿，可诊断为泌尿系统感染，采用抗生素前阳性率可达 90%。

（4）管型尿：尿中管型是由蛋白质、细胞或细胞碎片在肾小管（远曲段内）凝固而形成。正常人尿中偶见透明及颗粒管型，若 12h 尿沉渣计数管型>5000 个，或出现其他类型时，称管型尿。

三、肾小球疾病

（一）肾小球疾病概述

1. 定义 肾小球疾病是一组以血尿、蛋白尿、水肿、高血压和不同程度的肾功能损害等为主要临床表现的肾脏疾病，但病因、发病机制、病理改变、病程和预后不尽相同。根据病因可分为原发性、继发性和遗传性。原发性肾小球病常病因不明。

2. 原发性肾小球疾病的临床分型

（1）急性肾小球肾炎（acute glomerulonephritis，AGN）。

（2）急进性肾小球肾炎（rapidly progressive glomerulonephritis，RPGN）。

（3）慢性肾小球肾炎（chronic glomerulonephritis，CGN）。

（4）肾病综合征（nephrotic syndrome，NS）。

（5）无症状性血尿和（或）蛋白尿。

3. 发病机制 多数肾小球肾炎是免疫介导性炎症疾病。一般认为，免疫机制是肾小球病的始发机制，在此基础上炎症介质（如补体、白细胞介素、活性氧等）参与下，最后导致肾小球损伤和产生临床症状。在慢性进展过程中也有非免疫非炎症机制参与，有时成为病变持续、恶化的重要因素。剩余的健存肾单位可产生血流动力学改变（如肾小球内高压、高灌注及高滤过等）可促进肾小球硬化，此外，高脂血症是加重肾小球损伤的重要因素之一。

（二）肾小球肾炎

1. 急性肾小球肾炎

（1）定义：急性肾小球肾炎（AGN）指一组病因及发病机制不一，但临床上表现为急性起病，以血尿、蛋白尿、水肿、高血压和肾小球滤过率下降为特点的肾小球疾病，故也常称为急性肾炎综合征。

（2）病因：常发生于 β 溶血性链球菌“致肾炎菌株”引起的上呼吸道感染。

（3）临床表现：①水肿：最常见症状，多表现为眼睑水肿，可伴下肢水肿。②血尿：肉眼血尿可见洗肉水样，以镜下血尿为主。③高血压：与水钠潴留有关。④其他：尿量减少、蛋白尿、肾功能异常。

（4）辅助检查：尿液异常、抗链球菌溶血素抗体（ASO）测定、肾小球滤过率下降。

（5）治疗要点

1）一般治疗：急性期症状明显时应绝对卧床休息 2～3 周，待肉眼血尿消失、血压恢复正常、水肿减退即可逐步增加室内运动，1～2 年内避免剧烈活动。

2）对症治疗：利尿、降压，防止心脑血管并发症。

3）控制感染：用无肾毒性的抗生素，不主张长期预防用，需手术者手术前后 2 周用青霉素。

4）透析治疗。

2. 慢性肾小球肾炎

（1）定义：慢性肾小球肾炎（CGN）是一组以血尿、蛋白尿、水肿、高血压为主要临床表现的肾小球疾病，起病方式各有不同，病情迁延，病变缓慢进展，可有不同程度的肾功能减退，最终将发展为慢性肾衰竭的一组肾小球病，多见于成年人。

（2）病因与发病机制：主要是免疫介导性的炎症，其次为肾小球高灌注、高压力、高滤过等非免疫非炎症因素。

（3）临床表现：①蛋白尿和血尿：出现较早，多为轻度蛋白尿和镜下血尿，部分患者可出现大量蛋白尿或肉眼血尿。②水肿：早期时有时无，多为眼睑和（或）下肢的轻、中度水肿，晚期持续存在。③高血压：多数患者有不同程度的高血压。有的患者可表现为血压（特别是舒张压）持续性升高，出现眼底出血、渗出甚至视盘水肿。④肾功能减退：随病情发展可出现夜尿增多，肾功能呈慢性进行性损害。遇应激状态，如感染、劳累、妊娠、用肾毒性药物、预防接种及高蛋白、高脂或高磷饮食时，肾功能可急剧恶化。

（4）辅助检查

1）尿液检查：多数有尿蛋白。尿沉渣中镜检可见多形性红细胞，可有红细胞管型。

2）血常规检查：可有贫血。

3）肾功能检查：晚期血肌酐和血尿素氮增高，内生肌酐清除率明显下降。

4）B 超检查：晚期双肾缩小，皮质变薄。

（5）治疗原则：防止和延缓肾功能进行性恶化、改善临床症状、防止严重并发症。

1）积极控制高血压：高血压是加速肾小球硬化，促进肾功能恶化的重因，故本治疗是重要环节。常用降压药有利尿剂（水钠潴留容量依赖型首选）、ACE Ⅰ 或 ARB（肾素依赖型首选）。

2）限制食物中蛋白质及磷的摄入量，静脉补充 α-酮酸和氨基酸。

3）应用抗血小板药：大剂量双嘧达莫，小剂量阿司亚林有抗血小板聚集作用。

4）避免加重肾损害因素。

3. 肾病综合征

（1）定义：肾病综合征（NS）是由多种肾小球疾病引起的以大量蛋白尿（尿蛋白＞3.5g/d）、低蛋白血症（血浆清蛋白＜30g/L）、水肿和高脂血症为主要临床表现的一组综合征，其中前 2 项为必备条件。

（2）临床表现：大量蛋白尿、低蛋白血症、水肿、高脂血症。并发症有感染、血栓及栓塞、急性肾衰竭等。

（3）辅助检查：尿蛋白超过 3.5g/d 或每日尿蛋白（+++）至（++++），血浆清蛋白低于 30g/L。

（4）治疗要点

1）一般治疗：卧床休息、保持适度活动。

2）对症治疗：利尿消肿、减少蛋白尿（血管紧张素酶抑制剂）、降低血脂。

3）抑制免疫与炎症反应：激素治疗是主要治疗方法。糖皮质激素用药原则是起始量要足，减撤药要慢，维持用药要长（6～12 个月）。

4）防止并发症。

4. 常用护理诊断及措施

（1）体液过多：与肾小球滤过率下降致水钠潴留、低蛋白血症致血浆胶体渗透压下降有关（措施见常见症状“肾源性水肿”的护理）。

（2）营养失调：低于机体需要量与大量蛋白尿、蛋白质摄入减少有关。

重点是饮食护理。

1）急性肾炎：高糖、高维生素、适量蛋白质和脂肪、低盐（＜3g）饮食。水肿严重、尿少、氮质血症者应限制水、钾和蛋白质。

2）慢性肾炎：优质低蛋白、低磷、低盐、高热量饮食。低蛋白、低磷饮食可减轻肾小球内高压、高灌注及高滤过状态，延缓肾小球的硬化。

3）肾病综合征饮食：正常量的优质蛋白、低盐、低脂饮食，注意补充维生素、铁、钙。

（3）有感染的危险：与机体免疫力下降、应用激素和免疫抑制剂有关。

重点措施是保持环境清洁（加强隔离和消毒、皮肤黏膜护理）；密切观察病情；预防感染的指导[告诉患者和家属预防感染的重要性，预防措施，接种乙型肝炎（乙肝）疫苗]。

四、尿路感染

（一）病因与发病机制

1. 病因 尿路感染（urinary tract infection，UTI）常见的致病菌是肠道革兰阴性杆菌，其中以大肠埃希菌最常见。

2. 感染途径 上行感染（最常见）、血行感染、淋巴感染、直接感染。

3. 易感因素 尿流不畅（尿路梗阻、尿路畸形）、机体免疫力低下、尿道插入性器械检查、尿道口盆腔炎症等。

（二）临床表现

1. 膀胱炎 主要表现为尿频、尿急、尿痛、耻骨弓上不适等。

2. 急性肾盂肾炎

（1）全身表现：急性起病，常有寒战、高热，体温升高达 38～40℃，常伴头痛、全身肌肉酸痛和疲乏无力、食欲缺乏。

（2）泌尿系统表现：常有尿频、尿急、尿痛等膀胱刺激症状，多伴有腰痛或肾区不适，肋脊角压痛和（或）叩击痛。

3. 无症状性菌尿 有真性菌尿，但无尿路感染的症状。

4. 并发症 肾乳头坏死和肾周脓肿。

（三）辅助检查

尿细菌学检查：新鲜清洁中段尿细菌定量培养菌落计数≥10^5/ml。

（四）治疗要点

1. 急性膀胱炎　磺胺类、喹诺酮类抗菌药物治疗，采用单剂量或短程疗法，3～7 日。

2. 急性肾盂肾炎

（1）抗菌药治疗：喹诺酮类、半合成青霉素、头孢类。最好在留取尿标本做尿常规细菌培养后，即开始应用抗生素。疗程为 14 日，或用药至症状完全消失，尿检阴性后再用 3～5 日。

（2）碱化尿液：碳酸氢钠可增强抗生素疗效，减轻尿路刺激症状。

3. 再发性尿路感染

（1）复发性尿感：寻找并去除易感因素，选用强力杀菌性抗生素治疗 6 周。

（2）再发性尿感：采用长程低剂量抑菌疗法作为预防性治疗。

常用护理诊断及措施

1. 排尿障碍　尿频、尿急、尿痛　与尿路感染有关。

（参见本章常见症状“尿路刺激征”的护理）。

2. 体温过高　与泌尿系统感染有关。

1）一般护理：急性期卧床休息，多饮水。

2）病情观察（监测体温，尿液性状的变化，有无腰痛加剧）。

3）物理降温。

4）用药护理：按时、按量、按疗程服药，并按医嘱定期复查。

（五）健康指导

多饮水，勤排尿，注意个人卫生。

五、急性肾衰竭

（一）定义

急性肾衰竭（acute renal failure）是指由于各种病因引起肾功能在短期内（数小时至数周）急骤下降的临床综合征，主要表现为含氯代谢废物蓄积，水、电解质和酸碱平衡紊乱及全身各系统的并发症。

（二）病因

急性肾衰竭的病因有肾前性（血容量不足）、肾性（急性肾小管坏死）和肾后性（尿路梗阻）三类。

（三）临床表现

1. 起始期　此阶段急性肾衰竭可预防。

2. 维持期　又称少尿期，可有消化系统、呼吸系统、循环系统、神经系统、血液系统等表现，并出现水、电解质和酸碱平衡失调（高钾、高磷、低钠、低钙、代谢性酸中毒）。

3. 恢复期　可有多尿表现。

（四）辅助检查

血液、尿液及影像学检查会出现异常。

（五）治疗原则

治疗原则是及时纠正可逆因素，维持水、电解质和酸碱平衡，防治并发症。

1. 少尿期

（1）一般治疗：休息、严格限制蛋白质、酌情限水、限钠和限钾。

（2）高钾血症：透析治疗最有效。透析前紧急处理：10%葡萄糖酸钙（对抗高钾血症、对心脏的抑制作用）、5%碳酸氢钠（代谢性酸中毒）、50%葡萄糖内加胰岛素缓慢静脉注射（使钾离子向细胞内移动）等。

（3）透析疗法：用于急性肺水肿、高钾血症、无尿或少尿达 4 日以上等。

（4）防治感染：选用敏感无肾毒性抗生素。

2. **多尿期** 维持水电解质酸碱平衡、控制氮质血症、防治并发症、透析等。

3. **恢复期** 定期随访，勿用肾毒性药物。

（六）常用护理诊断及措施

潜在并发症：水、电解质和酸碱平衡失调。

（1）休息与体位：绝对卧床休息，抬高下肢。

（2）维持水平衡：严格控制液体入量，按“量出为入”的原则补液。准确记录 24h 出入量；每日定时测体重。

（3）监测与处理电解质紊乱：重点是高钾血症和低钙血症。①高钾血症征象：脉律不齐、肌无力、心电图改变等。预防措施是限制钾的摄入，少用或禁用含钾丰富的食物（如香蕉、西瓜、葡萄、菠菜、紫菜、苋菜、薯类、山药、坚果、香菇、榨菜等）和药物（钾盐青霉素、螺内酯）；同时及时纠正代谢性酸中毒、禁止输入库存血。②低钙血症征象：手指麻木、易激惹、腱反射亢进、抽搐等。防治措施是摄入含钙丰富的食物（如牛奶等），同时补充活性维生素 D 及钙剂。

六、慢性肾衰竭

（一）定义

慢性肾衰竭（chronic renal failure）是指由于各种原发性或继发性慢性肾脏病进行性发展引起肾小球滤过率下降和肾功能损害，出现以代谢产物潴留，水、电解质和酸碱平衡紊乱为主要表现的临床综合征。

（二）慢性肾衰竭分期

慢性肾衰竭可分为肾功能代偿期、肾功能失代偿期、肾衰竭期、尿毒症期（具体见教材）。

（三）临床表现

1. **消化系统表现** 最早最常见的症状是食欲缺乏、腹部不适、恶心、呕吐、口腔有尿味。

2. **心血管系统表现** 高血压和心力衰竭，与水钠潴留有关。

3. **呼吸系统表现** 气促、酸中毒时出现深长呼吸等。

4. **血液系统表现** 主要表现为肾性贫血和出血倾向。贫血与肾脏促红细胞生成素生成减少有关，故称为肾性贫血。

5. **皮肤** 瘙痒。

6. **感染** 主要死亡原因之一，与机体免疫力下降、白细胞功能异常、淋巴细胞减少和功能障碍有关。

7. **水、电解质和酸碱平衡失调**　尿少、水肿、高钾和低钾、低钙、高磷、酸中毒。

（四）辅助检查

1. **血常规**　贫血。
2. **尿常规**　蜡样管型对诊断慢性肾衰竭最重要。
3. **肾功能检查**　血肌酐、血尿素氮水平升高，内生肌酐清除率降低。
4. **影像学检查**　双肾缩小。

（五）治疗要点

（1）积极防治原发疾病和各种加重慢性肾衰竭的因素是关键。
（2）营养治疗。
（3）对症治疗：控制高血压、纠正水电解质紊乱、控制感染、贫血治疗。
（4）替代治疗：透析、肾移植。

（六）常用护理诊断及措施

1. **营养失调**　低于机体需要量与食欲减退、消化吸收功能紊乱、长期限制蛋白质有关。

（1）饮食护理：合理饮食是重要措施，因其可缓解尿毒症症状，延缓肾单位的破坏速度。①限制蛋白饮食：可使尿素氮下降，尿毒症症状减轻，降低血磷、减轻酸中毒，因摄入蛋白常伴有磷及无机酸离子摄入。蛋白摄入量，宜根据肾小球滤过率做适当调整，以动物蛋白为主（60%），植物蛋白减至最低量（如花生、黄豆等）。②高热量：摄入足量的碳水化合物和脂肪，以供机体足够热量，以减少体内蛋白质分解供能。③低钠：有水肿、高血压和少尿者要低盐饮食。④钾：只要尿量＞1000ml/d，一般无须限钾。⑤低脂、低磷饮食。⑥高维生素。同时改善患者食欲。

（2）用药护理：静脉输入必需氨基酸（EAA）及其α-酮酸混合制剂可达到正氮平衡，改善症状。注意输注速度。

（3）监测血尿素氮、血肌酐、体重、血清蛋白和血红蛋白等肾功能和营养状况。

2. **潜在并发症**　水、电解质和酸碱平衡失调（具体见教材“急性肾衰竭）。

3. **有感染的危险**　与机体免疫力下降、白细胞功能异常、透析有关。

要做好保护性隔离。室内空气要新鲜，避免与易感人群接触，严格控制探视人员。各种介入性操作要严格执行无菌操作原则。加强皮肤、口腔等生活护理。必要时预防接种乙肝疫苗。

4. **焦虑/恐惧**　与对疾病恐惧、担心预后有关。

护理人员应同情理解并尊重患者，耐心倾听患者的述说，了解其焦虑恐惧的原因，了解其需求，帮助其分析，针对原因给予心理护理，并满足其合理要求。向患者介绍病情和救治成功的病例，使其树立战胜疾病的信心，使其积极配合治疗和护理。争取家属的支持和配合，关心体贴患者，使其鼓起对生活的信心。运用娴熟的护理技术和精湛的医术，使患者信任并配合治疗。

七、血 液 透 析

（1）定义：血液透析（hemodialysis，HD）简称血透，是将患者血液与含有一定化学成分的透析液分别引入透析器半透膜内的两侧，根据膜平衡原理，经弥散、对流等作用，达到清除代谢产物及毒性物质，纠正水、电解质及酸碱平衡紊乱的一种治疗方法。

（2）透析装置：透析器的工作原理。
（3）适应证与相对禁忌证。
（4）血管通路：血管通路的保护与评估。
（5）血液透析时肝素的应用：用量与用法。
（6）血液透析患者的护理：透析前、透析时、透析后和透析间期的观察和护理。

八、肾穿刺活检

有助于确定肾脏病的病理类型，对疾病诊断、指导治疗和判断预后有重要意义。故应做好术前和术后护理。①术前护理：解释检查目的和意义；教会患者憋气及床上排尿；术前 3 日停用一切抗凝剂和活血药物；血压控制在 140/90mmHg。②术后护理：腹带包扎；卧床休息 24h，前 6h 必须仰卧；密切观察腹部体征；嘱患者多饮水；观察血压。

自 测 习 题

一、名词解释

1. 尿路刺激征
2. 血尿
3. 蛋白尿
4. 大量蛋白尿
5. 肾炎
6. 肾病综合征
7. 慢性肾衰竭
8. 失衡综合征
9. 透析器反应

二、填空题

1. 泌尿系统由________、________、________、________等器官组成。
2. ________是肾脏结构和功能的基本单位，由________和________组成。
3. 肾脏所分泌的激素分为血管活性激素和非血管活性激素。血管活性激素包括________、________、________，非血管活性激素包括________和________。
4. 成人 24h 尿量为________，少尿是指 24h 尿量少于________或每小时少于________，无尿是指 24h 尿量少于________或________，多尿是指 24h 尿量多于________。
5. 成人内生肌酐清除率正常为________，肾功能代偿期为________，肾功能失代偿期为________，肾衰竭期为________，尿毒症期为________。
6. 急性肾炎患者卧床休息至________、________、________后方可逐步增加活动量。
7. 肾病综合征的临床表现“三高一低”是指________、________、________、________。
8. 肾病综合征使用糖皮质激素的用药原则是________、________、________。
9. 慢性肾衰竭患者应限制________摄入，且饮食中 50%以上为________，具体摄入量应根据________来调整。

三、简答题

1. 肾源性水肿与心源性水肿的鉴别。
2. 肾炎性水肿与肾病性水肿的鉴别。
3. 肾病综合征的发生机制。
4. 急性肾小球肾炎患者体液过多的护理措施有哪些？
5. 急性肾衰竭患者潜在并发症：水、电解质、酸碱平衡失调的护理措施有哪些？

6. 慢性肾衰竭患者蛋白质摄入量如何确定？
7. 血液透析有哪些适应证？
8. 如何预防失衡综合征？
9. 透析器反应有哪些表现？如何处理？

四、选择题

A1/A2 型题

1. 采集 24h 尿标本时，其正确的采集时间是（　　）
A. 早 7：00 至次晨 7：00　B. 早 9：00 至次晨 9：00　C. 早 11：00 至次日晚 9：00
D. 晚 7：00 至次日晚 7：00　E. 晚 11：00 至次日晚 11：00
2. 尿常规检查时，留取尿标本的时间是（　　）
A. 饭前半小时　B. 全日尿液　C. 早晨第一次尿　D. 随时收集尿液　E. 饭后半小时
3. 反映肾小球滤过功能最可靠的指标是（　　）
A. 内生肌酐清除率　B. 血肌酐　C. 血尿素氮　D. 血尿酸　E. 尿肌酐
4. 慢性肾小球肾炎发病的起始因素是（　　）
A. 病毒感染　B. 链球菌感染　C. 免疫介导炎症
D. 感染后毒素作用　E. 代谢产物潴留
5. 符合急性肾炎临床表现的是（　　）
A. 高度凹陷性水肿　B. 血清补体正常　C. 血胆固醇增高
D. 血浆蛋白下降　E. 肉眼血尿
6. 下列不属于肾炎性水肿特点的是（　　）
A. 起始于眼睑和颜面　B. 活动后加重，休息后减轻　C. 伴有血容量增多
D. 可能伴有高血压　E. 可能伴有尿液异常
7. 肾病综合征最主要的临床表现是（　　）
A. 大量的蛋白尿　B. 低蛋白血症　C. 水肿　D. 高脂血症　E. 肾功能减退
8. 急性肾衰竭患者的营养护理，正确的是（　　）
A. 高蛋白、高糖、多维生素　B. 高脂、高糖、高蛋白　C. 低蛋白、高脂、低维生素
D. 低蛋白、低糖、多维生素　E. 低蛋白、高糖、多维生素
9. 患者，男性，70 岁。因肾衰竭住院。护士观察其 24h 尿量为 360ml，该患者的排尿状况是（　　）
A. 正常　B. 尿量偏少　C. 无尿　D. 少尿　E. 尿潴留
10. 患者，男性，40 岁。因下肢水肿 3 周就诊，体检：血压 160/100mmHg，尿蛋白（+++），红细胞 10～15 个/HP，血肌酐 150μmol/L。对本例诊断和鉴别诊断帮助最大的检查是(　　)
A. 血常规检查　B. CT 检查　C. 肾脏活检　D. 中段尿培养　E. 血脂检查
11. 患者，男性，58 岁。反复蛋白尿、水肿 5 年，近日查血红蛋白 60g/L，血肌酐 807μmol/L，尿素氮升高，该患者发生贫血的主要原因是（　　）
A. 肾脏产生红细胞生成素减少　B. 造血原料缺乏　C. 血液透析过程失血
D. 红细胞寿命缩短　E. 骨髓抑制
12. 患者，女性，32 岁。因反复出现蛋白尿（+～++）、镜下血尿、轻度水肿入院，血压 180/100mmHg、肾功能检查血肌酐持续升高，该患者水肿的发生机制不包括（　　）
A. 肾小球率过滤下降　B. 血容量增加　C. 肾小管重吸收减少

D. 血管内静水压增高　E. 组织液渗出增加

13. 患者，男性，30 岁。尿蛋白（++++），全身水肿 1 个月，测血压 155/95mmHg。引起其水肿最主要的因素为（　）

A. 肾小球滤过率下降　B. 血浆胶体渗透压下降　C. 继发性醛固酮增多

D. 抗利尿激素增多　E. 全身毛细血管扩张

14. 患者，男性，26 岁。全身高度水肿，尿少，尿蛋白（++++），血浆清蛋白 14g/L。用泼尼松 60mg/d，治疗 1 个月后尿蛋白仍为（++++）。下一步的治疗方案是（　）

A. 激素+吲哚美辛　B. 加大激素用量　C. 激素+双嘧达莫

D. 激素+环磷酰胺　E. 继续延长疗程

15. 患者，男性，19 岁。因双下肢中度水肿，尿蛋白（+++）入院，查血清蛋白 20g/L，诊断肾病综合征，下列哪项是首选的治疗药物（　）

A. 环孢素　B. 泼尼松　C. 长春新碱　D. 安西他滨　E. 阿霉素

16. 患者，男性，22 岁。因尿蛋白（+++），下肢水肿入院，查血胆固醇升高，血清蛋白 23g/L，诊断肾病综合征，其水肿的原因是（　）

A. 肾小球滤过膜通透性增高　B.肾小管内皮细胞通透性增高

C. 肾小管受刺激后产生的蛋白尿　D. 肾小管代谢产生的蛋白质渗入尿液

E. 肾小管对蛋白质重吸收能力未变

17. 患者，女性，59 岁。慢性肾功能不全 3 年，查尿蛋白（++），血肌酐 408mmol/L，尿比重 1.012，其中最能反映肾功能不全的指标是（　）

A. 大量蛋白尿　B. 尿中红细胞增多　C. 尿中颗粒管型增多

D. 尿比重　E. 白细胞管型增多

18. 患者，男性，60 岁。慢性肾衰竭尿毒症期患者，查各项化验指标异常，下列情况需首先处理的是（　）

A. Hb 55g/L　B. BUN 40mmol/L　C. 血钾 7.2mmol/L

D. Cr 445μmol/L　E. CO_2CP 18mmol/L

19. 患者，男性，46 岁。患尿毒症 2 年。血常规示红细胞 2.35×10^{12}/L，血红蛋白 70g/L。导致该患者贫血的最主要原因是（　）

A. 出血　B. 低蛋白　C. 促红细胞生成素缺乏　D. 缺铁　E. 叶酸缺乏

20. 患者，女性，27 岁，银行职员，每日工作 10h，1 日前突然出现尿频、尿急、尿痛，体温 38.5℃，诊断肾盂肾炎，最可能的感染途径是（　）

A. 血行感染　B. 淋巴道感染　C. 上行感染　D. 直接感染　E. 呼吸系统感染

21. 患者，女性，40 岁。慢性肾小球肾炎病史 10 年，因反复发作不愈，影响生活和工作，患者表现非常焦虑。护士针对该患者采取的心理护理内容中，重要性最低的是（　）

A. 注意观察患者心理活动　B. 及时发现患者不良情绪

C. 主动与患者沟通，增加信任感　D. 与家属共同做好患者的疏导工作

E. 向患者讲解慢性肾小球肾炎的病因

22. 患者，女性，67 岁。慢性肾小球肾炎 10 年，入院查血肌酐 708μmol/L，血红蛋白 80g/L。肾小球滤过率 30ml/min，血钙 1.66mol/L，患者主诉周身疼痛，行走困难，患者发生了什么情况（　）

A. 感冒　B. 体内毒素作用　C. 营养不良　D. 肾性骨病　E. 摔伤

23. 患者，女性，32 岁。因反复出现蛋白尿（+～++）、镜下血尿、轻度水肿入院，查血压

180/100mmHg、肾功能检查血肌酐持续升高，可能的诊断是（　　）
A. 急性肾小球肾炎　B. 急进性肾小球肾炎　C. 慢性肾小球肾炎
D. 肾病综合征　E. 急性肾盂肾炎
24. 患者，女性，35 岁。10 日前受凉后，出现颜面水肿，测血压 175/105mmHg，可见肉眼血尿，3 日后，尿量减少至 70ml/d，查血钾 55mmol/L，血肌酐 308μmol/L，呼吸 22 次/分，双下肢中度水肿。针对尿量变化，护理措施中最重要的是（　　）
A. 卧床休息　B. 控制水、钠的摄入　C. 保证饮食总热量
D. 限制蛋白质摄入　E. 预防感染
25. 患者，女性，28 岁。反复血尿、蛋白尿 3 年，5 日前感冒后出现乏力、食欲减退，查眼睑、颜面水肿，蛋白尿（++），尿红细胞 5 个/HP，血压 149/90mmHg，血红蛋白 90g/L，夜尿增多，该患者可能患了（　　）
A. 慢性肾小球肾炎　B. 糖尿病肾病　C. 狼疮肾炎　D. 高血压肾病　E. 梗阻性肾病
26. 患者，男性，24 岁。水肿，尿少 1 个月。查体：全身水肿明显，血压 90/50mmHg，尿蛋白（++++），红细胞 1～2 个/HP，目前患者最主要的护理问题是（　　）
A. 营养失调：低于机体需要量　B. 潜在并发症：药物副作用　C. 有感染的危险
D. 体液过多　E. 焦虑
27. 患者，男性，22 岁。因尿蛋白（+++），下肢水肿入院，查血胆固醇升高，血清蛋白 23g/L，诊断肾病综合征，其最主要护理诊断是（　　）
A. 体液过多　B. 营养失调　C. 有感染的危险　D. 皮肤完整性受损　E. 排尿障碍
28. 患者，男性，20 岁。因双下肢水肿、蛋白尿收入院，查尿蛋白（+++），胆固醇轻度升高，血清蛋白 20g/L，诊断肾病综合征，最常见的并发症是（　　）
A. 感染　B. 动脉粥样硬化　C. 肾功能不全　D. 心功能不全　E. 心力衰竭
29. 患者，男性，65 岁。近年来反复血尿、蛋白尿，测血压 180/110mmHg，血肌酐 404μmol/L，诊断慢性肾衰竭，护理措施最重要的是每日（　　）
A. 测量血压 1 次　B. 留尿常规 1 次　C. 准确记录出入液量
D. 测量体温 4 次　E. 做心电图 1 次
30. 患者，女性，55 岁。因尿毒症收入院，查血红蛋白 60g/L，可能与肾脏内分泌功能障碍有关的临床表现是（　　）
A. 胃肠道症状　B. 代谢性酸中毒　C. 氮质血症　D. 神经症状　E. 贫血
31. 某慢性肾衰竭患者，有厌食、恶心、口臭、失眠、皮肤瘙痒，以下护理计划中哪项内容正确（　　）
A. 给予低热量饮食　B. 每日口腔护理 1 次　C. 勤用温水擦洗皮肤
D. 病室光线充足　E. 晚间睡前不宜饮水
32. 患者，女性，20 岁。游泳后出现腰疼、发热，体温 39℃，尿频、尿急、尿痛，查尿沉渣白细胞＞5 个/HP，此患者存在的主要护理诊断是（　　）
A. 营养失调　B. 体液过多　C. 有皮肤完整性受损的危险
D. 排尿形态异常　E. 有感染的危险

A3/A4 型题

（33～34 共用题干）

患者，男性，70 岁。既往体健，10 日前曾用庆大霉素抗感染治疗，尿量 800ml，尿常

规示蛋白(+)，可见颗粒管型，血尿素氮 18.8mmol/L，血肌酐 373μmol/L，血红蛋白 12.1g/L。

33. 导致急性肾衰竭原因（ ）

A. 皮质坏死 B. 急性间质性肾炎 C. 急性肾小管坏死 D. 严重感染 E. 急进性肾炎

34. 庆大霉素对肾脏损伤的部位是（ ）

A. 肾小球 B. 近端肾小管 C. 髓袢 D. 远端肾小管 E. 肾间质

（35～36 共用题干）

患者，女性，30 岁。7 日前受凉后，出现乏力、恶心，颜面水肿，测血压 180/105mmHg，可见肉眼血尿。

35. 3 日后，尿量减少至 100ml/d，查血钾 55mmol/L，血肌酐 308μmol/L，呼吸 22 次/分，双下肢中度水肿。应采取的措施是（ ）

A. 严格控制钠 B. 给予高蛋白饮食 C. 用强利尿剂

D. 用速效强心剂 E. 鼓励多饮水

36. 应采取的治疗原则正确的是（ ）

A. 休息和对症治疗 B. 激素治疗 C. 免疫抑制剂治疗

D. 鼓励患者多饮水 E. 饮食治疗

（37～38 共用题干）

患者，男性，54 岁。患慢性肾小球肾炎 2 年，近因感冒发热，出现恶心，腹部不适，血压 173/105mmHg。肾小球滤过率 50ml/L，血肌酐 360μmol/L，尿蛋白（+），尿沉渣有红细胞、白细胞管型。诊断为慢性肾衰竭收住院。

37. 护士应为患者提供的饮食是（ ）

A. 优质高蛋白饮食 B. 优质低蛋白饮食 C. 富含铁质

D. 丰富的含钾食物 E. 补充水分

38. 向患者做的健康宣教内容是（ ）

A. 介绍准备透析的基础知识 B. 介绍饮食治疗的意义 C. 绝对卧床休息

D. 为恢复体力，每日运动 1h E. 为预防感染，病房每日紫外线消毒

（39～40 共用题干）

患者，男性，51 岁。1 周来晨起眼睑水肿，排尿不适，尿色发红，血压偏高，疑为急性肾小球肾炎，需留 12h 尿。

39. 留取尿液的正确方法是（ ）

A. 晨 7：00 开始留尿，至晚 7：00 弃去最后一次尿

B. 晨 7：00 排空膀胱，弃去尿液，开始留尿，至晚 7：00 留取最后一次尿

C. 晚 7：00 开始留尿，至晨 7：00 弃去最后一次尿

D. 晚 7：00 排空膀胱，弃去尿液，开始留尿，至晨 7：00 留取最后一次尿

E. 任意取连续的 12h 均可

40. 留尿过程中患者出现见头晕、视物模糊，应采取的措施是（ ）

A. 协助患者饮水 B. 协助患者进食 C. 让患者自由活动

D. 协助患者休息，预防摔伤 E. 报告医生

部分参考答案

二、填空题

1. 肾 输尿管 尿道 膀胱
2. 肾单位 肾小体 肾小管
3. 肾素 前列腺素 激肽释放酶 1-α 羟化酶 红细胞生成素
4. 1000～2000 或 1500ml 400ml 17ml 100ml 12h 完全无尿 2500ml
5. 80～120ml/min 50～80ml/min 25～50ml/min 10～25ml/min ＜10ml/min
6. 肉眼血尿消失 水肿消退 血压恢复正常
7. 大量的蛋白尿 水肿 高脂血症 低蛋白血症
8. 起始足量 缓慢减药 长期维持
9. 蛋白质 优质蛋白 肾小球滤过率

四、选择题

1～5. ACACE 6～10. BAEDC 11～15. ACBDB 16～20. ADCCC 21～25. EDCBA
26～30. DAACE 31～35. CDCBA 36～40. ABBDD

（刘永民）

第五章　血液系统疾病患者的护理

本章学习重点与难点

一、概　　述

血液系统由血液和造血器官及组织组成。造血器官及组织包括骨髓、胸腺、淋巴结、肝脏、脾脏、胚胎及胎儿的造血组织。

不同时期的造血部位不同，胚胎期中胚层造血，胎儿期肝脾造血，出生后骨髓造血。

造血干细胞（hematopoietic stem cell，HSC）：又称全能干细胞，是各种血细胞与免疫细胞的起源细胞，具有自我更新与多向分化的特征，可以增殖分化为各种淋巴细胞、浆细胞、红细胞、血小板、单核细胞及各种粒细胞等。血细胞生成需要造血干细胞、正常的造血微环境及正、负造血调控因子的存在。

血液由血细胞（红细胞、白细胞、血小板）和血浆组成。血浆是血液的液体成分，占全血的 50%～60%，血浆中除含水分外，还有各种血浆蛋白、无机盐、葡萄糖、激素等物质。血浆具有维持渗透压、保持正常血液酸碱度、防御和体液调节等多种功能。红细胞的主要功能为运输氧气和二氧化碳。白细胞的主要功能为防御病菌、免疫和清除坏死组织等。血小板的主要功能是促进止血和凝血。

二、血液疾病患者常见症状和体征的护理

（一）贫血

1. 概念和诊断　贫血（anemia）是指外周血液中单位容积内血红蛋白含量、红细胞计数和血细胞比容低于同性别、同年龄正常的最低值的一种常见的临床症状。其中血红蛋白的含量最为重要。贫血是血液病最常见的症状，其诊断标准见表 1-5-1。

表 1-5-1　贫血的诊断标准

	血红蛋白	红细胞	红细胞压积
成年男性	＜120g/L	$<4.5\times10^{12}$/L	＜0.42
成年女性	＜110g/L	$<4.0\times10^{12}$/L	＜0.37
孕妇	＜100g/L	$<3.5\times10^{12}$/L	＜0.30

2. 分类　按病因和发病机制分类，见表 1-5-2。

表 1-5-2　贫血的病因

病因	常见疾病
红细胞生成减少	造血物质缺乏：如缺铁性贫血、巨幼细胞性贫血骨髓造血功能障碍：如再生障碍性贫血
红细胞破坏过多	溶血性贫血
出血	急性及慢性失血引起的贫血

3. 临床表现　与贫血的严重程度、发生发展速度、机体的代偿能力及对氧的耐受性有关。最常见的症状是疲乏、困倦、软弱无力，最突出的体征是皮肤黏膜苍白，见表 1-5-3。

表 1-5-3　贫血严重程度划分标准

贫血严重程	血红蛋白浓度（g/L）	临床表现
轻度	＞90	多无症状
中度	60～90	易困倦，活动后心悸、气短
重度	30～59	软弱无力，静息状态下感心悸、气短
极重度	＜30	极度乏力，生活自理困难，常并发贫血性心脏病

4. 常见护理诊断及措施　活动无耐力　与贫血导致机体缺氧有关。

（1）休息与活动：休息可减少氧的消耗。根据贫血程度、发生速度及既往身体状况，帮助患者制订活动计划。观察患者对活动能力的耐受情况，及时指导患者休息或调整活动量。教会患者在活动中自测脉搏，若脉搏≥100 次/分，应停止活动。重度贫血的患者应卧床休息，以减轻心脏负荷。

（2）对症护理：严重贫血患者吸氧；必要时输血或浓缩红细胞，以减轻贫血和缓解机体缺氧症状。

（二）出血倾向

出血倾向（bleeding tendency）指止血和凝血功能障碍而引起自发性出血或轻微创伤后出血不止的一种症状。

1. 常见病因　出血倾向是血液病的常见表现，发生的原因为：

（1）血管壁的功能异常：过敏性紫癜等。

（2）血小板异常：血小板减少、再生障碍性贫血等。

（3）凝血因子减少或缺乏：血友病、慢性肝脏疾病等。

2. 表现特点

（1）出血的部位与症状：以皮肤黏膜、鼻腔、齿龈和眼底出血多见，也可有关节腔、内脏出血，如呕血、便血、血尿、阴道出血等，严重者可发生颅内出血。血管脆性增加及血小板异常所致的出血多表现为皮肤黏膜瘀点、瘀斑；凝血因子缺乏引起的出血常有内脏、肌肉、关节腔出血或软组织血肿。凝血障碍所致的出血常有家族史或肝病史。

（2）出血的程度：①轻度出血：出血量＜500ml，可有畏寒、头晕、乏力、皮肤苍白等。②中度出血：出血量为 500～1000ml，有眩晕、烦躁不安、尿少、紧张等，收缩压＜90mmHg。③重度出血：出血量＞1000ml，收缩压为 60～75mmHg，心率＞120 次/分，可有出汗、尿少或尿闭、四肢厥冷甚至意识模糊。

3. 常见护理诊断及措施　有受伤的危险：出血　与血小板减少、凝血因子缺乏、血管壁异常有关。

重点是皮肤出血的防护、颅内出血的观察及救护。

（1）皮肤出血的防护：保持床单平整，被褥衣裤轻软，避免皮肤摩擦及肢体受挤压而引起出血。保持皮肤清洁，定期洗澡，擦洗时要用刺激性小的肥皂，擦洗时不可用力。勤剪指甲，以免抓伤皮肤。尽量避免人为的创伤，如注射、穿刺等时应快速、准确，局部加压时间宜适当延长，并观察有无渗血情况。穿刺部位应交替使用，以防局部血肿形成。

（2）颅内出血的观察及救护：若患者突然视物模糊、头晕、头痛、呼吸急促、喷射性呕吐甚至昏迷，提示颅内出血的可能，应及时与医生联系，并协助处理：立即去枕平卧、头偏向一侧；保持呼吸道通畅；吸氧；按医嘱快速静脉滴注或静脉注射 20%甘露醇、呋塞米等降低颅内压；观察并记录患者的生命体征、意识状态及瞳孔大小。

（三）继发感染

血液病患者由于成熟白细胞量及质下降，使机体免疫力降低，或因进食不佳导致营养不良使机体抵抗力下降等，易致病原体侵袭而引起继发感染（secondary infection），是血液病患者的常见死亡原因之一。发热是继发感染最常见的症状。发热的特点为持续时间长、热型不一，一般抗生素治疗效果不理想。

1. 常见病因 白血病、淋巴瘤、粒细胞缺乏症、严重贫血、多发性骨髓瘤等引起机体正常的白细胞数量减少和质量改变，不能抵抗细菌的侵袭而招致感染。

2. 感染部位 多见于口腔黏膜、咽及扁桃体、肺部、泌尿道和肛周皮肤，严重时可发生败血症。

3. 常见护理诊断及措施

（1）有感染的危险 与粒细胞减少、免疫功能下降有关。

向患者及家属解释发生感染的危险因素、易感染的部位及防护措施，增强患者的防护意识。重点是指导患者养成良好的卫生习惯，预防外源性感染，应做好皮肤、口腔、肛周护理。当患者粒细胞绝对值$\leqslant 0.5\times 10^9$/L 时实行保护性隔离，并向患者及家属解释其必要性，使其自觉配合。必要时输浓缩粒细胞悬液，增强机体抗感染的能力。

（2）体温过高 与感染、肿瘤细胞的高度分化和增生有关。

卧床休息，进食高蛋白、高热量、富含维生素的清洁、新鲜、易消化食物。少食多餐，多饮水，寒战时保暖，出汗时保持皮肤清洁、干燥。物理降温禁用乙醇擦浴。药物降温药物用量不宜过大，以免引起虚脱。配合医生做好相关检查，并按医嘱应用抗生素。注意体温变化规律、呼吸、脉率、血压、意识状态及进食情况，记录出入水量。

三、贫血性疾病

（一）缺铁性贫血

缺铁性贫血（iron deficiency anemia，IDA）是体内用来制造血红蛋白的储存铁耗尽、血红蛋白合成不足、红细胞生成障碍引起的一种小细胞、低色素性贫血。其是贫血中最常见的类型，各年龄组均可发病，以婴幼儿及育龄期妇女发病率较高。

1. 铁的代谢

（1）铁的分布：血红蛋白铁占 67%，贮存铁占 29.2%，组织铁占 4%。

（2）铁的来源：体内衰老的红细胞和含铁较丰富的食物。

（3）铁的吸收：①部位：十二指肠及空场上段；②影响因素：胃酸和维生素 C；肠黏膜根据体内贮存铁的情况。

（4）铁的转运、利用和贮存。

2. 常见病因 ①需铁量增加而铁摄入不足（婴幼儿、青少年、月经期或妊娠、哺乳期妇女）；②铁吸收障碍（胃切除术后或因胃空肠吻合术后、肠道功能紊乱、小肠黏膜病变、胃酸缺乏等）；③铁丢失过多（慢性失血是缺铁性贫血的主要原因）。

3. **临床表现**

（1）贫血的表现：面色苍白，头晕，乏力，活动后心悸、气促等。

（2）上皮组织损害引起的变化：口腔炎、舌炎，皮肤干燥、毛发干枯脱落、指甲扁平、薄脆易裂和反甲等。

（3）组织缺铁的表现：儿童、青少年发育迟缓、体力下降、智商低。神经精神系统症状，如易激动、头痛、烦躁、注意力不集中等。少数有异食癖。

4. **实验室及其他检查**

（1）血象：小细胞低色素性[平均红细胞体积（MCV）＜80fl，红细胞平均血红蛋白量（MCH）＜26pg，红细胞平均血红蛋白浓度（MCHC）＜32%]，红细胞大小不一，细胞中心淡染区扩大；白细胞正常；网织红细胞正常或略升高。

（2）骨髓象：红系造血轻中度活跃，以中晚幼红细胞增生为主。幼红细胞体积小、外形不规则。成熟红细胞同外周血。细胞内外铁减少。

（3）生化检查：血清铁（ST）减少、血清铁蛋白（SF）减少、总铁结合力（TIBC）增高、运铁蛋白饱和度（TS）减少、红细胞游离原卟啉（FEP）增高、FEP/Hb 比例增高。

5. **治疗要点**

（1）病因治疗：是根治缺铁性贫血的关键。

（2）补充铁剂：①补含铁丰富的食物。②药物：首选口服铁剂药物；口服铁剂不能耐受或消化道吸收障碍者，常用右旋糖酐铁，深层肌内注射。

6. **常用护理诊断及措施**　营养失调：低于机体需要量　与铁摄入不足、吸收不良、需要量增加或丢失有关。

（1）饮食护理：应进食高蛋白、高维生素、含铁丰富的食物，如动物肝脏、瘦肉、蛋黄、动物血、紫菜、海带、香菇、木耳、豆类等，这些食物中的铁较易吸收。含铁较低的食物有谷类、部分蔬菜、水果，含铁量最低的是乳类如牛奶等。食用含维生素 C 丰富的食物，有助于铁的吸收。纠正长期不吃肉食的习惯。餐后不要即刻饮浓茶，因为茶叶中含鞣酸，与铁结合后形成沉淀物质，影响铁的吸收。

（2）用药护理：①口服铁剂易引起胃肠道反应，故应从小剂量开始，并在饭后服用，以减轻对胃肠道的刺激。口服液体铁剂时，用吸管服用，避免损伤牙釉质。②可同服维生素 C 促进铁吸收，但避免与浓茶、牛奶、咖啡、磷酸盐等同服，以免影响铁剂的吸收。此外，应避免同时服用抗酸药及 H_2 受体拮抗剂等，这些药物均可抑制铁的吸收。③注射铁剂会产生局部无菌性脓肿、发热、荨麻疹、头痛、肌肉和关节痛、低血压及过敏性休克等。故注射铁剂剂量要准确，宜深部肌肉注射，经常更换注射部位以减少疼痛，促进吸收；注射时应准备肾上腺素，注射后 10min 至 6h 注意观察局部和全身反应。④向患者解释服用铁剂后，由于铁与肠道硫化氢作用，生成黑色的硫化铁，使大便会变成黑色，以免患者出现不必要的紧张。⑤告知患者铁剂治疗至血红蛋白正常后，仍需继续服用铁剂 3～6 个月，目的是补足体内储存铁。

7. **健康教育**　重点是合理膳食。对婴幼儿强调改进喂养方法，及时增加辅食；青少年避免挑食或偏食；妊娠期、哺乳期妇女除食用含铁多的食物外，还可每日服少量硫酸亚铁 0.2g。

（二）再生障碍性贫血

再生障碍性贫血（aplastic anemia，AA）是一种获得性骨髓衰竭综合征，以全血细胞减少及其所致的贫血、感染和出血为特征。

1. 病因

（1）药物及化学物质：包括各类可引起骨髓抑制的药物（如氯霉素、抗肿瘤药物、磺胺类等）和化学物品（如苯）。最常见的药物是氯霉素，与使用剂量无关。

（2）物理因素：长期接触X射线、镭及放射性核素等。

（3）生物因素：病毒感染，特别是肝炎病毒、微小病毒B19等。

2. 临床表现　重型再生障碍性贫血分2型：急性发病者为重型再生障碍性贫血Ⅰ型，由非重型发展成重症者为重型再生障碍性贫血Ⅱ型，见表1-5-4。

表1-5-4　重型再生障碍性贫血和非重型再生障碍性贫血的鉴别

判断指标	非重型再生障碍性贫血（NSAA）	重型再生障碍性贫血（SAA）
临床症状	病情较轻，以贫血为主	病情重，以感染和出血为主
网织红细胞（$\times10^9$/L）	≥15	<15
中性粒细胞（$\times10^9$/L）	≥0.5	<0.5
血小板（$\times10^9$/L）	≥20	<20
骨髓象	增生低下	重度低下
预后	较好	不良

3. 实验室和其他检查

（1）血象：全血细胞减少、正细胞正色素性贫血；网织红细胞减少。

（2）骨髓象：骨髓脂肪变，脂肪滴增多，骨髓颗粒降低、非造血细胞增高。非重型仍可残存造血增生灶。金标准：巨核细胞一定减少。

4. 治疗要点

（1）支持治疗：①保护措施：防感染、重型再生障碍性贫血保护性隔离；②对症治疗：纠正贫血、控制出血、控制感染。

（2）针对发病机制治疗：①免疫抑制治疗：抗胸腺细胞球蛋白（ATG）和抗淋巴细胞球蛋白（ALG）、环孢素（CsA）；②促造血治疗：雄激素（丙酸睾酮、司坦唑醇、达那唑等）、造血生长因子；③造血干细胞移植。

5.常用护理诊断及措施

（1）有感染的危险：与粒细胞减少有关。

重点是雄激素用药护理。丙酸睾酮为油剂，注射局部不易吸收而形成硬块甚至发生无菌性坏死，故需深部缓慢分层注射，并注意轮换注射部位。雄激素长期使用可出现痤疮、须毛增多、女性闭经及男性化、肝损害、水肿等不良反应，应加强观察。告诉患者雄激素治疗6个月可见效果，故应鼓励患者坚持完成疗程。

（2）有受伤的危险：出血与血小板减少有关。

（3）活动无耐力：与贫血引起机体组织缺氧有关。

四、出血性疾病

由于止血机制异常引起的自发性出血或创伤后出血不止为特征的疾病称为出血性疾病。发生机制包括微血管壁的异常、血小板质和量的改变、凝血功能障碍。

（一）特发性血小板减少性紫癜

特发性血小板减少性紫癜（idiopathic thrombocytopenic purpura，ITP）也称免疫性血小

板减少性紫癜，是一种因血小板免疫性破坏，导致外周血中血小板减少的出血性疾病，以广泛皮肤黏膜及内脏出血、血小板减少、骨髓巨核细胞发育成熟障碍、血小板生存时间缩短及抗血小板自身抗体出现等为特征。

1. 病因　与感染、免疫因素（血小板相关免疫球蛋白 platelet-associated IgG，PAIgG）、肝脾脏因素、雌激素有关。

2. 临床表现

（1）急性型：多见于儿童，起病前1～3周有呼吸道感染史和病毒感染史。起病急骤，部分患者可出现畏寒、寒战、发热，以鼻出血、牙龈出血及舌出血常见，损伤及注射部位可渗血不止或形成大片瘀斑。亦可出现广泛的皮肤、黏膜出血，可有紫癜、瘀斑甚至形成血疱、血肿。当血小板低于 20×10^9/L 时可出现消化道、泌尿道、颅内出血。

（2）慢性型：以40岁以下青年女性多见。起病缓慢，一般无先驱表现，出血症状较轻，常表现为反复发作皮肤黏膜瘀点、瘀斑，鼻出血、牙龈出血，女性患者常以月经过多为主要或唯一表现。

3. 实验室及其他检查

（1）血象：外周血血小板数目明显减少，急性型血小板多在 20×10^9/L 以下，慢性型常为（30～80）$\times10^9$/L，可有贫血。

（2）骨髓象：巨核细胞数量增加或正常。急性型幼稚巨核细胞数量增加，慢性型颗粒型巨核细胞增加。有血小板形成的巨核细胞显著减少，且有成熟障碍。

（3）其他检查：出血时间延长，血块收缩不良，束臂试验阳性。凝血及纤溶机制正常。血小板相关抗体阳性。

4. 治疗要点

（1）糖皮质激素治疗：首选。其作用是降低毛细血管脆性，减少血小板抗体生成，抑制血小板与抗体结合，阻滞单核巨噬细胞吞噬破坏结合抗体的血小板。

（2）其他治疗：脾切除、免疫抑制剂（硫唑嘌呤、环磷酰胺、长春新碱）治疗和血浆置换等。

5. 常用护理诊断及措施　有受伤的危险：出血与血小板减少有关。

重点是①消除危险因素，减少或预防出血。②用药护理：长期服用大剂量糖皮质激素易出现类库欣综合征、高血压、感染、血糖增高等，用药期间向患者及家属解释药物不良反应，说明在减量、停药后可以逐渐消失，以免患者担忧。还应定期为患者检查血糖、白细胞计数，发现血糖增高或血压升高，应及时报告医生。免疫抑制剂用药期间注意观察其不良反应，如可能引起骨髓造血功能抑制、末梢神经炎、出血性膀胱炎等。③避免使用可能引起血小板减少或抑制其功能的药物，如阿司匹林、双嘧达莫、吲哚美辛、保泰松、右旋糖酐等。

（二）弥散性毛细血管内凝血

弥散性血管内凝血（disseminated intravascular coagulation，DIC）是以不同原因所致的凝血因子和血小板被激活，凝血酶增加以及广泛微血栓形成病理特征的获得性临床综合征。在弥散性血管内凝血的发生、发展过程中，其始动环节是由于某些促凝物质大量入血，使机体凝血系统被激活，进而引起机体凝血—抗凝血功能平衡紊乱。

1. 病因　感染（最常见）、组织损伤、病理产科、恶性肿瘤等。

2. 临床表现

（1）出血：最常见，主要与凝血酶和纤溶酶产生过多有关，表现为自发性、广泛性、多发性出血。

（2）微循环障碍：与微血栓形成、出血、微血管通透性增强和血管扩张有关。轻者出现血压下降，重者出现休克或微循环障碍，早期即出现多系统器官功能障碍，如肾、肺、脑衰竭。休克特点是突然出现或与病情不符；伴有严重广泛的出血及四肢末梢的发绀；有多器官功能不全综合征出现；对休克的综合治疗缺乏反应。

（3）栓塞：皮肤黏膜和内脏栓塞。

（4）溶血：微血管病性溶血性贫血。

3. 实验室及其他检查　为弥散性血管内凝血的诊断、病情分析、指导治疗及预后提供依据。

（1）消耗性凝血障碍检查：血小板减少，凝血酶原时间（PT）延长，活化部分凝血活酶时间（APTT）延长，抗凝血酶Ⅲ（AT-Ⅲ）含量和活性降低，凝血因子Ⅷ：C 活性降低。

（2）继发性纤溶亢进检查：纤维蛋白原降低，纤维蛋白原降解产物（FDP）增多，鱼精蛋白副凝（3P）试验阳性，*D*-二聚体定量增高或定性阳性。

4. 治疗要点

（1）去除病因，治疗原发病。

（2）抗凝治疗：首选肝素。

（3）补充凝血因子和血小板：输新鲜全血、血小板悬液、新鲜血浆。

5. 常用护理诊断及措施

（1）有受伤的危险：出血与弥散性血管内凝血所致的凝血因子被消耗、继发性纤溶亢进、肝素应用有关。

注意出血部位、范围及其严重度的观察和动态监测实验室指标。持续、多部位的出血或渗血，特别是手术伤口、穿刺点和注射部位的持续性渗血，是发生弥散性血管内凝血的特征。一旦出现弥散性血管内凝血，迅速建立两条静脉通道，遵医嘱应用肝素等抗凝药。注意观察患者的出血状况，监测各项实验室指标（最常用的是凝血活酶时间），使其较正常参考值延长 60%～100%为最佳剂量。若肝素过量而致出血，可采用鱼精蛋白静脉注射。

（2）潜在并发症：休克、多发性微血管栓塞。

卧床休息，吸氧，保暖，加强皮肤护理，进食流质或半流，必要时禁食。定时监测患者的生命体征、神志和尿量变化，记录 24h 出入量；观察皮肤的颜色、温度、湿度，以及重要器官栓塞的症状和体征。

五、白　血　病

（一）概述

白血病（leukemia）是一类造血干细胞的克隆性恶性疾病。其克隆性的白血病细胞失去进一步分化成熟的能力而停滞在细胞发育的不同阶段。在骨髓及其他造血组织中白血病细胞大量增生积聚，并浸润其他器官和组织，而正常造血功能受到抑制。

1. 分类

（1）急性白血病（acute leukemia，AL）：起病急，细胞分化停滞在较早阶段，多为原始细胞及早幼细胞，病情发展迅速，自然病程仅数月。

（2）慢性白血病（chronic leukemia，CL）：起病缓慢，细胞分化停滞在较晚阶段，多为较成熟的幼稚细胞和成熟的细胞，病情发展慢，自然病程一般在 1 年以上。

2. 病因 与物理（X 射线）、化学（苯）、生物（T 淋巴细胞病毒 I 型）、遗传相关。

（二）急性白血病

1. FAB 分型 急性淋巴细胞白血病（ALL）和急性髓系白血病（AML）（具体详见教材）。

2. 临床表现

（1）贫血：常为早期表现，主要原因是正常红细胞生成减少。

（2）发热：是最常见的症状之一，特点是持续发热。其主要原因是：①继发感染：是最常见的死亡原因。感染与成熟粒细胞缺乏及机体免疫力低下有关。常见致病菌为革兰阴性菌，如铜绿假单胞菌、肺炎克雷伯菌、大肠埃希菌。严重时可致菌血症或败血症。疾病后期由于长期应用广谱抗生素、肾上腺糖皮质激素、细胞毒类化疗药物，常伴真菌感染。②肿瘤性发热：与白细胞细胞高代谢状态有关。

（3）出血：主要原因是血小板减少。出血部位可遍及全身，以皮肤瘀点、瘀斑，鼻、齿龈出血常见。急性早幼粒白血病易合并弥散性血管内凝血，而出现广泛性出血。眼底出血可致视力障碍；颅内出血最为严重。

（4）白血病细胞浸润不同部位的表现：①骨骼和关节疼痛。②肝脾及淋巴结肿大。③中枢神经系统白血病（CNS-L）：白血病细胞浸润到脑膜或中枢神经系统，表现为头痛、呕吐、颈强直、嗜睡甚至抽搐、昏迷。多发生在疾病缓解期，与化疗药物不易通过血脑屏障，中枢神经系统的白血病细胞不能被杀灭有关。

3. 实验室及其他检查

（1）血象：多数患者白细胞增多，可见原始和幼稚细胞，正常细胞性贫血等。

（2）骨髓象：①原始细胞≥骨髓有核细胞的 30%。②裂孔现象：原始幼稚细胞增高，较成熟阶段缺如及少量成熟粒细胞残留。③急性粒细胞白血病（急粒）有 Auer 小体。

（3）细胞化学、免疫学、染色体和基因的检查：用于诊断和鉴别白血病类型。

（4）其他：血尿酸浓度增加，化疗期间更显著，主要与大量白血病细胞被破坏有关。

4. 治疗要点

（1）对症支持治疗：①紧急处理高白细胞血症：循环血液中白细胞＞200×10^9/L 产生白细胞淤滞症，应紧急使用血细胞分离机，清除过多的白细胞，同时给以化疗药物和水化碱化处理，并预防高尿酸血症、酸中毒、电解质紊乱、凝血异常等并发症。②防治感染，改善贫血，防止出血。③防治尿酸性肾病：多饮水，碱化尿液和口服别嘌醇，以抑制尿酸合成。

（2）化学药物治疗：①目的是达到完全缓解（complete remission，CR）并延长生存期。②化疗原则：早期、联合、充分、间歇。③化疗过程：诱导缓解和缓解后治疗（巩固强化阶段和维持阶段）。④常用药物：重点是药物不良反应及首选方案（具体见教材）。

（3）中枢神经系统白血病（CNSL）防治：脑-脊髓放疗、鞘内注射 MTX。

（4）其他治疗：造血干细胞移植、细胞因子等。

5. 常用护理诊断及措施 潜在并发症：化疗药物的不良反应、尿酸性肾病。

重点是静脉炎及组织坏死的防护、消化道反应的防护、尿酸性肾病的防护（具体见教材）。

（三）慢性粒细胞性白血病

1. 分期及临床特点 慢性粒细胞白血病（chronic myeloid leukemia，CML）分期及临床特点见表 1-5-5。

表 1-5-5 慢性粒细胞性白血病各期的临床特点

分期	临床表现	实验室检查
慢性期	乏力、低热、多汗等代谢亢进症状，脾脏肿大为最显著体征	①外周血白细胞增高，以中晚幼粒和杆状核细胞为主；②骨髓增生明显活跃，中晚幼粒和杆状核细胞明显增多，原粒细胞＜10%；③Ph 染色体和 BCR-ABL 融合基因阳性；④中性粒细胞碱性磷酸酶（ALP）减少
加速期	高热、虚弱、体重下降、骨关节疼痛、贫血、出血、脾脏迅速肿大	①外周血或骨髓中原粒细胞≥10%；②外周血嗜碱性粒细胞≥20%；③不明原因的血小板减少或增高；④染色体异常；⑤粒-单系祖细胞集簇增加而集落减少；⑥骨髓活检胶原纤维增生显著
急变期	同急性白血病	①骨髓中原始细胞＞20%，原粒细胞+早幼粒细胞＞50%；②外周血中原粒细胞+早幼粒细胞＞30%；③有髓外原始细胞浸润

2. 治疗要点

（1）放疗：巨脾时采用。

（2）化疗：羟基脲（HU）、白消安（马利兰）、砷剂等。

（3）其他治疗：甲磺酸伊马替尼（IM）、（IFN-α）干扰素 α、造血干细胞移植等。

3. 常用护理诊断及措施

潜在并发症：化疗药物的不良反应。

重点是羟基脲的指导。

六、淋　巴　瘤

淋巴瘤（lymphoma）是起源与淋巴结和淋巴组织的免疫系统恶性肿瘤，其发生大多与免疫应答过程中淋巴细胞增殖分化产生的某种免疫细胞恶变有关，以无痛性进行性的淋巴结肿大和局部肿块为其特征性的临床表现，有相应器官压迫症状。

1. 分类 按组织病理学改变，可分为霍奇金淋巴瘤（HL）和非霍奇金淋巴瘤（NHL）两大类，见表 1-5-6。

表 1-5-6 霍奇金淋巴瘤和非霍奇金淋巴瘤的鉴别

	霍奇金淋巴瘤	非霍奇金淋巴瘤
临床表现	发热、盗汗、消瘦、瘙痒（首发表现）、淋巴结肿大	淋巴结肿大为首发表现
发展规律	邻近浸润性、延续性扩散	血源性扩散
病变范围	局限，局部淋巴结病变为主	广泛，多累及结外器官
侵犯部位	脾、纵隔	骨髓、肝、肠系膜、胃肠道
病理	R-S 细胞，核“镜影”状，形态不规则，胞质嗜双色性	淋巴结外观鱼肉状，侵袭性，发展迅速
分型	结节性淋巴细胞为主型/经典型	B 细胞型/T 细胞型
治疗	联合化疗为主的综合治疗	化疗、CD_{20} 单抗（美罗华）、干扰素（IFN）、造血干细胞移植
预后	可治愈	高危预后较差

2. 实验室及其他检查

（1）血液和骨髓检查：找到 R-S 细胞是霍奇金淋巴瘤骨髓浸润的依据。

（2）淋巴结活检：是确诊和分型的主要依据。

3. 治疗 以化疗为主，化疗+放疗+生物治疗的综合治疗是淋巴瘤的基本治疗策略。

4. 常用护理诊断及措施　有皮肤完整性受损的危险与放疗引起局部皮肤烧伤有关。

重点是皮肤护理：嘱患者避免皮肤照射野的摩擦，保持皮肤干燥、清洁，勿用乙醇、碱性肥皂液及粗糙毛巾搓擦照射野，不用刺激性护肤品及热水袋，避免皮肤损伤，内衣应穿全棉、柔软的，不带硬衣领。照射野禁贴胶布，不涂碘酊或敷用金属药物，防止在日光下暴晒。干性皮肤可涂 2%薄荷淀粉止痒，如出现湿性皮炎，用暴晒疗法，局部涂 1%的甲紫、羊毛脂；如有小疱形成，可涂硼酸软膏，包扎 1～2 日，采用暴露疗法，以保持局部的清洁干燥，避免抓挠或剥撕。禁止在局部涂抹有刺激性的药物，禁止贴胶布，避免过度暴晒，局部禁用热敷。

自 测 习 题

一、名词解释

1. 贫血
2. 出血倾向
3. 再生障碍性贫血
4. 特发性血小板减少性紫癜
5. 白血病
6. 完全缓解
7. 中枢系统白血病
8. 造血干细胞移植

二、填空题

1. 出血倾向的原因有________、________、________。
2. 贫血的诊断标准是血红蛋白含量成年人男性为________，女性为________。
3. 引起再生障碍性贫血的药物最多见的是________。
4. 雄激素治疗再生障碍性贫血的作用机制是________，并直接作用于骨髓，________。
5. 特发性血小板减少性紫癜的治疗首选药物是________。
6. 急性白血病感染的主要原因是________，贫血的主要原因是________，出血的主要原因是________。
7. 口服铁剂后________网织红细胞开始上升，________达高峰，________血红蛋白开始上升，________恢复。
8. 为补足储备铁，口服铁剂，治疗应延长到__________________。
9. 贫血的严重性与贫血的________和________有关。
10. 慢性贫血血红蛋白低于________是输血指征。

三、简答题

1. 简述缺铁性贫血的常见病因。
2. 简述口服铁剂治疗的护理要点。
3. 简述预防感染的护理措施。
4. 简述静脉注射长春新碱药液外渗的处理措施。
5. 简述预防尿酸性肾病的护理措施。

四、选择题

A1/A2 型题

1. 对发热的血液患者护理措施不妥的是（　　）

A. 降温措施主要是乙醇擦浴
B. 体温超过 38.5℃应降温
C. 药物降温，药量不宜过大
D. 每日液体入量在 3000ml 左右
E. 给高蛋白、高热量、高维生素饮食

2. 皮肤紫癜、明显齿龈出血的血液病患者口腔护理，应避免（　　）
A. 无刺激的漱口液漱口　B. 用牙签剔牙　C. 湿棉球擦拭牙齿
D. 渗血齿龈用吸收性明胶海绵贴敷　E. 齿龈陈旧血块过氧化氢漱口
3. 铁剂治疗缺铁性贫血有效时，外周血中首先升高的是（　　）
A. 白细胞计数　B. 红细胞计数　C. 血小板计数
D. 血红蛋白浓度　E. 网织红细胞计数
4. 铁剂的用药，不妥的是（　　）
A. 饭后服　B. 忌与浓茶、咖啡、牛奶同服
C. 液体制剂须用吸管　D. 服药期间有黑便
E. 血红蛋白恢复正常可停药
5. 铁剂在饭后服用的理由是（　　）
A. 防止过敏反应　B. 促进铁剂的消化　C. 有利于铁剂的吸收
D. 减少铁剂对胃肠道的刺激　E. 不会损坏牙齿
6. 缺铁性贫血治疗最重要的是（　　）
A. 补充铁剂　B. 病因治疗　C. 脾切除
D. 少量输血　E. 肌内注射维生素
7. 关于再生障碍性贫血的表现，以下错误的是（　　）
A. 出血　B. 感染　C. 进行性贫血
D. 肝脾和淋巴结肿大　E. 巨核细胞减少
8. 全血细胞减少、骨髓三系增生低下，你认为符合下列何种疾病护理评估的实验检查（　　）
A. 缺铁性贫血　B. 再生障碍性贫血　C. 急性白血病
D. 慢性白血病　E. 特发性血小板减少性紫癜
9. 重型再生障碍性贫血的早期突出表现为（　　）
A. 贫血　B. 黏膜溃疡　C. 出血与感染
D. 骨髓增生减低　E. 食欲减退
10. 治疗再生障碍性贫血，下列哪项是错误的（　　）
A. 部分患者可做脾切除　B. 注射雄激素　C. 做骨髓移植
D. 感染时可用氯霉素　E. 输新鲜血
11. 再生障碍性贫血高热患者最适宜的降温措施是（　　）
A. 肌内注射退热药　B. 口服退热药　C. 乙醇擦浴
D. 静脉输液　E. 冰袋置头部及大血管处，或温水擦浴
12. 特发性血小板减少性紫癜的发病机制是（　　）
A. 骨髓巨核细胞生成减少　B. 骨髓巨核细胞成熟障碍
C. 产生抗血小板抗体　D. 脾功能亢进
E. 雌激素抑制血小板生成
13. 慢性型特发性血小板减少性紫癜不宜输血小板悬液的原因是为了避免（　　）
A. 产生同种抗血小板抗体　B. 产生异种抗血小板抗体
C. 抑制血小板生成　D. 增加毛细血管脆性
E. 产生溶血现象
14. 特发性血小板减少性紫癜最常见的出血部位为（　　）
A. 皮肤黏膜　B. 消化道　C. 泌尿道

D. 生殖道　E. 颅内

15. 下列哪项是急性早幼粒白血病（M_3）最易出现的症状（　　）

A. 发热　B. 出血　C. 贫血

D. 肝脾、淋巴结肿大　E. 牙龈肿胀

16. 急慢性白血病是按下列哪种情况分类（　　）

A. 病程长短　B. 病情轻重

C. 周围幼稚细胞减少程度　D. 病程缓急和白血病细胞：成熟的程度

E. 骨髓幼稚细胞的多少

17. 最常引起肝、脾、淋巴结肿大及中枢神经系统白血病的是（　　）

A. 急性粒细胞白血病　B. 急性淋巴细胞白血病

C. 急性粒-单核细胞白血病　D. 慢性粒细胞白血病

E. 慢性淋巴细胞白血病

18. 白血病的特异性体征为（　　）

A. 头痛　B. 关节痛　C. 胸骨下段压痛

D. 肢体瘫痪　E. 皮肤瘀点

19. 慢粒白血病护理体检最突出的体征是（　　）

A. 巨大脾脏　B. 肝脏肿大　C. 浅表淋巴结肿大

D. 胸骨压痛　E. 皮肤瘀斑

20. 诊断急性白血病最可靠的依据是（　　）

A. 骨髓象见原始白细胞超过 30%　B. 有肝、脾、淋巴结肿大

C. 血白细胞数剧增或剧减　D. 骨髓象见较多中幼及晚幼白细胞

E. 有出血、贫血、感染三大症状

21. 急性白血病缓解后巩固维持治疗的主要目的是（　　）

A. 达到完全缓解　B. 消灭残存的白血病细胞

C. 防治并发症　D. 使血象恢复正常

E. 使骨髓象恢复正常

22. 慢粒白血病的化疗药物首选（　　）

A. 白消安　B. 伊马替尼　C. 羟基脲

D. IFN-α　E. 阿糖胞苷

23. 中枢神经系统白血病预防性治疗鞘内常注射的药物是（　　）

A. 环磷酰胺　B. 柔红霉素　C. 甲氨蝶呤

D. 长春新碱　E. 泼尼松

24. 目前急性早幼粒细胞白血病常用的首选治疗（　　）

A. 全反式维 A 酸　B. DA 方案　C. HA 方案

D. VP 方案　E. VADP 方案

25.静脉注射化疗药物若漏于皮下，下列哪些护理措施不妥（　　）

A. 立即拔出静脉针　B. 重新选择血管　C. 局部注射血管扩张剂

D. 0.5%普鲁卡因局部封闭　E. 局部立即冷敷

26. 对白血病患者加强心理疏导的具体措施不包括（　　）

A. 多接触患者，与其沟通　B. 对患者关心的问题予以耐心解释

C. 观察患者情绪反应，鼓励其配合　D. 指导患者多做运动

E. 鼓励患者家属参与护理过程

27. 关于白血病的护理措施，下列哪项不妥（ ）

A. 加强营养，增强体质 B. 控制体温，预防感染

C. 加强皮肤护理，防止破损 D. 及时剥除鼻腔血痂

E. 高热不宜用乙醇擦浴

28. 白血病护理最重要的措施是预防和观察（ ）

A. 药物不良反应 B. 颅脑出血 C. 感染情况

D. 贫血情况 E. 口腔溃疡

29. 为防止急性白血病患者继发感染，错误的护理措施是（ ）

A. 做好口腔护理，经常漱口 B. 保持皮肤清洁，防止破损

C. 保持大便通畅，以防肛裂 D. 限制探视

E. 使用药物尽量采用肌内注射

30. 白血病化疗期间哪项护理不妥（ ）

A. 多饮水 B. 保护性隔离 C. 饮食要清淡，少量多餐

D. 选择最细静脉开始 E. 加强口腔、皮肤及肛周护理

31. 护理白血病化疗患者的措施中，下列哪项不妥（ ）

A. 药液必须新鲜配制 B. 呕吐后鼓励进食 C. 严密观察血象变化

D. 有明显脱发者应暂停化学治疗 E. 定期做肝功能检查

32. 急性白血病患者，对口腔、皮肤的护理错误是（ ）

A. 定时用氯己定（洗必泰）或生理盐水漱口 B. 饭后用牙签及时剔除食物残渣

C. 勤剪指甲，以免抓伤皮肤 D. 定期洗澡，轻擦不可用力

E. 各种穿刺，局部加压时间延长，并观察有无渗血

33. 吴女士，30 岁。1 年多来反复发生双下肢淤斑，月经量增多。血红蛋白 90g/L，红细胞 3.0×10^{12}/L，血小板 50×10^{9}/L。既往身体健康。初步诊断“慢性特发性血小板减少性紫癜”。治疗时应首选（ ）

A. 糖皮质激素 B. 脾切除 C. 血浆置换

D. 大剂量丙种球蛋白 E. 静脉输注血小板悬液

34. 某患者血红蛋白量 40g/L，白细胞计数 2.5×10^{9}/L，血小板计数 20×10^{9}g/L。最可能是（ ）

A. 缺铁性贫血 B. 溶血性贫血 C. 再生障碍性贫血

D. 慢性失血 E. 急性白血病

35. 某急性白血病患者，经治疗后在缓解期出现头痛、恶心、呕吐、视力障碍、瞳孔改变。最可能发生（ ）

A. 颅内出血 B. 脑血栓形成 C. 中枢神经系统继发感染

D. 脑膜白血病 E. 药物不良反应

36. 某女性患者红细胞计数 2.8×10^{12}g/L，血红蛋白测定 75g/L，白细胞总数为 10×10^{9}/L，其中中性粒细胞 70%，嗜酸粒细胞 4%，淋巴细胞 26%，应考虑（ ）

A. 贫血 B. 过敏性疾病 C. 化脓性疾病

D. 病毒感染 E. 脾功能亢进

37. 黄先生，34 岁。因严重挤压伤住院，入院后病情进行性恶化，第 2 日神志不清，血压 80/60mmHg，尿量 24h 约 500ml，护士抽血标本时，发现血液黏稠易凝固。该患者可能并发（ ）

A. 败血症 B. 感染性休克 C. 急性肾衰竭

D. 心功能不全　　E. 弥散性血管内凝血

38. 某再生障碍性贫血患者，出现高热，伴抽搐，应采取降温措施是（　　）

A. 温水擦浴　　B. 乙醇擦浴　　C. 冰水灌肠

D. 口服退热剂　　E. 头部及大血管处放置冰袋

39. 某白血病患者需要进行化疗，为预防其不良反应，护理措施不妥的是（　　）

A. 恶心、呕吐可服多潘立酮　　B. 末梢神经炎给维生素 B

C. 尿酸性肾病服碳酸氢钠　　D. 出血性膀胱炎应补足水分

E. 鞘内注药后应补足水分

40. 一例急性淋巴细胞性白血病患者，经用长春新碱、柔红霉素、泼尼松治疗 28 日后，出现头痛、呕吐、颈项强直，你认为最可能发生了（　　）

A. 颅内感染　　B. 颅内出血　　C. 颅内肿瘤

D. 中枢神经系统白血病（CNSL）　　E. 高尿酸血症

41. 患者，女性，28 岁。四肢皮肤反复出现淤斑已 2 年余，血象：血红蛋白 110g/L，血小板 40×10^9/L；骨髓象：巨核细胞增多，在对该患者做保健指导时，应嘱咐患者避免使用的药物是（　　）

A. 泼尼松　　B. 长春新碱　　C. 环磷酰胺

D. 维生素 C　　E. 吲哚美辛

42. 李女士，34 岁。长期月经过多，临床表现为软弱无力、头晕、心慌、记忆力减退，最重要的诊断贫血的表现是（　　）

A. 皮肤黏膜苍白　　B. 低热　　C. 脉搏加快

D. 呼吸急促　　E. 心尖部收缩期杂音

43. 王女士，27 岁。诊断缺铁性贫血，经口服铁剂后血红蛋白已恢复正常。为补足体内储存铁，有关继续铁剂治疗的正确疗程是（　　）

A. 1 个月　　B. 3 个月　　C. 6 个月

D. 3～6 个月　　E. 先服 1 个月，6 个月时再服 1 个月

44. 胡先生，45 岁。患慢性白血病 2 年，近日来出现原因不明的高热、胸骨疼痛难忍，脾迅速增大。此情况需考虑（　　）

A. 类白血病反应　　B. 脾功能亢进　　C. 急性白血病

D. 慢性粒细胞白血病转为急性白血病　　E. 白血病细胞浸润

45. 骨髓移植前预处理时，受者接受大剂量环磷酰胺化疗，为预防出血性膀胱炎，应保证每日入水量为（　　）

A. 1000ml 以上　　B. 2000ml 以上　　C. 3000ml 以上

D. 4000ml 以上　　E. 5000ml 以上

46. 一急性淋巴细胞白血病患者接受 VLDP 方案化疗，在此期间采取的下列对症护理措施中，不正确的一项是（　　）

A. 皮疹者避免使用肥皂水擦洗　　B. 消化道反应呕吐者暂禁食

C. 对脱发者应说明化疗结束后可再生　　D. 多饮水并碱化尿液

E. 给予别嘌醇口服

47. 严先生，34 岁。在白血病化疗中胃肠道反应较重，护理诊断为营养失调：低于机体需要量。不当的护理措施是（　　）

A. 减慢化疗药物静脉给药速度

B. 恶心、呕吐时暂禁食
C. 进食前指导患者做深呼吸及吞咽动作并给镇吐剂
D. 治疗前后 1h 内避免进餐
E. 为患者提供营养丰富、清淡、易消化、无刺激性的食物

48. 李先生，46 岁。在输血过程中，主诉头胀痛、心慌、胸闷、四肢麻木、腰背剧痛。应首先考虑（　　）
A. 发热反应　　B. 溶血反应　　C. 过敏反应
D. 血受污染　　E. 肺栓塞

49. 沈女士，43 岁。化疗药物注入过程中发生药液外漏。错误的护理措施是（　　）
A. 穿刺远端细静脉　　B. 先注入生理盐水，再用化疗药物
C. 减慢注射速度并不断回抽　　D. 外渗局部立即冷敷
E. 更换注射部位

A3/A4 型题

（50～52 题共用题干）

张先生，30 岁。于 2 年前因胃溃疡做过"胃切除术"，近半年来常头晕、心悸、体力逐渐下降，诊断为缺铁性贫血。

50. 该患者贫血的原因可能是（　　）
A. 铁摄入不足　　B. 铁需要量增加　　C. 铁吸收不良
D. 铁不能利用　　E. 慢性失血

51. 对诊断缺铁性贫血最有意义的检查结果是（　　）
A. 血涂片见红细胞大小不等　　B. 骨髓铁染色检查见细胞外铁减少
C. 血清铁蛋白减低　　D. 血清铁减低
E. 血红蛋白减低

52. 患者采取口服铁剂（硫酸亚铁）治疗，错误的护理措施是（　　）
A. 宜于进餐时或进餐后服用　　B. 禁饮茶
C. 如有消化道反应，可与牛奶同服　　D. 血红蛋白恢复正常后，仍应继续治疗数月
E. 宜从小剂量开始，逐渐加至全量

（53～56 题共用题干）

李小姐，20 岁。发热、咽痛 1 周入院，诊断为急性淋巴细胞白血病。

53. 下列属于白血病细胞浸润所致的体征是（　　）
A. 皮肤紫癜　　B. 扁桃体充血、肿大　　C. 胸骨下段压痛
D. 皮肤黏膜苍白　　E. 口腔血疱

54. 李小姐体温达 41℃，对其采取的降温措施不当的一项是（　　）
A. 冷敷　　B. 鼓励饮水　　C. 乙醇擦身
D. 退热剂　　E. 温水擦浴

55. 静脉注射长春新碱时药液漏出血管外，处理错误的一项是（　　）
A. 尽量回抽局部渗液　　B. 外渗局部以 0.5%普鲁卡因局部封闭
C. 外渗局部热敷　　D. 抬高患肢
E. 局部涂解毒剂或氢化可的松

56. 在化疗期间让其多饮水及口服碳酸氢钠的目的是（　　）

A. 预防酸中毒　B. 减轻药物的胃肠道反应　C. 预防尿酸性肾病

D. 促进药物排泄　E. 预防骨髓抑制

（57～58 题共用题干）

林女士，23 岁。高热不退、鼻出血 1 周。体检：扁桃体肿大，表面有脓苔覆盖、肝脾不大。实验室查：全血细胞减少。患者情绪烦躁，经常在父母面前哭泣，诉说自己近几日常做噩梦。

57. 确诊需进一步检查的项目是（　　）

A. 血象　B. 骨髓象　C. 血涂片　D. 凝血象　E. 血培养

58. 该女士目前存在的主要心理问题是（　　）

A. 焦虑　B. 预感性悲哀　C. 孤独　D. 绝望　E. 无能为力

（59～61 题共用题干）

赵女士，33 岁。消化性溃疡病史 4 年，未正规治疗。6 个月来乏力、头昏、心悸，2 个月来出现咽下时有梗阻感。体检：睑结膜苍白、心尖部 2/6 级收缩期吹风样杂音。

59. 目前该患者最主要的护理诊断是（　　）

A. 知识缺乏　B. 活动无耐力　C. 营养失调：低于机体需要量

D. 有受伤的危险：出血　E. 有感染的危险

60. 彻底治愈本病的关键是（　　）

A. 去除病因　B. 饮食疗法　C. 口服铁剂

D. 给予叶酸及维生素 B_{12}　E. 输血

61. 最重要的护理措施是（　　）

A. 合理安排患者休息与活动　B. 补充营养，纠正缺铁　C. 给予心理支持

D. 观察病情变化　E. 健康指导

（62～63 题共用题干）

张女士，48 岁。因大面积烧伤 2 周，伴发感染性休克，护士在观察病情时发现其皮肤有淤点、淤斑。该患者神志不清、脉搏细速、呼吸浅促、血压 70/50mmHg、无尿。立即抽血进行实验室检查，结果血小板 40×10^9/L，纤维蛋白原 1.0g/L，凝血酶原时间延长，鱼精蛋白副凝试验阳性。

62. 该患者出血的主要原因是（　　）

A. 血小板减少　B. 血管损伤　C. 纤维蛋白合成障碍

D. 血小板减少性紫癜　E. 发生了弥散性血管内凝血

63. 为了控制病情，应立即使用（　　）

A. 肝素　B. 维生素 K　C. 糖皮质激素

D. 氨甲苯酸（止血芳酸）　E. 肝素加氨基己酸

（64～66 题共用题干）

患儿，女性，11 个月，单纯母乳喂养。因表情呆滞，活动减少 3 周来就诊。查体：患儿面色苍白，四肢震颤，肝肋下 2cm，血常规示红细胞 2.4×10^{12}/L，血红蛋白 75g/L，白细胞 9.8×10^9/L，网织红细胞 0.005。

64. 治疗首选（　　）

A. 硫酸亚铁　B. 维生素 B　C. 丙酸睾酮

D. 糖皮质激素　E. 叶酸

65. 该患儿精神症状好转在用药后（　　）

A. 24h　B. 2～4 日　C. 10 日

D. 2 周　E. 4 周

66. 本病预防的关键是（　　）

A. 按时添加含铁丰富的辅食　B. 及时添加谷类食物　C. 坚持母乳喂养

D. 及时添加菜汁、果汁、肉末食物　E. 不可随便用药

（67～69 题共用题干）

患者，女性，25 岁。2 周前因受凉出现上呼吸道感染，自服“感冒冲剂”后出现腹痛、腹泻及便血，次日双下肢膝关节以下出现散在性紫癜。血红蛋白 120g/L，白细胞 12×10^9/L，中性粒细胞 0.8，血小板 160×10^9/L，尿蛋白（+），红细胞 10～20 个/HP，白细胞 5～10 个/HP，颗粒管型 1～2 个/HP。

67. 该疾病的临床表现不包括（　　）

A. 水肿　B. 紫癜　C. 腹痛，伴恶心、呕吐或便血

D. 关节肿痛，呈游走性，无红、热，有积液　E. 血尿、蛋白尿及管型

68. 护士对患者进行健康教育，其内容应除外（　　）

A. 帮助患者寻找致病因素　B. 急性期卧床休息　C. 避免接触致敏原

D. 让患者学会自我观察　E. 补充优质蛋白如鱼、虾、蟹等

69. 该病预后较差的临床表现类型是（　　）

A. 紫癜型　B. 肾型　C. 腹型

D. 关节型　E. 腹型与关节型并存

部分参考答案

二、填空题

1. 血小板减少或功能异常　血管壁异常　凝血因子减少

2. <130g/L　<120g/L

3. 氯霉素

4. 刺激肾脏产生红细胞生成素　促红细胞生成

5. 糖皮质激素

6. 成熟粒细胞缺如　红细胞成熟受干扰　血小板减少

7. 5～10 日（1 周左右）7～12 日（10 日左右）2 周后　1～2 个月

8. 血红蛋白正常后 3～6 个月

9. 严重程度　发生速度

10. 60g/L

四、选择题

1～5. ABEED　6～10. BDBCD　11～15. ECAAB　16～20. DBCAA　21～25. BCCAC

26～30. DDCED　31～35. DBACD　36～40. AEEED　41～45. EADDC　46～50. BBBAC

51～55. DCCCC　56～60. CBBBA　61～65. BEABB　66～69. DAEB

（阎　青）

第六章 内分泌与代谢性疾病患者的护理

本章学习重点与难点

一、内分泌与代谢性疾病概述

（一）内分泌系统结构与功能

内分泌系统是指由人体内分泌腺（下丘脑、垂体、甲状腺、甲状旁腺、肾上腺、性腺、胰岛等）及一些具有内分泌功能的脏器、组织及细胞所组成的一个体液调节系统。

内分泌系统主要通过它所分泌的激素在局部、邻近组织、体腔或经血液循环到达远端靶器官对人体生长、发育、生殖、代谢、运动、脏器功能、衰老等生命现象进行调节，以维持人体内环境的相对平衡和稳定。

下丘脑是人体最重要的神经内分泌器官，是联系神经系统和内分泌系统的枢纽。垂体分为腺垂体和神经垂体，腺垂体可在下丘脑神经激素和靶腺激素等调节下分泌多种激素。甲状腺是人体最大的内分泌腺体，主要作用是合成和分泌甲状腺激素，促进机体能量、物质代谢和生长发育。胰岛是位于胰腺的细胞团，主要分泌胰岛素和胰高血糖素，对人体血糖、蛋白质和脂肪代谢起重要的调节作用。肾上腺分为皮质和髓质，肾上腺皮质分泌糖皮质激素、盐皮质激素和性激素。

（二）营养与代谢的生理

人体为了维持正常生命活动及保证生长和生殖所需的外源物质称为营养要素，由水、矿物质、碳水化合物（糖）、脂肪、蛋白质和维生素等六类所组成。这些营养要素通过进食这一行为而进入到体内。进食行为的正常受许多神经、内分泌等控制，其中下丘脑起着重要的作用。此外，还受文化，家庭、个人经验、个人经济条件及市场供应等因素影响。

因体内各种营养素过多、过少或不平衡，导致机体营养过剩或营养缺乏而引起的一类疾病称为营养病，如蛋白质缺乏症。因基因遗传和（或）环境因素，导致机体代谢障碍而引起的一类疾病称为代谢病，如糖尿病。

二、内分泌与代谢疾病患者常见症状体征的护理

由于激素作用于人体的各个组织及各系统，内分泌系统疾病的症状和体征也多种多样。遗传、自身免疫、感染、肿瘤、精神创伤和营养障碍等因素，通过炎症、增生、萎缩出血、坏死等各种病理过程导致内分泌腺体功能亢进或减退，引起激素水平异常而出现的内分泌疾病所特有的或非特异性的症状和体征，表现多样，以皮肤、毛发、身体外形、情绪和精神状态及性功能改变、生长发育异常、睡眠紊乱等较常见。

（一）身体外形改变

1. **概述** 身体外形改变多与脑垂体、甲状腺、甲状旁腺、肾上腺疾病或部分代谢性疾病有关。常见的身体外形改变有：身材过高或矮小、肥胖与消瘦、毛发改变、面容与皮肤变化等。

（1）身材过高与矮小：身材矮小见于侏儒症、呆小症；身材过高见于肢端肥大症、巨

人症。

（2）肥胖：实际体重超过标准体重的20%或体重指数（BMI）大于25kg/m^2称为肥胖，分为单纯性肥胖和继发性肥胖。继发性肥胖多见于下丘脑疾病、库欣综合征、2型糖尿病、甲状腺功能减退症等。

（3）消瘦：实际体重低于标准体重的20%或体重指数小于18.5 kg/m^2为消瘦，常见于甲亢、1型与2型糖尿病（非肥胖型）、肾上腺皮质功能减退症等。

$$体重指数=体重（kg）/身高^2（m^2）$$

我国健康成年男性的正常体重指数为20～25，＜20为消瘦，＞25为超重或肥胖。

我国健康成年女性正常为19～24，＜19为消瘦，＞24为超重或肥胖。

（4）毛发改变：全身性多毛见于库欣综合征等；毛发脱落见于甲状腺功能减退症。

（5）面容变化：甲亢可出现眼球突出、颈部增粗；库欣综合征常有满月脸、痤疮、多血质。

（6）皮肤的变化：皮肤黏膜色素沉着、皮肤紫纹和痤疮，常见于库欣病。

2. 常见护理诊断及措施 身体意象紊乱 与疾病引起身体外形改变等因素有关。

重点是提供心理支持，恰当修饰，建立良好的家庭互动关系，促进患者社会交往。

（二）生殖发育与性功能异常

1. 概述 生殖发育与性功能异常包括生殖器官发育迟缓或过早，性欲减退或消失，女性月经紊乱、闭经或不孕，男性勃起功能障碍或乳房发育等，与下丘脑、腺垂体和性激素功能异常有关。

2. 常见护理诊断及措施 性功能障碍 与内分泌功能紊乱有关。

（1）评估性功能障碍的形态：提供一个隐蔽舒适的环境和恰当的时间，鼓励患者描述目前的性功能、性活动与生活形态，使患者可开放讨论其问题。

（2）提供专业指导。

三、单纯性甲状腺肿

（一）病因

碘缺乏是地方性甲状腺肿最常见的原因。

（二）临床表现

单纯性甲状腺肿（simple goiter）最主要的临床表现为甲状腺肿大。

（三）辅助检查

单纯性甲状腺肿的总T_3（TT_3）、总T_4（TT_4）、促甲状腺激素正常。

（四）治疗要点

单纯性甲状腺肿补碘、左甲状腺素。

（五）常用的护理诊断及措施

知识缺乏：缺乏防治知识。

（1）饮食指导：①指导患者补充碘盐是预防缺碘性地方性甲状腺肿最有效的措施。②指导碘缺乏患者和妊娠期妇女多进食含碘丰富的食物，如海带、紫菜等海产类食品。避免摄入大量阻碍甲状腺激素合成的食物和药物，食物有卷心菜、花生、菠菜、萝卜等，药物有硫氰酸盐、保泰松、碳酸锂等。

（2）病情观察：观察患者甲状腺肿大的程度、质地，有无结节和压痛，以及颈部增粗的进展情况。

（3）用药护理：指导患者遵医嘱准确服药和坚持长期，不可随意增多和减少；观察甲状腺药物治疗的效果和不良反应。结节性甲状腺肿患者避免大剂量使用碘治疗，以免诱发碘甲亢。

四、甲状腺功能亢进症

（一）定义

甲状腺功能亢进症（thyrotoxicosis），简称甲亢，是甲状腺腺体本身产生甲状腺激素过多而引起的以神经、循环、消化等系统兴奋性增高和代谢亢进为主要表现的一组临床综合征。

（二）病因及发病机制

最常见病因为 Graves 病，其为自身免疫性疾病。

（三）临床表现

1. 症状　乏力、怕热、多汗、易激动、烦躁、失眠、消瘦、食欲亢进、大便次数增多或腹泻，可伴发周期性瘫痪、甲亢性疾病。

2. 体征　弥漫性、对称性甲状腺肿，震颤或血管杂音；突眼；心房颤动；脉压增大；胫前黏液性水肿。

3. 特殊的临床表现和类型

（1）甲状腺危象：属甲亢恶化的严重表现，病死率较高，其发病原因可能与交感神经兴奋、垂体—肾上腺皮质轴应激反应减弱，大量 T_3、T_4 释放入血有关。

1）主要诱因：①应激状态，如感染、精神刺激、创伤、^{131}I 治疗早期、甲亢手术前准备不充分等。②严重躯体疾病，如充血性心力衰竭、低血糖、败血症、脑血管意外、急腹症或严重创伤等。③口服过量甲状腺激素制剂。④严重精神创伤。⑤手术中过度挤压甲状腺。

2）临床表现：①高代谢：高热（39℃以上），大汗淋漓。②心血管：脉率快（140～240次/分），常有心房扑动或颤动。③消化系统：恶心、呕吐、腹泻，或因大量失水导致虚脱、休克。④神经系统：患者极度烦躁、最终昏迷。

（2）其他：甲状腺毒症性心脏病、淡漠型甲亢、妊娠期甲亢、T_3 甲状腺毒症、Graves 病（具体详见教材）。

（四）辅助检查

（1）血清甲状腺激素游离 T_3（FT_3）、游离 T_4（FT_4）是诊断甲亢的首选指标，TT_3 是诊断 T_3 型甲亢的特异性指标。

（2）促甲状腺激素反映甲状腺功能最敏感指标，筛查甲亢第一线指标。

（3）甲状腺 ^{131}I 摄取率　总摄取量增加，高峰前移。目前已被甲状腺激素测定技术所替代。

（4）甲状腺刺激性抗体（TSAb）、促甲状素受体抗体（TRAb），是诊断 Graves 病的重要指标之一。

（五）治疗要点

1. 一般治疗 休息、营养支持疗法、镇静。

2. 甲亢治疗

（1）抗甲状腺药物（ATD）：丙硫氧嘧啶（PTU）、甲巯咪唑（MMI）

1）适应证、禁忌证（具体详见教材）

2）常用药物：硫脲类和咪唑类两类。硫脲类有甲硫氧嘧啶（MTU）、丙硫氧嘧啶等；咪唑类药物有甲巯咪唑及卡比马唑（CMZ）等。用药后须至症状缓解、甲状腺功能恢复正常时开始减量。至最小维持量，继续服用1.5～2年，无反复可考虑停药。

3）不良反应：主要为粒细胞减少，如白细胞低于3×10^9/L或中性粒细胞低于1.5×10^9/L，则应考虑停药；如伴发热、咽痛、皮疹等应警惕粒细胞缺乏症，须立即停药。

（2）辅助药物

1）β受体阻滞剂：普萘洛尔抑制交感神经兴奋性，用药过程中须观察心率，防止心率过度减慢。

2）复方碘溶液：仅用在术前准备和甲状腺危象。

3）甲状腺素片：如在抗甲状腺药物治疗过程中，症状虽缓解但出现甲状腺反而增大或突眼加重时，可酌减抗甲状腺药物剂量，并加服甲状腺素片，以稳定下丘脑—垂体—甲状腺轴的功能，避免T_4、T_3减少后对促甲状腺激素反馈抑制的减弱。

3. 放射线^{131}I治疗 适应证、禁忌证、并发症（详见教材）。

4. 手术治疗 适应证、禁忌证、并发症（详见教材）。

（六）常用的护理诊断及措施

1. 营养失调 低于机体需要量 与代谢增高导致代谢需求大于摄入有关。

（1）饮食护理：给予高热量、高蛋白、高维生素及矿物质丰富的饮食（限制碘摄入）。多摄取蔬菜和水果，尤其是复合维生素B。并给予充足的水分，2000～3000ml/d，以补充出汗、腹泻等丢失的水分。但心脏病应避免大量饮水。禁忌摄入刺激性食物及饮料，如浓茶、咖啡等，以免引起患者精神兴奋。忌食生冷食物，减少食物中粗纤维的摄入，以减少排便次数。少食卷心菜如甘蓝等致甲状腺肿食物及含碘丰富的食物。

（2）用药护理：①患者正确用药，不可擅自停药或自行减量。注意观察药物的疗效：一般T_4的半衰期为1周，加之甲状腺内储存的甲状腺素释放约需要2周的时间，抗甲状腺药物发挥作用多在4周左右，应告知患者。②药物不良反应：第1个月每周复查血象1次，注意观察血象，如粒细胞减少并伴有发热、咽痛、皮疹等症状时，应立即停药，给予升白细胞药物。

2. 潜在并发症 甲亢危象。

（1）防治感染和充分的术前准备是防治危象发生的关键。

（2）一旦发生，迅速建立静脉通路，给予氧气吸入，有高热时应进行物理降温。

（3）遵医嘱使用丙硫氧嘧啶，以抑制甲状腺激素的合成和转化；使用复方碘溶液，以抑制甲状腺激素的释放；使用β-肾上腺素能受体阻滞剂降低周围组织对甲状腺激素的反应；使用氢化可的松，以拮抗应激。

（4）保证病室环境安静、凉爽，密切观察生命体征和意识状态并记录。昏迷者加强皮肤、口腔护理，定时翻身，以预防压疮和肺炎的发生。

五、甲状腺功能减退症

（一）定义

甲状腺功能减退症（hypothyroidism）是指甲状腺合成和分泌甲状腺激素减少和组织利用不足导致的全身代谢减退综合征，简称甲减。

（二）临床表现

1. 成人型甲状腺功能减退症　成年起病，有神经、循环、消化等系统兴奋性减退和低代谢的临床表现，血中甲状腺激素低于正常。

2. 呆小病　起病于胎儿或新生儿，除成人型表现外，常有智力低下和特殊面容，血中甲状腺激素低于正常。

（三）治疗要点

甲状腺功能减退症的治疗要点为甲状腺片替代治疗。

六、糖　尿　病

（一）定义

糖尿病（diabetes mellitus，DM）是一组由多病因引起的胰岛素分泌不足和（或）作用缺陷、以慢性高血糖为特征的代谢疾病。

（二）分型

其分型有 1 型糖尿病、2 型糖尿病、其他特殊类型糖尿病、妊娠期糖尿病。

（三）病因与发病机制

1 型糖尿病是由遗传和环境共同作用引起的胰岛素分泌减少或缺乏的一种自身免疫性疾病。2 型糖尿病与遗传和环境的关系更为紧密，危险因素冠心病、高血压、高血脂、肥胖等可引起胰岛素抵抗。

（四）临床表现

1. 代谢紊乱症候群　多尿、多饮、多食和体重减轻；口渴、皮肤瘙痒、疲乏。

2. 急性并发症

（1）糖尿病酮症酸中毒（diabetic ketoacidosis，DKA）：①诱因：感染（以呼吸道、泌尿道感染最多见）、治疗中断、饮食不当、妊娠、分娩、创伤、麻醉、手术、严重刺激引起应激状态。②临床表现：好发于 1 型糖尿病，早期有糖尿病加重表现、典型表现为呼吸深快有烂苹果味（丙酮味）、脱水征、晚期意识障碍、反射迟钝甚至消失。③血糖、血酮增高，血 pH 下降。

（2）高血糖高渗状态（HHS）：①诱因：感染、急性胃肠炎、胰腺炎、脑卒中、药物应用等。②临床表现：严重高血糖、高血浆渗透压、脱水而无无显著的酮症酸中毒，常有不同程度的意识障碍。③血糖、血钠、血浆渗透压增高明显。

（3）低血糖：表现为头晕、心悸、出汗、饥饿感、软弱无力、面色苍白、肌肉颤抖，严重者抽搐、昏迷等。

3. 慢性并发症

（1）大血管病变：冠心病、脑血管病、肾动脉硬化、肢体动脉硬化，心脑血管病是导致死亡主要原因。

（2）微血管病变：糖尿病肾病（最常见病理类型肾小球硬化症，是1型糖尿病主要死因，早期临床表现为蛋白尿）；视网膜病变（失明的主要原因之一）；神经病变（以周围神经病变最常见，早期表现为肢端感觉异常或疼痛）；糖尿病足。

（五）辅助检查

1. 血糖 确诊依据。常检测空腹血糖，也可测餐后血糖或口服葡萄糖耐量试验（OGTT）。

（1）空腹血浆葡萄糖（FPG）：正常值为3.9～6.0mmol/L。6.1～6.9mmol/L为空腹血糖受损（IFG），≥7.0mmol/L为糖尿病。

（2）OGTT中血浆葡萄糖（2hPG）：正常人为2hPG≤7.7mmol/L。7.8～11.0mmol/L为糖耐量降低（IGT），2hPG≥11.1mmol/L为糖尿病。

2. 糖化血红蛋白A1 正常人为3%～6%，反映患者近8～12周平均血糖水平。

3. 血浆胰岛素和C肽测定 评估胰腺功能，鉴别1型、2型糖尿病。

4. 血脂 判断病情控制情况及饮食和调脂治疗的依据。

（六）治疗要点

治疗要点为早期、长期、综合、个体化治疗，包括医学营养治疗（饮食治疗）、运动疗法、病情监测、药物治疗和健康教育五大方面。重点是药物治疗，包括常用药物种类、作用。

（1）口服降糖药：①磺脲类：甲苯磺丁脲、格列本脲（优降糖）、格列齐特（达美康），增加格列喹酮、格列美脲。其主要作用机制是刺激胰岛素分泌。②双胍类：二甲双胍，作用可能为促进肌肉等外周组织摄取葡萄糖，加速无氧糖酵解和抑制葡萄糖异生。③α-葡萄糖苷酶抑制剂（AGI）：阿卡波糖（拜糖平）、伏格列波糖（倍欣）。AGI抑制α-葡萄糖苷酶可延迟碳水化合物吸收，降低餐后高血糖，尤其适用于空腹血糖正常，而餐后血糖明显升高者。④胰岛素增敏剂：噻唑烷二酮（TZD），主要作用是增强靶组织对胰岛素的敏感性，减轻胰岛素抵抗。

（2）胰岛素：适用于1型和2型糖尿病经口服降糖药无效的患者，糖尿病酮症酸中毒和高渗性昏迷，合并重症感染、急性疾病或消耗性疾病的糖尿病，外科治疗的围术期或妊娠和分娩时。

（3）糖尿病酮症酸中毒的治疗

1）输液：通常使用生理盐水，补液量和速度视失水程度而定。

2）小剂量胰岛素治疗，将速效胰岛素加入生理盐水中持续静脉滴注。

3）纠正电解质及酸碱平衡失调。

4）防治诱因和处理并发症。

（七）常用的护理诊断及措施

1. 营养失调 低于或高于机体需要量与胰岛素分泌或作用缺陷有关。

（1）饮食护理

1）向患者解释饮食治疗的目的和意义：①纠正代谢紊乱，使血糖、血脂达到或接近正常值并消除症状。②维持正常体重。③减轻胰岛B细胞的负担，延缓心血管并发症的发生与发展。④维持健康，保证患者的正常发育，并能维持各种正常的生理活动。

2）糖尿病患者的饮食分配：①每日总热量摄入的原则：依据患者的年龄、性别、标准体重、实际体重、有无合并症及体力活动情况而定。②计算标准体重与实际体重。③按标准体重计算每日热量。④总热量的营养分配、三餐分配。

3）注意事项：①主食提倡用粗制米、面和适量杂粮。②食用含不饱和脂肪酸的植物油，少食胆固醇含量高的食品。③增加纤维含量，纤维素可促进肠蠕动，防止便秘，同时可延缓食物的消化吸收，降低餐后血糖高峰。④低盐，限酒。⑤监测体重变化。

（2）运动锻炼

1）向患者解释运动的益处：①提高胰岛素敏感性，改善血糖控制。②加速脂肪分解，减轻体重，改善脂代谢，有利于预防糖尿病心血管并发症。③增强体力及免疫力删除功能，并有助于改善精神状态，消除不良情绪。

2）向患者介绍运动的总原则是“循序渐进、量力而行、持之以恒”。运动的方法：①运动方式：可以根据患者的年龄、身体情况、爱好和环境条件等选择中、低强度的有氧运动。②运动频率和时间：每次运动 30min 左右，每周 5 日。③运动强度：运动时保持脉率为（170–年龄）。④运动时机：运动时间应相对固定，宜在饭后 1h 左右开始运动，忌空腹运动。

3）注意事项：①在运动之前，评估糖尿病控制情况，并制订适合患者的运动计划。②应选择合脚、舒适的运动鞋和袜。在正式运动前应先做低强度热身运动，将正式运动中要用到的肌肉伸展开，以免拉伤。③如果患者用胰岛素治疗，应该在运动前将胰岛素注射在腹部，因为肢体活动可使胰岛素吸收加快、作用加强，易发生低血糖。④运动过程中注意心率变化及感觉，如轻微喘息、出汗等，以掌握运动强度。若出现乏力、头晕、心慌、胸闷、憋气、出虚汗及腿痛等不适，应立即停止运动，原地休息。⑤运动即将结束时，再做 5～10min 的恢复整理运动，并逐渐使心率降至运动前水平，而不要突然停止运动。

（3）用药护理：重点是常用药物的使用方法及不良反应。

1）口服降糖药：①磺脲类：主要不良反应是低血糖反应，特别是肝、肾功能不全和老年患者。②双胍类：主要不良反应为食欲减退、恶心、呕吐、口干苦、金属味，偶有过敏反应。③α-葡萄糖苷酶抑制剂：主要不良反应为胃肠道反应，如腹胀、排气增多或腹泻。

2）胰岛素：主要不良反应：①低血糖反应：与胰岛素使用剂量过大、饮食失调或运动过量有关，表现为头昏、心悸、多汗、饥饿甚至昏迷，对低血糖反应者，及时检测血糖，根据病情进食糖类食物或静脉注射 50%葡萄糖 20～30ml。确保胰岛素的有效使用剂量和时间、定时定量及适量运动是预防低血糖反应的关键，胰岛素储存温度不可<2℃或>30℃，避免剧烈晃动。②胰岛素过敏：主要表现为注射局部瘙痒、荨麻疹等。③注射部位皮下脂肪萎缩或增生。

2. 潜在并发症 糖尿病酮症酸中毒、低血糖反应、糖尿病足。

（1）糖尿病酮症酸中毒

1）病情监测：①生命体征、意识、瞳孔，记液体出入量。②症状体征观察：口渴、呼吸深快有烂苹果味等。③检测尿糖、血糖、酮体的变化。

2）紧急处理：①正确执行医嘱，确保液体和胰岛素的输入，液体输入量应在规定的时间内完成，胰岛素用量必须准确和及时。②患者绝对卧床休息，注意保暖，预防压疮和继发感染。③严密观察和记录患者神志变化、瞳孔大小和对光反射、呼吸、血压、脉搏、心率及每日出入液量等变化。④在输液和胰岛素治疗过程中，需每 1～2h 留取标本送检尿糖、尿酮、血糖、血酮、血钾、血钠、二氧化碳结合力等。

（2）低血糖反应：①监测：患者有无有饥饿感，伴软弱无力、出汗、恶心、心悸、面色苍白等低血糖症状。②处理：轻者立即进食含糖的食物；严重者静脉注射 50%葡萄糖 40～60ml。

（3）糖尿病足：①观察与检查：观察足部颜色、温度、动脉搏动；足部有无鸡眼、甲沟炎、甲癣、水疱等病变。②促进肢体血液循环：足部保暖；适当运动、按摩足部、促进循环，改善神经营养供给，戒烟。③保护足部：选择合适鞋袜，保持足部清洁，修剪趾甲，及时治疗足部疾病。④预防足部外伤。

（八）健康指导

（1）加强糖尿病的健康教育：①认识糖尿病须终身治疗，增强患者的依从性。②掌握饮食和体育锻炼的具体方法、注意事项。③学会检测尿糖、血糖的变化：尿糖定性测定，使用便携式血糖测定。④学会正确注射胰岛素的方法，知道药物的作用，副作用及使用注意事项。⑤教会患者识别低血糖反应的表现，掌握自救方法。

（2）生活指导：生活规律，戒烟酒，注意个人卫生，预防各种感染。

（3）指导患者认识并发症先兆：如糖尿病酮症酸中毒的先兆症状。

（4）了解糖尿病治疗控制的目标，每年定期全身检查，以尽早防治慢性并发症。

七、库欣综合征

（一）定义

各种病因造成肾上腺分泌过多糖皮质激素（主要是皮质醇）所致病症的总称为库欣综合征（Cushing 综合征）。

（二）病因

库欣综合征的病因为库欣病（最多见于垂体微腺瘤）、异位 ACTH 综合征、肾上腺皮质病变。

（三）临床表现

主要表现为满月脸、多血质、向心性肥胖、皮肤紫纹、痤疮、血压升高、骨质疏松、抵抗力下降、高糖、高钠、低钾等。

（四）辅助检查

1. **小剂量地塞米松抑制试验** 可鉴别单纯性肥胖和皮质醇增多症。
2. **大剂量地塞米松抑制试验** 明确病因。

（五）治疗要点

其治疗要点病因治疗为主，手术切除微腺瘤。

（六）常用的护理诊断及措施

1. **身体意象紊乱** 与库欣综合征引起身体外形改变有关。
2. **体液过多** 与皮质醇增多引起水钠潴留有关。

重点是饮食指导，高钙、高蛋白、高维生素、高钾、低钠、低热量、低脂肪饮食。

八、痛　风

（一）定义

痛风（gout）是尿酸盐沉积于骨关节、肾脏和皮下等部位，引发的急、慢性炎症和组织损伤，与嘌呤代谢紊乱和（或）尿酸排泄减少所致的高尿酸血症直接相关，属于代谢性风湿病。

（二）临床表现

其临床表现为无症状期（血尿酸增高）、急性关节炎期（为首发症状，多见于跗趾和第一跖趾关节）、痛风石期（尿酸盐结晶）、肾病变期。

（三）辅助检查

1. **尿酸测定**　男性或绝经后女性血尿酸大于 420μmol/L、绝经前女性大于 358μmol/L。

2. **关节液或痛风石检查**　偏振光显微镜下可见双折光的针形尿酸盐结晶。

（四）治疗要点

1. **一般治疗**　避免高嘌呤饮食、禁酒、运动、保持理想体重、多饮水（每日至少 2000ml）、避免使用抑制尿酸排泄的药物（如噻嗪类利尿剂）。

2. **急性痛风性关节炎期**　非甾体抗炎药（NSAIDS）、秋水仙碱（特效药）、糖皮质激素。

3. **发作间歇和慢性期**　促进尿酸排泄（丙磺舒）、抑制尿酸合成（别嘌醇）。

（五）常用的护理诊断及措施

1. **疼痛**　关节痛与尿酸盐结晶沉积在关节引起炎症反应有关。

重点是的休息、用药护理。

2. **知识缺乏**　缺乏与痛风有关的饮食知识。

重点是饮食护理，低热量、低蛋白、清淡、易消化食物，禁高嘌呤食物，忌辛辣刺激性食物，禁烟酒，指导进食碱性食物。

九、骨质疏松症

（一）定义

骨质疏松症（osteoporosis）是一种以骨量降低和骨组织微结构破坏为特征，导致骨脆性增加和易于骨折的代谢性骨病。

（二）病因

其病因为雌激素缺乏、活性维生素 D 缺乏、甲状旁腺激素（PTH）增高、遗传、不良生活方式和生活环境（高龄、吸烟、制动、体力活动少、酗酒、光照减少、钙摄入不足、营养不良、长期卧床、长期服用糖皮质激素等）。

（三）临床表现

其临床表现为骨痛、肌无力、骨折、驼背、胸廓畸形等。

（四）辅助检查

1. X 线摄片。

2. **骨密度测量**　骨密度或骨矿含量低于正常青年人平均值 2.5s。

（五）治疗要点

1. **一般治疗**　高蛋白质、异黄酮饮食，补钙和维生素 D；加强运动、纠正不良生活习惯。

2. **特殊治疗**　补充雌激素、双膦酸盐、降钙素、甲状旁腺激素。

（六）常用的护理诊断及措施

有受伤的危险 与骨质疏松导致骨骼脆性增加有关。

重点是预防跌倒、用药护理。

自 测 习 题

一、名词解释

1. 肥胖（obesity）
2. 消瘦（emaciated）
3. 甲状腺毒症（thyrotoxicosis）
4. Graves 病（GD）
5. 甲状腺危象（thyroid crisis）
6. 糖尿病（diabetes mellitus）
7. 糖尿病足（diabetic foot，DF）
8. 痛风（gout）
9. 骨质疏松症（osteoporosis，OP）
10. 库欣病（cushing disease）

二、填空题

1. 身材过长见于________、________患者；身材矮小见于________患者。
2. 单纯性甲状腺肿的病因很多，最常见的是________。
3. Graves 病的典型表现有________、________及________。
4. Graves 病的治疗方法包括________、________及________三种。
5. 根据病因，糖尿病可以分为________、________、________和________四型。
6. 糖化血红蛋白 A_1 反映取血前________周血糖的平均水平。
7. 痛风患者应每日饮水________以上以增加尿酸的排泄。
8. 小剂量地塞米松抑制试验用于鉴别________和________，大剂量地塞米松抑制试验用于________的鉴别。

三、简答题

1. 简述抗甲状腺药物的常见不良反应及处理。
2. 简述甲状腺危象患者的抢救配合要点。
3. 糖尿病的诊断标准有哪些？
4. 简述糖尿病酮症酸中毒的诱因及治疗原则。
5. 对皮质醇增多症患者如何进行饮食指导？
6. 对痛风患者如何进行饮食指导？
7. 对糖尿病患者如何进行饮食指导？
8. 胰岛素使用时可能出现的不良反应有哪些？如何进行护理？

四、选择题

A1/A2 型题

1. 关于甲状腺危象的诱因，应除外（　　）

A. 严重精神刺激　B. 口服过量 HT 制剂　C. ^{131}I 治疗反应

D. 手术中过度挤压甲状腺　E. 多食

2. 甲亢患者非浸润性突眼的特点是（　　）

A. 怕光流泪　B. 易并发眼角膜炎　C. 视物模糊

D. 眼部刺痛　E. 睑裂增宽

3. 甲亢患者最具特征的心血管体征为（ ）

A. 水冲脉 B. 房性期前收缩 C. 脉压减小

D. 短绌脉 E. 收缩压增高

4. 甲亢性心脏病患者最常出现的心律失常是（ ）

A. 期前收缩 B. 室性期前收缩 C. 室上心动过速

D. 心房颤动 E. 心室颤动

5. 甲亢患者不宜进食的食物是（ ）

A. 高碘食物 B. 高维生素食物 C. 高钾食物

D. 高脂食物 E. 高蛋白质食物

6. 治疗甲亢的常用药是硫脲类抗甲状腺药物，其主要作用是（ ）

A. 阻滞 T_4转变为 T_3 B. 抑制碘的吸收 C. 抑制甲状腺激素的释放

D. 抑制甲状腺激素的合成 E. 抑制促甲状腺激素的合成

7. 甲亢合并眼症时，采取的眼保护措施不包括（ ）

A. 无菌盐水纱布覆盖眼睛 B. 风沙天气尽量不外出 C. 限制钠盐摄入

D. 外出佩戴有色眼镜 E. 给予高热量、高盐饮食

8. 甲状腺功能减退患者终末期的主要表现是（ ）

A. 黏液水肿，昏迷 B. 痴呆，昏睡 C. 木僵，惊厥

D. 智力低下，反应迟钝 E. 生理功能低下，心动过缓

9. 护士观察到皮质醇增多症患者出现了腹胀、四肢无力，该护士应首先考虑可能是（ ）

A. 低血糖 B. 高血钾 C. 低血钠

D. 低血钾 E. 低血钙

10. 下列对于皮质醇增多症的特征性表现描述错误的是（ ）

A. 多血质面容 B. 生长发育障碍 C. 免疫力下降

D. 向心性肥胖 E. 皮肤黏膜色素沉着

11. 下列哪种疾病患者宜采用高蛋白、高维生素、低糖、低脂、低盐，富含钾、钙饮食（ ）

A. 甲亢 B. 甲状腺功能减退症 C. 急性肾小球肾炎

D. 皮质醇增多症 E. 呆小症

12. 糖尿病患者合并眼盲及肾衰竭的原因是（ ）

A. 小动脉病变 B. 大动脉病变 C. 微血管病变

D. 毛细血管病变 E. 末梢血管病变

13. 1 型糖尿病发病的主要因素是（ ）

A. 胰岛素抵抗 B. 感染 C. 胰岛素分泌绝对不足

D. 肝糖原快速分解释放大量糖入血 E. 老年人肾小管重吸收糖多

14. 下列表现中属于糖尿病多发性周围神经病变临床特点的是（ ）

A. 视物模糊 B. 尿失禁 C. 四肢麻木

D. 胃肠功能失调 E. 体位性低血压

15. 糖尿病患者常应用磺脲类药物，该药物的主要作用是（ ）

A. 直接刺激胰岛细胞释放胰岛素 B. 增加外周组织对葡萄糖的利用

C. 抑制葡萄糖的异生 D. 抑制小肠 α-葡萄糖苷酶的活性

E. 增加胰岛素的功能

16. 糖尿病患者最基本的治疗措施是（　　）
A. 体育锻炼　　B. 药物治疗　　C. 饮食治疗
D. 并发症治疗　　E. 注射胰岛素

17. 以下哪种是引起甲亢的常见病因（　　）
A. 恶性甲状腺瘤　　B. Graves 病　　C. 多结节性毒性甲状腺肿
D. 桥本甲状腺毒症　　E. 滤泡状甲状腺癌

18. 患者，女性，23 岁。甲亢，在进行治疗过程中发现恶心呕吐大汗淋漓，神志恍惚，查体温 39℃，心率 160 次/分。提示患者发生了（　　）
A. 治疗正常反应　　B. 甲状腺危象　　C. 淡漠型甲亢
D. 甲状腺功能减退　　E. 过敏反应

19. 患者，女性，40 岁。半年来多食易饥，性情急躁，易激动，失眠多汗，怕热，消瘦，双眼突出，身体检查最常见的体征是（　　）
A. 皮肤粗糙　　B. 深反射亢进　　C. 甲状腺肿大
D. 毛发稀少　　E. 心脏扩大

20. 治疗甲亢抑制 T_4 转化为 T_3 的药物是（　　）
A. 丙硫氧嘧啶　　B. 甲硫氧嘧啶　　C. 甲巯咪唑
D. 卡比马唑　　E. 碘剂

21. 关于 2 型糖尿病的描述错误的是（　　）
A. 与自身免疫关系密切　　B. 对胰岛素发生抵抗　　C. 与遗传有关
D. 与环境有关　　E. 与肥胖关系密切

22. 患者，女性，20 岁。被诊断为 1 型糖尿病，应用胰岛素治疗，餐前尿糖（+++），用胰岛素 12U，45min 后出现疲乏冷汗，强烈饥饿感，患者发生了（　　）
A. 过敏反应　　B. 酮症酸中毒　　C. 低血糖
D. 胃肠道反应　　E. 反应性高血糖

23. 口服葡萄糖耐量试验的抽血时间是（　　）
A. 口服葡萄糖后 0h，0.5h，1h，2h　　B. 口服葡萄糖后 0.5h，1h，2h，3h
C. 口服葡萄糖后 0.5h，1h，2h，4h　　D. 口服葡萄糖后 1h，1.5h，2h，2.5h
E. 口服葡萄糖后 1h，1.5h，2h，4h

24. 患者，女性，70 岁。糖尿病病史 20 余年。诉视物不清，胸闷憋气，两腿及足底刺痛，夜间难以入睡多年。近来，足趾渐变黑。该患者并发的疾病不包括下列哪一项（　　）
A. 白内障或视网膜病变　　B. 冠心病　　C. 神经病变
D. 肢端坏疽　　E. 足部感染

25. 患者，女性，15 岁。诊断为弥漫性单纯性甲状腺肿，甲状腺肿较明显，为其采取的主要治疗措施是（　　）
A. 放射性 ^{131}I 治疗　　B. 多食含碘食物　　C. 抗甲状腺药物治疗
D. 甲状腺大部分切除　　E. 给予小剂量甲状腺激素

26. 患者，男性，25 岁。甲亢，应用抗甲状腺药物甲巯咪唑治疗。近 2 日患者出现高热、咽痛等，考虑停用甲巯咪唑，最可能的原因是（　　）
A. 肝功能下降　　B. 上呼吸道感染　　C. 药物过量
D. 粒细胞缺乏　　E. 药物过敏

27. 患者，男性，62 岁，患“甲亢”5 年。今日体温突然达 40℃，心率 150 次/分，恶心、

呕吐、腹泻，大汗淋漓，昏睡。查 FT_3 及 FT_4 显著增高，诊断为甲状腺危象，产生该现象的原因是（　　）

A. 感染使代谢增高　B. 机体消耗大量甲状腺　C. 腺垂体功能亢进

D. 大量甲状腺素释放入血　E. 自主神经功能紊乱

28. 患者，男性，32 岁。因甲亢接受放射性 ^{131}I 治疗。治疗后护士应嘱患者定期复查，以便及早发现（　　）

A. 甲状腺癌变　B. 永久性甲状腺功能减退　C. 红细胞减少

D. 突眼恶化　E. 声音嘶哑

29. 张某，女性，40 岁。患甲亢伴突眼 1 年余。近 1 个月来，突眼恶化，结膜充血、水肿。在对患者进行健康教育时，告诉患者保护眼睛的措施，下列哪项除外（　　）

A. 外出时戴墨镜　B. 常用眼药水滴眼　C. 无须限制水钠的摄入

D. 睡觉时抬高床头　E. 眼睑不能闭合时睡前带眼罩

30. 某甲亢患者，应用甲巯咪唑治疗 1 个月后症状好转，但甲状腺肿与突眼加重，应采取哪种治疗措施（　　）

A. 加大甲巯咪唑剂量　B. 停用甲巯咪唑　C. 改用碘治疗

D. 加用小剂量甲状腺激素　E. 改用 β 受体阻滞剂

31. 患者，女性，27 岁。甲亢病史 1 年，妊娠 4 个月后甲亢加重，治疗首选（　　）

A. 甲硫氧嘧啶　B. 丙硫氧嘧啶　C. 甲巯咪唑

D. 卡比马唑　E. 普萘洛尔

32. 患者，女性，28 岁。失眠、多梦、易激动，甲状腺轻度弥漫性肿大，心率 100 次/分。初诊为甲亢，对确定诊断最有价值的检查方法是（　　）

A. 甲状腺扫描　B. 甲状腺 ^{131}I 摄取率测定　C. 血清蛋白结合碘测定

D. 基础代谢率测定　E. 血清甲状腺素测定

33. 某甲亢患者，既往有哮喘病史，在制订治疗方案时，应禁用下列哪种药物（　　）

A. 地西泮　B. 甲巯咪唑　C. 卡比马唑

D. 普萘洛尔　E. 甲状腺素片

34. 患者，女性，40 岁。1 年前因毒性弥漫性甲状腺肿做次全切除，近半个月心悸、消瘦，诊断为甲亢复发，其首选的治疗是（　　）

A. 再次甲状腺手术　B. 放射性 ^{131}I　C. 抗甲状腺药

D. 碘剂　E. 普萘洛尔

35. 患者，男性，45 岁。患糖尿病 5 年。近日出现糖尿病酮症酸中毒，其呼吸特点为（　　）

A. 呼吸频率异常　B. 吸气时间大于呼气时间　C. 呼吸困难

D. 深快呼吸　E. 呼吸浅促

36. 患者，男性，58 岁。因严重腹泻、脱水而出现意识障碍入急诊，急查血糖 34.1mmol/L，尿酮体（±），考虑患者意识障碍可能属于（　　）

A. 高血压合并糖尿病　B. 低血糖昏迷　C. 休克并发意识障碍

D. 糖尿病酮症酸中毒昏迷　E. 高渗性非酮症糖尿病昏迷

37. 患者，男性，57 岁。糖尿病患者，采用胰岛素治疗，下午 3 时半突然出现多汗、心慌、无力，后神志不清，护士检测脉搏 120 次/分、化验尿糖（－），尿酮（－），尿素氮轻度升高，该护士考虑患者最可能为（　　）

A. 药物过敏　B. 酮症酸中毒昏迷　C. 低血糖昏迷

D. 脑出血　E. 尿毒症昏迷

38. 患者，女性，52 岁。身高 155cm，体重 75kg，诊断为 2 型糖尿病，“三多一少”症状不明显，空腹血糖 9.8mmol/L。首选的口服降糖药物是（　）

A. 格列齐特　B. 甲苯磺丁脲　C. 格列吡嗪

D. 二甲双胍　E. 格列本脲

39. 患者，女性，49 岁。患有糖尿病酮症酸中毒，尿糖阳性。患者尿液气味呈（　）

A. 芳香味　B. 氨臭味　C. 大蒜味　D. 烂苹果味　E. 腐臭味

40. 糖尿病患者在注射胰岛素之后，何时散步（　）

A. 餐后 1h　B. 餐后 0.5h　C. 餐前 0.5h　D. 餐前 1h　E. 餐后 2h

41. 患者，女性，48 岁。肥胖体征，无明显多饮、多食、多尿及体重减轻症状，空腹血糖 6.0mmol/L，空腹尿糖阴性，餐后 2h 血糖 13mmol/L，尿糖(+)。次患者首选的治疗方案是(　)

A. 饮食控制+运动疗法　B. 饮食控制+口服降糖药　C. 运动疗法+胰岛素

D. 饮食控制+运动疗法+胰岛素　E. 饮食控制+运动疗法+口服降糖药

42. 患者，女性，40 岁。运动后患者出现心慌、出冷汗，测血糖为 2.8mmol/L，护士正确的处理是（　）

A. 补充葡萄糖　B. 输注血糖　C. 补充盐水

D. 输入脂肪乳　E. 增加胰岛素用量

43. 患者，女性，68 岁。患“2 型糖尿病”8 年。为预防糖尿病足，不妥的是（　）

A. 每日检查清洁足部　B. 足部出现破损可自擦药物　C. 每日坚持适度运动

D. 不能用热水烫脚　E. 不能赤脚走路

44. 患者，女性，48 岁。有糖尿病史 9 年，身高 160cm，体重 45kg。护理体检：下肢水肿，查血糖 12mmol/L，尿糖（+），尿蛋白（+），血尿素氮和血肌酐正常。患者可能并发（　）

A. 下肢静脉血栓形成　B. 糖尿病肾病　C. 自主神经病变

D. 营养不良　E. 酮症酸中毒

45. 患者，女性，41 岁。关节红、肿、痛及尿路结石 5 年，使用肉食症状加重。与患者疾病有关的代谢紊乱是（　）

A. 糖代谢紊乱　B. 脂代谢紊乱　C. 嘌呤核苷酸代谢紊乱

D. 嘧啶核苷酸代谢紊乱　E. 蛋白质代谢紊乱

46. 患者，女性，56 岁。痛风病史 10 年。经正规治疗目前处于发作间歇期，对患者进行运动指导，正确的是（　）

A. 运动后出现疼痛立即停止此项运动　B. 多用手提重物尽量不用肩部

C. 多用手指负重尽量不用手臂　D. 坚持长时间持续进行重体力工作

E. 经常改变姿势，保持受累关节舒适

A3/A4 型题

（47～49 题共用题干）

患者，女性，38 岁。患甲亢 2 年，用抗甲状腺药物控制良好。因慢性阑尾炎入院准备手术，术前 1 日发现患者烦躁不安、四肢无力、心慌气短、多汗。查体：体温 39.5℃、心率 142 次/分、律不齐、心率＞脉率，右下腹有轻微压痛，无反跳痛与肌紧张。

47. 最可能的出现的情况为（　）

A. 急性心力衰竭　B. 慢性阑尾炎急性发作　C. 阑尾穿孔

D. 败血症　　E. 甲状腺危象

48. 首选哪种药物治疗（　　）

A. 甲硫氧嘧啶　　B. 丙硫氧嘧啶　　C. 甲巯咪唑

D. 甲巯咪唑　　E. β受体阻滞剂

49. 下列哪项护理措施不妥（　　）

A. 绝对卧床休息　　B. 持续低流量吸氧　　C. 遵医嘱给予阿司匹林

D. 监测生命体征变化　　E. 去除诱因

（50～51 题共用题干）

患者，女性，28 岁。近 3 个月脾气暴躁、易出汗、乏力、手抖、失眠、多食、体重下降。查体：甲状腺呈 I 度弥漫性肿大、质软、有轻度压痛、颈部可闻及血管杂音。基础代谢率+25%。初步诊断为甲亢。

50. 最佳治疗方法是（　）

A. 甲巯咪唑治疗　　B. 手术治疗　　C. 放射性 ^{131}I 治疗

D. β受体阻滞剂治疗　　E. 糖皮质激素治疗

51. 在服药过程中，护士应给予患者相应的护理，哪项指导不正确（　　）

A. 用药后 2 周左右才开始起效　　B. 用药时间长达 1.5～2 年

C. 轻型药疹可服用抗过敏药缓解　　D. 开始服药后应每周查血常规

E. 白细胞计数<3.5×10^9/L 应停药

（52～54 题共用题干）

程女士，60 岁。糖尿病患者，口服降糖药控制血糖不满意，加用皮下注射胰岛素。

52. 关于胰岛素治疗，下列不妥的是（　　）

A. 胰岛素剂量需严格个体化　　B. 从小剂量开始，逐渐增量

C. 老年人胰岛素治疗时血糖控制标准可适当放宽　　D. 优先选用中长效制剂

E. 血糖控制不稳时，可每 3～4 日调整 1 次剂量

53. 下列哪一部位不可注射胰岛素（　　）

A. 上臂外侧　　B. 大腿前及外侧　　C. 脐周及膀胱区

D. 臀部和腰部　　E. 腹部两侧

54. 使用胰岛素治疗中应告知患者警惕（　　）

A. 低血糖反应　　B. 酮症酸中毒发生　　C. 胃肠道反应

D. 过敏反应　　E. 肾功能损害

（55～58 题共用题干）

患者，男性，18 岁。患 1 型糖尿病多年，因感冒、体温 39℃、食欲减退、恶心呕吐及腹痛而入院。

55. 护理体检发现该患者呈嗜睡状态，呼吸加深加快，皮肤干燥。考虑患者最可能发生（　　）

A. 急性脑炎　　B. 急性肠炎　　C. 急性胃炎

D. 低血糖　　E. 酮症酸中毒

56. 护士为该患者留取血、尿标本送检，其中最不可能出现的检查结果是（　　）

A. 空腹尿糖阳性　　B. 胰岛素释放偏高　　C. 餐后 2h 血糖高于正常

D. 餐后尿糖阳性　　E. C 肽释放减少

57. 该患者因血糖控制不满意，每餐加用胰岛素 2U，患者自述注射胰岛素后 4～5h，有头晕、心慌、出汗、软弱无力感，应首先考虑（　　）

A. 过敏反应　　B. 心律失常　　C. 自主神经功能紊乱

D. 低血糖　　E. 周围神经炎

58. 有关该患者的饮食治疗，错误的是（　　）

A. 告知饮食与糖尿病的关系　　B. 按规定食谱供给饮食

C. 感到饥饿时，应稍增饭量　　D. 出院前学会挑选和调配饮食

E. 不得随便吃甜食

（59～60 题共用题干）

患者，女性，68 岁。患糖尿病 12 年，多次因血糖控制不佳住院治疗，目前经过胰岛素治疗后，血糖稳定，准备出院

59. 护士为患者采取的首要健康教育的内容是（　　）

A. 合理控制饮食　　B. 掌握尿糖定型试验测定的方法

C. 保证足够的营养和睡眠　　D. 胰岛素注射方法、不良反应的处理

E. 观察低血糖反应与酮症酸中毒

60. 护士向患者解释皮下注射胰岛素经常更换部位的目的是为了避免（　　）

A. 胰岛素吸收不好　　B. 胰岛素过敏反应　　C. 局部形成硬结

D. 发生注射疼痛　　E. 脂肪萎缩

（61～62 题共用题干）

患者，女性，58 岁。患 2 型糖尿病 3 年，肥胖体态，目前空腹血糖 11.6mmol/L，饮食控制、口服降糖药后，效果仍不理想。

61. 可给予该患者的建议是（　　）

A. 控制饮食　　B. 开展运动疗法　　C. 更换降糖药品种

D. 皮下注射胰岛素　　E. 血酮体和尿酮体监测

62. 护士关于自我保健措施是宣教中，其宣教的内容应除外（　　）

A. 加强体育运动　　B. 低脂饮食以饱和脂肪为主　　C. 低糖饮食

D. 定时测血糖　　E. 每日温水洗脚

（63～65 题共用题干）

患者，男性，42 岁。有高血压 4 年、高血脂 1 年、反复性关节炎史 3 年。近 3 日出现右足踝关节伴第一跖趾关节异常疼痛，伴红肿，不能行走，血尿酸 526μmol/L。

63. 最佳的治疗方法是应用（　　）

A. 丙磺舒　　B. 秋水仙碱　　C. 苯溴马隆

D. 别嘌醇　　E. 吲哚美辛

64. 护士对患者做饮食指导时，告诫患者不应多吃的食物是（　　）

A. 鸡蛋　　B. 牛奶　　C. 西兰花

D. 香蕉　　E. 扁豆

65. 护士对患者进行健康教育时，以下哪项是错误的（　　）

A. 避免使用使血尿酸升高的药物如利尿剂、阿司匹林等

B. 限制高嘌呤、高蛋白饮食

C. 忌酒、戒烟
D. 教导患者自我检查、定期复查
E. 限制饮水，每日饮水量小于 2000ml
（66～68 题共用题干）

患者，男性。46 岁，糖尿病 12 年，突然高热、咳嗽，咳黄痰，感到极度口渴，口腔呼气为烂苹果味，晚上突然脉搏细速，血压下降，四肢厥冷

66. 首先应采取的护理措施是（　　）
A. 静脉补充生理盐水　B. 静脉给予呼吸兴奋药　C. 口服大量降糖药
D. 静脉补充 5%葡萄糖注射液　E. 静脉补充 10%葡萄糖注射液
67. 目前患者表现为（　　）
A. 酮症酸中毒　B. 乳酸酸中毒　C. 低容量性休克
D. 浅昏迷　E. 深昏迷
68. 患者的实验室检查结果，以下哪一项不可能出现（　　）
A. pH 7.4　B. 血糖 28.8mmol/L　C. 尿糖（+）
D. 血酮升高　E. 低血钾

部分参考答案

二、填空题

1. 肢端肥大症　巨人症　侏儒症
2. 碘缺乏
3. 高代谢症候群　甲状腺肿　眼征
4. 药物治疗　放射性碘治疗　手术治疗
5. 1 型糖尿病　2 型糖尿病　特殊类型糖尿病　妊娠糖尿病
6. 8～12
7. 2000ml
8. 单纯性肥胖　皮质醇增多症　皮质醇增多症的病因

四、选择题

1～5. EECDA　6～10. DEADB　11～15. DCCCA　16～20. CBBCA　21～25. ACBEB
26～30. DDBCD　31～35. BEDCD　36～40. DCDDA　41～45. AABBC　46～50. EEBCA
51～55. EDCAE　56～60. BDCAC　61～65. BBBEE　66～68. AAA

（田玉梅）

第七章　风湿性疾病患者的护理

本章学习重点与难点

一、风湿性疾病概述

（一）相关概念及临床特点

1. 相关概念　风湿性疾病（rheumatic diseases，RD）简称风湿病，是指病变累及关节、骨骼及其周围组织（如肌肉、滑囊、肌腱、筋膜、韧带）的一组疾病。其主要表现是关节疼痛、肿胀（红肿）、压痛和功能障碍，部分患者可发生脏器功能损害甚至发生功能衰竭。病因主要与感染、免疫、代谢、内分泌、地理环境、遗传、退行性病变、肿瘤等有关。

结缔组织疾病（connective tissue diseases，CTD）是指病变主要发生于结缔组织，具有组织的黏液样水肿、纤维蛋白样变性及坏死性血管炎等基本病理变化的一组疾病，是风湿性疾病的一类。

2. 风湿性疾病共同的临床特点　①多呈发作与缓解相交替的慢性病程。②异质性：同一疾病的患者临床表现、药物的耐受量及其疗效和不应反应、预后差异很大。③常有免疫学改变和血生化异常。④治疗效果个体差异大。

（二）风湿性疾病常见症状与体征

1. 关节疼痛与肿胀　关节疼痛是关节受累最常见的首发症状，也是风湿病患者主要就诊原因。关节疼痛与肿胀多为关节腔积液或滑膜增生所致，是滑膜炎或周围组织炎的主要表现，见表 1-7-1。

表 1-7-1　常见风湿病关节受累特点

疾病	表现特点
类风湿关节炎	累及多关节，以近端指间关节、掌指关节、腕关节等小关节多见，受累关节为对称性、多发性，呈持续性疼痛，活动后可有所减轻
系统性红斑狼疮	多累及手关节或其他部位，肿胀少见
强直性脊柱	多侵犯脊柱中轴关节，以髋、膝、踝关节最常受累，多为不对称性，呈持续性疼痛
风湿热	多侵犯肩、肘、腕、膝等大关节，关节痛多为对称性、游走性
痛风	多累及一侧第一关节，疼痛剧烈
骨关节炎	累及多关节，但多侵犯远端指间关节、第一腕掌、腰、膝等关节，且活动后疼痛加剧

2. 关节僵硬与活动受限　僵硬是指经过一段时间休息和静止，患者在活动关节时，感到局部僵硬不适，如胶黏着样感觉，难以达到日常关节活动范围的征象。由于在晨起时最为明显，故又称为晨僵。晨僵提示滑膜炎症处于活动期其持续时间与炎症的严重程度成正比。

3. 皮肤损害　风湿性疾病常见皮肤损害有皮疹、红斑、水肿、溃疡及皮下结节等，多由血管炎性反应引起，如系统性红斑狼疮患者有面部蝶形红斑、口腔黏膜溃疡。类风湿关节炎患者可有关节隆突部及受压部位对称性、无痛性皮下结节。部分患者可因寒冷、情绪激动等刺激，导致肢端和暴露部位的皮肤苍白继而青紫再发红，并伴有局部发冷、疼痛的表现，称雷诺现象。

（三）常用护理诊断及措施

1. 疼痛 慢性关节疼痛 与局部炎性反应有关。

（1）休息与活动：急性期关节肿胀伴体温升高、倦怠等症状时应卧床休息；尽可能保持关节功能位；避免疼痛部位受压。注意关节保暖。根据患者的病情变化让患者做适当的伸展运动。活动循序渐进。关节疼痛减轻后可按摩关节周围。

（2）协助患者减轻疼痛：①避免嘈杂或过于清静的环境。②合理应用非药物性止痛措施。③遵医嘱用非甾体抗炎药，并告知患者按时服药的重要性和有关药物的不良反应。

2. 躯体移动障碍 与关节持续疼痛、僵硬及关节畸形引起功能障碍有关。

（1）生活护理：根据患者活动受限程度，协助患者生活自理。

（2）休息与锻炼：注意关节保暖，预防晨僵；关节肿痛时限制活动；急性期后进行关节活动和功能锻炼，逐步恢复关节功能，活动中注意采取安全措施。

（3）心理护理：鼓励、疏导、理解、支持、关心患者。

（4）预防并发症：保持肢体功能位；防止肌肉萎缩、压疮、肺部感染；预防便秘；避免受伤。

3. 皮肤完整性受损 与血管炎性反应、用免疫抑制剂有关。

（1）饮食护理：维持正氮平衡。

（2）皮肤护理：①保持皮肤清洁，每日用温水冲洗或擦洗，忌用碱性肥皂。②有皮疹、红斑或光敏感者，指导患者外出时采取遮阳措施，避免阳光直接照射裸露皮肤，忌日光浴；皮疹或红斑处避免涂用各种化妆品或护肤品，可遵医嘱局部涂用药物性软（眼）膏；若局部溃疡合并感染者，遵医嘱使用抗生素治疗的同时，做好局部清创换药处理。③避免接触刺激性物品。④避免服用容易诱发风湿病症状的药物，如普鲁卡因胺、肼屈嗪等。⑤每日检查皮肤，以便发现新的病灶。⑥病房不用紫外线消毒。

（3）用药护理

1）非甾体抗炎药：①作用：抑制环氧酶（COX），减少前列腺素合成，产生抗炎止痛作用。②不良反应：胃肠道反应、肝肾损害等。指导患者饭后服药或同时服用胃黏膜保护剂、H_2受体拮抗剂等可减轻胃黏膜损害。用药期间应监测肝肾功能。

2）糖皮质激素：①作用：抗炎作用强，可迅速缓解关节炎症状，改善关节功能。适用于有关节外症状者或关节炎明显或急性发作者。②用药原则：尽量小剂量、短期使用。③不良反应：向心性肥胖、痤疮，加重或引起消化性溃疡、骨质疏松，血糖增高，加重感染、高血压、高血糖、无菌性骨坏死等。在服药期间给予低盐、高蛋白、高钾、高钙饮食，补充钙剂和维生素 D；定期测量血压，监测血糖、尿糖的变化。做好皮肤和口腔黏膜的护理。强调按医嘱服药的必要性，不能自行停药或减量过快，以免引起“反跳”现象。

3）免疫抑制剂：主要不良反应有白细胞减少，可引起胃肠道反应、黏膜溃疡、皮疹、肝肾功能损害、脱发、出血性膀胱炎、畸胎等。应鼓励患者多饮水，观察尿液颜色，及早发现出血性膀胱炎；育龄女性服药期间应避孕；有脱发者，建议患者戴假发。

（4）避免外周组织缺血、缺氧：①寒冷天气注意保暖，保持肢体末梢的温度。②用温水洗涤。③避免吸烟、饮咖啡。④避免情绪激动和劳累而诱发血管痉挛。⑤肢端血管痉挛引起皮肤苍白、疼痛时，可局部涂硝酸甘油膏，以扩张血管，改善血液循环，缓解症状。

二、系统性红斑狼疮

系统性红斑狼疮（systemic lupus erythematosus，SLE）是一种具有多系统损害表现的慢性自身免疫病。患者血清内可产生以抗核抗体 ANA 为代表的多种自身抗体，通过免疫复合物等途径，损害各个系统、脏器和组织。系统性红斑狼疮以 20～40 岁的育龄女性多见。

（一）病因与病理

（1）主要致病因素可能与遗传、雌激素（更年期前女性多）、环境因素（如紫外线、感染、食物、药物）等因素有关。诱因主要是药物、阳光、精神刺激、妊娠、分娩等。

（2）主要病理改变为炎症反应和血管异常。中小血管因免疫复合物沉积，抗体直接侵袭而出现管壁炎症和坏死，继发组织缺血和功能障碍。

（3）受损器官的特征性改变：苏木紫小体（狼疮小体）、洋葱皮样病变、狼疮性肾炎。

（二）临床表现

（1）全身症状：发热、疲倦、体重下降等。

（2）皮肤黏膜皮疹：颊部蝶形红斑最具特征，其次有盘状红斑、指掌部或甲周红斑。

（3）肌肉骨骼：①关节痛：最常见的症状。近端指间关节炎（痛）呈游走性、对称性，多关节肿痛，不伴有骨质侵蚀、软骨破坏及关节间隙狭窄，一般不引起关节畸形。②肌肉：有肌痛、肌无力（对激素敏感）。③骨无菌性坏死：与血管痉挛、血管炎、长期应用糖皮质激素有关。

（4）肾：最常见累及的脏器，受累者预后不良。尿毒症是系统性红斑狼疮常见的死亡原因。

（5）心血管系统：心包炎最常见。

（6）呼吸系统：胸膜受累最常见。

（7）神经系统：脑损害最多见，提示系统性红斑狼疮病情的活动，预后不佳。

（8）消化系统：有食欲缺乏、腹痛、呕吐、腹泻、腹水等。

（9）血液系统：贫血；无痛性的轻中度淋巴结肿大；脾大。

（10）眼：视网膜血管炎；血管炎可累及视神经。

（11）干燥综合征（SS）。

（三）实验室和其他检查

1. 一般检查 ①血常规：全血细胞减少。②尿常规：血尿、蛋白尿、管型尿等。③血生化指标：清蛋白、球蛋白，严重肾损害者尿素氮、肌酐。④红细胞沉降率增快。

2. 自身抗体 抗核抗体谱。

1）抗核抗体（antinuclear antibodies，ANA）：特异性低，筛选结缔组织病的指标。

2）抗双链 DNA（dsDNA）抗体：诊断系统性红斑狼疮的标记抗体之一，多出现在系统性红斑狼疮的活动期。

3）抗 ENA 体谱：①抗 Sm 抗体：诊断系统性红斑狼疮的标记抗体之一。特异性 99%，敏感性 25%。阳性不代表疾病活动性。②抗 RNP 抗体：与雷诺现象和肌炎相关。③抗 SSA（Ro）和 抗 SSB（La）抗体抗体：往往出现在亚急性皮肤红斑狼疮、系统性红斑狼疮合并干燥综合征及新生儿红斑狼疮的母亲。④抗 rRNP 抗体：阳性说明病情活动，提示有神经精神狼疮或其他重要内脏的损害。

4）其他抗体：①抗磷脂抗体：包括抗心脂抗体、狼疮抗凝物、梅毒血清试验假阳性等。②抗神经原抗体：多见于 NP 狼疮。③抗组织细胞抗体：有抗红细胞抗体、Coombs 试验阳性，抗血小板相关抗体、风湿因子和抗中性粒细胞胞质抗体等。

3. 补体 血清 C_3、C_4 低下，是系统性红斑狼疮活动的指标之一。

4. 病理检查

（1）狼疮带试验：用免疫荧光法检测皮肤的真皮和表皮交界处有否免疫球蛋白（Ig）沉积带。狼疮带试验阳性代表系统性红斑狼疮活动性。

（2）肾活检病理：对狼疮肾炎的诊断、治疗和预后估计均有价值。

系统性红斑狼疮活动度的指标：①癫痫发作、精神异常、脑血管病。②多关节炎、关节痛。③蛋白尿、血尿、管型尿、血肌酐升高、肾活检组织的活动性病变。④皮疹、皮肤血管炎、口腔黏膜溃疡。⑤胸膜炎、心包炎。⑥溶血性贫血、血小板减少、白细胞减少、淋巴细胞绝对值减少。⑦全身症状，如发热、疲倦、乏力。⑧血清 C_3、C_4 水平下降。⑨抗 dsDNA 抗体升高。⑩红细胞沉降率加快。连续动态观察以上指标可判断系统性红斑狼疮活动度。若以上指标恶化，表示系统性红斑狼疮活动。反之则表示系统性红斑狼疮趋向缓解。

（四）治疗要点

1. 糖皮质激素 有较强的抗炎、抗过敏和免疫抑制作用，能迅速缓解症状，是治疗最主要的药物。

2. 免疫抑制剂 常用于激素疗效不好、病情反复、重症患者等宜加用免疫抑制剂，如环磷酰胺或硫唑嘌呤。

3. 非甾体类药物 本类药物具有抗炎、解热、镇痛作用，能迅速减轻炎症引起的症状。用于发热、关节肌肉疼痛、关节炎、浆膜炎等，无明显内脏或血液病变的轻症患者、有肾炎者慎用，常用药物有阿司匹林、吲哚美辛、布洛芬等。

4. 抗疟药 氯喹，对皮肤损害很有效，还对骨骼肌肉症状、轻微全身症状有效。

5. 其他 血浆置换、注射免疫球蛋白。

（五）常用护理诊断及措施

1. 皮肤完整性受损 与疾病所致血管炎性反应、用免疫抑制剂有关。

2. 疼痛 慢性关节疼痛 与自身免疫反应有关。

3. 口腔黏膜受损 与自身免疫反应、长期使用激素有关。

（1）饮食护理：高糖、高蛋白和高维生素的软食，少食多餐，忌食芹菜、无花果、蘑菇、烟熏食物及辛辣等刺激性食物。

（2）口腔护理：保持口腔清洁。黏膜破损用漱口液漱口，口腔溃疡用冰硼散或锡类散涂敷。

4. 潜在并发症 慢性肾衰竭。

（1）休息：出现肾功能减退时应减少活动量，蛋白尿、血尿时应卧床休息。

（2）营养支持：肾功能不全者，应给予低盐、优质低蛋白饮食，限制水钠摄入。意识障碍者，鼻饲流质饮食。

（3）病情监测：生命体征、体重，水肿的程度、尿量、尿色、尿液检查结果的变化，监测血清电解质、血肌酐、血尿素氮的改变。

（4）必要时透析。

5. 健康教育

（1）生育指导：无中枢神经系统、肾脏或其他脏器严重损害，病情处于缓解期半年以上，一般能安全妊娠。非缓解期易出现流产、早产和死胎，故应避孕。病情活动伴心肺肾功能不全者禁止妊娠。妊娠前 3 个月至妊娠期必须停用免疫抑制剂至少 3 个月。

（2）加强日常生活护理，避免一切可诱发或加重病情的因素，如日晒、妊娠、分娩、口服避孕药、手术等，注意保暖。加强皮肤护理。

三、类风湿关节炎

类风湿关节炎（rheumatoid arthritis，RA）是一个以累及周围关节为主的多系统性、炎症性自身免疫病，主要表现为慢性、对称性、周围性多关节炎性病变，关节滑膜的慢性炎症、增生形成血管翳，侵犯关节软骨、骨和肌腱等，导致关节破坏，最终关节畸形和功能丧失。类风湿关节炎多见于中年女性，在活动期患者血清中常出现类风湿因子（rheumatoid factor，RF）。

（一）病因与发病机制

一般认为类风湿关节炎是感染和遗传导致的炎症免疫反应性疾病。其基本病理改变是滑膜炎，类风湿结节和类风湿血管炎是类风湿关节炎重要的病变。常见死亡原因内脏血管炎、感染、淀粉样变性等。

（二）临床表现

其起病缓慢、隐匿，少数急剧；呈慢性病程、反复发作；一般症状有低热、乏力、全身不适、体重下降等。

1. 关节表现 主要累及小关节，尤其是手的对称性多关节炎。关节炎特点：①晨僵：是病情活动指标之一。②关节疼痛和肿胀：关节呈对称性肿胀，持续性疼痛。③关节畸形和功能障碍：晚期可有关节强直、尺侧偏斜、屈曲畸形等。

2. 关节外表现 ①类风湿结节（rheumatoid nodules）：是本病较特异性的皮肤表现，多位于关节隆突及受压部位的皮下，提示类风湿关节炎病情活动。②类风湿血管炎。③器官系统受累：呼吸系统（胸膜炎、肺间质性病变）、循环系统（心包炎、心肌炎）、神经系统（脊髓受压、周围神经炎）、血液系统（贫血、白细胞减少、血小板增多或减少）等。

（三）实验室和其他检查

1. 血液检查 血常规轻中度贫血，活动期可有血小板增高。活动期红细胞沉降率增快、C 反应蛋白（CRP）增高，观察疾病活动性和严重性的指标。

2. 自身抗体检查

（1）类风湿因子：有 IgM、IgG 和 IgA 型；以 IgM 型多见，其滴度与类风湿关节炎的活动性和严重性成比例。

（2）抗角蛋白抗体谱：抗角蛋白抗体（AKA）、抗核周因子（APF）抗体、抗聚角蛋白微丝蛋白抗体（AFA）、抗环瓜氨酸肽抗体（CCP）对类风湿因子的敏感性较类风湿因子低，特异性较类风湿因子高，有助于类风湿关节炎的早期诊断。

（3）其他免疫学检查：活动期和类风湿因子阳性的患者血清中补体升高；伴有血管炎者可出现低补体血症。

3. 关节滑液 患者关节炎滑液白细胞明显增多，黏度差。

4. **类风湿结节的活检** 呈血管炎改变。

5. **影像学检查** 手指和腕关节X线检查对类风湿关节炎的诊断、关节病变的分期、监测病变很重要。CT可以显示在X线片上尚看不出的骨破坏。MRI可以显示关节软组织早期病变。

（四）治疗

目的：减轻关节肿痛和关节外的症状；控制关节炎的发展，防止和减轻关节的破坏，保持受累关节的功能；促进已破坏的关节骨的修复。

1. **一般性治疗** 休息；急性期关节制动；恢复期关节功能锻炼；心理康复治疗。

2. **药物治疗** 非甾体抗炎药、改变病情抗风湿药（DMARD）、糖皮质激素、雷公藤总苷。

3. **其他治疗** 生物制剂、外科疗法（滑膜切除术、人工关节置换术、关节融合术）。

（五）常用护理诊断及措施

1. **疼痛** 慢性关节疼痛 与关节炎症反应有关。

2. **有失用综合征的危险** 与关节疼痛、畸形引起功能障碍有关。

（1）日常护理：协助患者生活自理。

（2）休息与锻炼：强调休息和治疗性锻炼两者兼顾的重要性，以保持和恢复关节功能，防止失用。

1）急性期：有发热、乏力等全身症状者卧床休息，限制受累关节活动，保持关节功能位。注意病变关节保暖，预防晨僵。

2）缓解期：向患者及家属讲解活动对恢复和维持关节功能的作用。症状基本控制后，鼓励患者及早下床活动，预防关节失用。避免寒冷、感染、潮湿、劳累等各种诱因。

（3）病情观察：关节疼痛的情况：疼痛部位、性质、关节肿胀、晨僵的程度；关节外的症状，如胸闷、腹痛发热、呼吸困难等，提示病情严重。

（4）晨僵护理：先用热水浸泡僵硬关节，而后再活动关节。

（5）用药护理：密切观察药物的疗效及不良反应。用慢作用抗风湿药期间可出现口腔溃疡、恶心、骨髓抑制等不良反应，应注意患者血象的变化。

（6）心理护理。

自 测 习 题

一、名词解释

1. 风湿性疾病　　2. 类风湿关节炎
3. 系统性红斑狼疮　　4. 雷诺现象　　5. 晨僵

二、填空题

1. 类风湿关节炎的基本病理改变是________，当累及软骨和骨质时出现________。
2. 类风湿关节炎的关节表现主要为________、________、________及活动障碍。
3. 类风湿关节炎的恢复期应进行适当的________，或借助________避免关节畸形。
4. 影响系统性红斑狼疮的环境因素有________、________、________。
5. 系统性红斑狼疮的皮疹常见于________，典型皮疹为________。
6. 系统性红斑狼疮较多受累的器官有________、________、________。
7. 导致系统性红斑狼疮死亡的原因是________。

三、简答题

1. 简述风湿性疾病共同特点。
2. 简述类风湿关节炎患者关节护理要点。
3. 简述系统性红斑狼疮患者的临床特点。

四、选择题

A1/A2 型题

1. 类风湿关节炎缓解期间，指导患者活动的目的是（　　）
A. 防止疾病复发　B. 保持关节功能位　C. 防止关节畸形
D. 减少晨僵发生　E. 避免关节失用

2. 类风湿关节炎的典型特征是（　　）
A. 手足发冷　B. 游走性关节炎　C. 低热
D. 大关节炎为主　E. 慢性对称性小关节炎

3. 类风湿关节炎缓解期护理最主要的是（　　）
A. 注意休息　B. 密切观察药物不良反应　C. 关节功能锻炼
D. 保持乐观　E. 控制感染

4. 类风湿关节炎活动期的关节护理，错误的是（　　）
A. 注意姿势，减轻疼痛　B. 预防压疮　C. 保持关节功能位
D. 保持关节屈曲姿势　E. 使用支架，避免关节畸形

5. 提示类风湿关节炎病情活动的特点是（　　）
A. 关节疼痛　B. 晨僵不明显　C. 关节僵硬、畸形
D. 类风湿结节　E. 游走性四肢大关节肿痛

6. 类风湿关节炎最早出现的关节症状是（　　）
A. 晨僵　B. 关节畸形　C. 关节肿
D. 关节痛　E. 关节功能障碍

7. 类风湿关节炎患者出现皮下小结节的特征是（　　）
A. 多出现在躯干部　B. 多出现在头面部及颈部
C. 多出现在关节隆突部及受压部位　D. 非对称分布，有压痛风湿性疾病患者的护理
E. 其出现与病情是否活动有关

8. 类风湿关节炎最有特征性的骨关节改变是（　　）
A. 指关节的梭形畸形　B. 掌指关节处的尺侧偏向畸形
C. 对称性、游走性四肢小关节痛　D. 关节主动、被动活动均受限制
E. 鹰嘴突、腕部、踝部有皮下结节

9. 类风湿关节炎晚期形成骨性强直，主要是因为（　　）
A. 关节囊的炎症　B. 滑膜的炎症　C. 肌腱和腱鞘的炎症
D. 关节面软骨和软骨下的骨质破坏　E. 关节上下端肌肉萎缩

10. 类风湿关节炎活动期的标志是（　　）
A. 压痛　B. 晨僵　C. 梭状指
D. 畸形　E. 自发痛

11. 类风湿关节炎关节病变的特点是（　　）
A. 关节肿胀　B. 主要累及小关节的对称性多关节炎

C. 游走性疼痛　　D. 多数不遗留关节畸形
E. 大关节受累

12. 系统性红斑狼疮面部典型皮损的特点是（　　）
A. 盘状红斑　　B. 网状红斑　　C. 环形红斑
D. 丘疹状红斑　　E. 蝶形红斑

13. 诊断系统性红斑狼疮的标志抗体是（　　）
A. RF 抗体　　B. 抗核抗体　　C. 抗双链 DNA 抗体
D. 抗 Sm 抗体　　E. IgG 抗体

14. 关于系统性红斑狼疮的对症护理错误的一项是（　　）
A. 经常用清水洗脸保持面部清洁　　B. 红斑可用 30℃左右温水湿敷
C. 面部涂油膏保护皮肤　　D. 晨起、睡前、餐后用消毒液漱口
E. 口腔溃疡用冰硼散涂敷

15. 关于系统性红斑狼疮患者的护理。下列各项错误的是（　　）
A. 多吃芹菜、无花果等利于疾病恢复　　B. 急性期应卧床休息
C. 嘱患者激素类药物不可擅自减药、停药　　D. 脱发患者可戴假发适当遮掩
E. 禁忌日光浴

16. 系统性红斑狼疮最常见的皮肤损害发生在（　　）
A. 腹部　　B. 胸部　　C. 颈部
D. 暴露部位　　E. 腿部

17. 在系统性红斑狼疮的多系统损害中，以哪项发生率最高（　　）
A. 肾　　B. 关节　　C. 肺和脑膜
D. 皮肤　　E. 心血管

18. 系统性红斑狼疮治疗的首选药物为（　　）
A. 硫唑嘌呤　　B. 氯喹　　C. 泼尼松
D. 环磷酰胺　　E. 阿司匹林

19. 钱女士，28 岁。近半年来全身乏力、低热、关节疼痛。免疫学检查：抗 Sm 抗体（+），应考虑是（　　）
A. 系统性红斑狼疮　　B. 风湿性关节炎　　C. 慢性关节炎
D. 类风湿关节炎　　E. 皮肌炎

20. 患者，女性，36 岁。因风湿性关节炎引起关节疼痛，在服用阿司匹林时，护士嘱其饭后服用的目的是（　　）
A. 减少对肝的损害　　B. 提高药物的疗效　　C. 避免尿少时析出结晶
D. 降低药物的毒性　　E. 减少对消化道的刺激

21. 周女士，头晕、乏力半年，手足关节痛 3 年余。查体：双手指间肌肉萎缩，手指向尺侧偏。X 线显示关节腔变窄，关节半脱位，抗链“O”300U，红细胞沉降率 380mm/h，此患者最可能的诊断是（　　）
A. 先天性关节畸形　　B. 系统性红斑狼疮　　C. 退行性骨关节病
D. 类风湿关节炎　　E. 风湿性关节炎

22. 类风湿关节炎的护理措施中重要的是（　　）
A. 抬高膝部　　B. 绝对卧床休息
C. 关节疼痛减轻后及时进行活动　　D. 限制关节运动　　E. 抬高头部

23. 某患者双手掌指关节肿胀疼痛 3 年，晨起有黏着感，活动后渐缓，查血类风湿因子(+)，诊断为类风湿关节炎。为保持关节功能应注意（　　）
A. 小夹板固定　B. 进食高热量、高蛋白饮食　C. 坚持进行关节功能锻炼
D. 长期服抗生素防感染　E. 长期卧床休息
24. 某系统性红斑狼疮女患者，病史 2 年。近日体温升高，关节红肿有压痛，出现面部红斑、蛋白尿而入院治疗。下列处理哪项不妥（　　）
A. 维持激素治疗　B. 安排在背阳的病室　C. 加强肢体锻炼
D. 慎用阿司匹林　E. 经常用清水洗脸
25. 郑先生，系统性红斑狼疮患者，经住院治疗症状基本缓解，此时护士对患者的健康指导错误的是（　　）
A. 禁用化妆品　B. 远离紫外线，禁止进入紫外线消毒室
C. 每日用肥皂水洗脸　D. 外出时戴遮阳帽或遮阳伞
E. 局部用温水湿敷，每日 3 次
26. 患者，女性，28 岁，已婚。经常饮酒、吸烟。近半年来频发不明原因低热，近端指间关节肿痛，经医院检查疑是系统性红斑狼疮，该患者患此病的原因可能是（　　）
A. 与饮食有关　B. 与吸烟有关　C. 与女性激素有关
D. 与婚姻有关　E. 与饮酒有关
27. 患者，女性，因全身关节痛，面有蝶形红斑。查血抗 Sm 抗体（+），确诊为系统性红斑狼疮，医嘱避免日光直射，病室紫外线消毒时应回避，外出穿长袖上衣及长裤，戴帽或撑伞遮阳。原因是（　　）
A. 紫外线直接破坏细胞　B. 紫外线直接损害骨髓　C. 紫外线加重关节滑膜
D. 紫外线是本病重要诱因　E. 紫外线可使雌激素作用增强
28. 赵先生，26 岁。系统性红斑狼疮患者，面部有较严重的蝶形红斑，且有脱发及糖皮质激素治疗引起的容貌改变。该患者最主要的护理诊断是（　　）
A. 活动无耐力　B. 疼痛　C. 知识缺乏
D. 自我形象紊乱　E. 焦虑

A3/A4 型题
（29～31 题共用题干）
患者，女性，33 岁。间歇性发热、食欲缺乏，体温 37.6～39.2℃，伴腕、膝关节酸痛 1 月余。体检：头发稀少，口腔有溃疡灶；左膝及右腕关节局部红肿、压痛明显，但无畸形。实验室检查：尿蛋白（+），血白细胞 3.7×10^9/L，谷丙转氨酶（GPT）60U/L，红细胞沉降率 45mm/h，LE 细胞（+），抗 Sm 抗体（+）。
29. 患者最可能是（　　）
A. 风湿性关节炎　B. 类风湿关节炎　C. 系统性红斑狼疮
D. 急性肾小球肾炎　E. 病毒性肝炎
30. 上述患者目前应首选下列哪项药物治疗（　　）
A. 吲哚美辛　B. 泼尼松　C. 硫唑嘌呤
D. 环磷酰胺　E. 阿司匹林
31. 给上述患者进行正确的护理措施及保健指导，下列哪项不妥（　　）
A. 卧床休息　B. 安置在没有阳光直射的病室　C. 忌食芹菜、香菜

D. 服用避孕药避孕，防止疾病恶化　E. 口腔涂珠黄散、碘甘油等

（32～34 题共用题干）

赵女士，24 岁。不规则发热约 4 周，并有全身大多数关节肿痛，查尿有蛋白及管型。

32. 最可能的诊断是（　　）
A. 类风湿关节炎　B. 急性风湿病　C. 慢性肾炎
D. 系统性红斑狼疮　E. 皮肌炎
33. 有助于诊断的化验是（　　）
A. 肌电图　B. 红细胞沉降率　C. 肾图
D. 抗 Sm 抗体　E. 关节 X 线片
34. 本病还可能出现何种体征（　　）
A. 面部蝶形红斑　B. 瘫痪　C. 四肢麻木
D. 嘴斜眼歪　E. 脓尿

（35～37 题共用题干）

王女士，28 岁。4 年来全身各关节疼痛，伴晨僵，活动后减轻，拟诊为类风湿关节炎。

35. 下列关于类风湿关节炎的描述不正确的是（　　）
A. 基本病变是滑膜炎　B. 发病与自身免疫有关　C. 有皮下结节示病情活动
D. 类风湿因子常（+）　E. 不引起脏器损害
36. 该病关节病变的特点以下哪项不对（　　）
A. 多对称　B. 关节可畸形　C. 发作时疼痛
D. 关节周围软组织可受累　E. 远端指间关节最常受累
37. 以下何药不作为该患者首选（　　）
A. 雷公藤　B. 布洛芬　C. 阿司匹林
D. 泼尼松　E. 环磷酰胺

部分参考答案

二、填空题

1. 滑膜炎　关节畸形
2. 晨僵　关节肿痛　畸形
3. 关节功能锻炼　理疗
4. 阳光　食物　药物
5. 皮肤暴露部位　双面颊和鼻梁部蝶形红斑
6. 皮肤黏膜　关节肌肉　肾
7. 狼疮性肾炎

四、选择题

1～5. EECDD　6～10. DCBDB　11～15. BEDCA　16～20. DACAE　21～25. DCCCC
26～30. CDDCB　31～35. DDDAE　36～37. ED

（李　兵）

第八章　神经系统疾病患者的护理

本章学习重点与难点

一、神经系统疾病概述

1. 周围神经系统

（1）12 对脑神经：主要支配头面部的感觉和运动。

（2）31 对脊神经：支配躯体相应平面的感觉、运动、反射和自主神经。

2. 中枢神经系统

（1）大脑：有语言、思维、分析、记忆等功能。

（2）间脑：与平衡、散热、饮食、睡眠等有关。

（3）脑干：为生命中枢，并兼有传导和睡眠功能。

（4）小脑：调节肌张力、维持身体平衡、协调随意运动。

（5）脊髓：主要功能为传导和节段。

二、神经系统疾病患者常见症状体征的护理

（一）头痛

1. 定义　头痛（headache）通常指局限于头颅上半部、包括眉弓、耳轮上缘和枕外隆突连线以上部位的疼痛。各种原因刺激颅内外的疼痛敏感结构都可引起头痛。

2. 头痛的病因与特点　见表 1-8-1。

表 1-8-1　常见头痛的病因与特点

头痛类型	病因	主要临床表现
偏头痛	颅内外血管收缩与舒张功用障碍引起	多为偏侧搏动性头痛，常反复发作
高颅压性头痛	占位病变引起颅内压增高，刺激、挤压疼痛敏感结构	持续性胀痛、阵发性加剧，伴有喷射状呕吐、视力障碍
颅外因素性头痛	眼源性、耳源性、鼻源性	可急性发作、也可慢性持续性头痛
紧张性头痛（最常见）	与精神因素相关，应激、紧张、抑郁可加重	持续性胀痛、闷痛、无固定部位
低颅压性头痛	自发性；继发于头部外伤及手术、腰椎穿刺术后、脱水等	枕部或额部多见，钝痛或搏动样痛，与体位明显相关

3. 常用护理诊断及措施　疼痛：头痛　与颅内血管舒缩功能障碍或脑部器质性病变等因素有关。

（1）保持环境安静，卧床休息：指导患者避免诱因，如紧张、劳累、用力、吸烟等。避免刺激性和含酪胺（巧克力、酒）的食物。

（2）指导减轻头痛的方法：如缓慢的深呼吸、全身肌肉放松、理疗、按摩等。

（3）心理疏导：耐心向患者解释头痛的原因，消除其紧张恐惧心理，取得患者配合。

（4）用药指导：观察用药前头痛情况（性质、时间、程度）及用药后缓解的时间，与医生协商给药时间和剂量；遵医嘱给予脱水剂和止痛剂，并告知患者药物的作用和不良反

应，让患者了解止痛药的具有依赖性或成瘾性的特点，避免长期、大剂量应用。

（二）意识障碍

1. 概述　意识障碍（disorders of consciousness）是指人对外界环境刺激缺乏反应的一种精神状态。任何病因引起的大脑皮质、皮质下结构、脑干网状上行激活系统等部位的损害或功能抑制，均可出现意识障碍。临床上常通过患者的言语反应、对针刺的痛觉反应、瞳孔对光反射、吞咽反射、角膜反射等来判断意识障碍的程度。

（1）以觉醒度改变为主的意识障碍：嗜睡、昏睡、浅昏迷、深昏迷。

（2）以意识内容改变为主的意识障碍：意识模糊和谵妄状态。

（3）特殊类型的意识障碍：去皮层综合征、无动性缄默症、植物状态。

（4）脑死亡：指全脑（包括大脑、小脑和脑干）功能的不可逆丧失，表现为深昏迷、自主呼吸停止、脑干反射全部消失，但脊髓反射可以存在。

2. 常见护理诊断及措施　有受伤的危险　与脑组织受损导致的意识障碍有关。

（1）生活护理：昏迷者给予高热量、高蛋白、易消化的流食鼻饲；口腔及皮肤护理；大小便护理；安全护理；保暖。

（2）维持呼吸道通畅：①体位：平卧位，头偏向一侧，防止呕吐后误吸；颅压高者采取头高位 15°～30°，以降低颅内压。②定时翻身叩背，及时清除口鼻分泌物，防止肺部感染。③有舌后坠者应放置口咽通气道，防止窒息。④不能排痰者应做气管切开，并做好气管切开术后护理，必要时应用呼吸机辅助呼吸。根据病情需要给氧。

（3）病情监测：生命体征、意识、瞳孔的变化。

（三）感觉障碍

1. 概述　感觉障碍（sense disorders）是指机体对各种形式刺激无感知、感知减退或异常的一组综合征。在解剖上将感觉分为内脏感觉（由自主神经支配）、特殊感觉（视、听、嗅和味觉，由脑神经支配）、一般感觉。一般感觉由浅感觉（痛、温、触觉）、深感觉（运动觉、位置觉和振动觉）、复合感觉组成。

2. 感觉障碍分类

（1）抑制性症状：感觉缺失或感觉减退。

（2）刺激性症状：感觉过敏、感觉过度、感觉异常、感觉倒错、疼痛。

3. 感觉障碍定位

（1）末梢型感觉障碍：肢体远端呈手套或袜套状感觉异常或减退，如多发性神经炎病。

（2）神经或神经根型：病变累及某一神经，如坐骨神经或某神经根。

（3）节段型感觉障碍：后根型、后角型、前连合型。

（4）脊髓型感觉障碍：脊髓半横断综合征、脊髓全横断损害。

（5）交叉型感觉障碍：同侧面部、对侧躯干与肢体感觉障碍，如延髓外侧及脑桥病变。

（6）偏身型感觉障碍：对侧偏身感觉障碍，常见于内囊病变、丘脑病变。

（7）皮质型感觉障碍：病损对侧上肢或下肢（单个）感觉障碍，常合并复合感觉障碍，常见于中央后回及旁中央小叶附近大脑皮质病变。

4. 常见护理诊断及措施　感知觉紊乱　与脑、脊髓病变及周围神经受损有关。

（1）日常生活护理：防止感觉障碍的部位受压或机械性刺激。注意患肢保暖、防冻，教会患者对患肢温水擦浴和按摩。

（2）心理护理：加强与患者沟通，进行必要解释，取得患者的信任。

（3）知觉训练：建立感觉—运动训练一体化的概念。每日用温水擦洗感觉障碍部位，以促进血液循环；可进行肢体的被动运动、按摩、理疗及针灸。

（四）运动障碍

1. 概述 运动障碍（dyskinesia）指运动系统任何部位受损所导致的骨骼肌活动异常，可分为瘫痪、不随意运动及共济失调等。

（1）瘫痪：肢体因肌力下降而出现运动障碍称为瘫痪。按病变部位其可分为上运动神经元性瘫痪及下运动神经元性瘫痪；按临床表现其分为偏瘫、交叉性瘫痪、四肢瘫、截瘫、单瘫、局限性瘫痪等（表现及定位诊断详见教材。肌力的分级标准）见表 1-8-2。

表 1-8-2 肌力分级标准

分级	表现特点
0	肌肉完全麻痹，触诊肌肉完全无收缩力（完全瘫痪，不能做任何自由运动）
1	肌肉有主动收缩力，但不能带动关节活动（可见肌肉轻微收缩）
2	可以带动关节水平活动，但不能对抗地心引力（肢体能在床上平行移动）
3	能对抗地心引力做主动关节活动，但不能对抗阻力（肢体可以克服地心吸收力，能抬离床面）
4	能对抗较大的阻力，但比正常者弱（肢体能做对抗外界阻力的运动）
5	正常肌力（肌力正常，运动自如）

（2）不随意运动：由锥体外系统病变引起的不随意志控制的无规律、无目的的面、舌、肢体、躯干等骨骼肌的不自主活动。临床上其可分为震颤、舞蹈、手足徐动、扭转痉挛、投掷动作等。

（3）共济失调：指由本体感觉、前庭迷路、小脑系统损害所引起的机体维持平衡和协调不良所产生的临床综合征。根据病变部位其分为小脑性共济失调、大脑性共济失调、脊髓性共济失调。

2. 常见护理诊断及措施

（1）躯体活动障碍：与大脑、小脑、脊髓病变及神经肌肉受损、肢体瘫痪或协调能力异常有关。

1）生活护理：指导和协助患者洗漱、进食、如侧和穿脱衣服及个人卫生，学会使用便器。

2）运动训练：协助并督促患者早日进行功能锻炼，活动时要循序渐进，鼓励患者以他自己的速度完成锻炼。

3）安全护理：防坠床和跌倒。地面防湿、防滑、走廊有扶手，行走不稳用拐杖等。

4）心理护理：耐心为患者讲解肢体活动的重要性，鼓励患者使用健侧肢体协助患侧肢体进行主动或被动活动，以提高自我照顾的能力和信心。

（2）有失用综合征的危险：与肢体瘫痪、僵硬、长期卧床/体位不当或异常运动模式有关。

1）重视患侧肢体刺激和保护：护理中避免忽略患侧肢体，以对抗感觉丧失。①患侧刺激：在患侧与患者交谈、握手，在健侧测血压、脉搏。②患侧保护：不在患侧输液，慎用热水袋，避免患侧的损伤。

2）保持良好的体位：良肢位是为防止瘫痪患者早期肢体痉挛、肌肉萎缩畸形而采取的功能体位。通过良肢位的摆放还有助于关节保护、防止足下垂压疮、静脉血栓等并发症的出现。患侧卧位是重要体位，应尽可能地减少仰卧位。

3）肢体变换：翻身能刺激全身反应与活动，偏瘫、截瘫患者每 2～3 翻身 1 次，重点是翻身方法和技巧的掌握。

4）康复训练：强调早期康复干预。一般认为，缺血性脑卒中患者只要意识清楚，生命体征平稳，病情不再发展后 48h 即可进行；多数脑出血康复可在病后 10～14 日开始；其他疾病所致运动障碍的康复应尽早进行。

三、周围神经疾病

（一）三叉神经痛

1. 临床特点 三叉神经痛（trigeminal neuralgia）70%～80%的病例发生在 40 岁以上，女性略多于男性，多为一侧发病。主要症状为一侧面部三叉神经分布区疼痛，疼痛特点如下：

（1）性质：突发、剧烈、短暂、间歇期正常。

（2）部位：第二、三支多见（舌、鼻、颊）。

（3）有“扳机点”或“触发点”（口角、鼻翼、颊部和舌等处轻触或轻叩可诱发）。

（4）多呈周期性发作，可进展至整日疼痛不止。

2. 治疗要点 迅速有效止痛是关键，继发性三叉神经痛应针对病因治疗。

（1）药物治疗：卡马西平、苯妥英钠、氯硝西泮等，首选卡马西平。

（2）封闭疗法：三叉神经纯乙醇或甘油封闭，适用于药物治疗无效者。

（3）神经节射频电凝疗法。

（4）手术治疗：经以上治疗无效且又能耐受开颅手术者，可考虑三叉神经终末支或半月神经节内感觉支切断术，或行微血管减压术。

3. 常见护理诊断及措施 疼痛：面颊、上下颌及舌疼痛 与三叉神经受损发作性放点有关。

重点是避免诱发因素、用药护理（卡马西平）。

（二）面神经炎

1. 临床特点 面神经炎（facial neuritis）20～40 岁多见，男性略多，多为单侧。起病数小时或 1～3 日症状达高峰。

（1）面部表情肌瘫痪：患侧额纹变浅或消失；眼裂不能闭合或闭合不全；贝尔（Bell）征（+）；患侧鼻唇沟变浅，口角歪向健侧；吹口哨、鼓腮不能；食物滞留于患侧齿颊间隙。

（2）病变在中耳鼓室：说话时回响过度和病侧舌前 2/3 味觉缺失。

（3）影响膝状神经节：出现病侧乳突部疼痛，耳郭与外耳道感觉减退，外耳道或鼓膜出现疱疹，称为 Hunt 综合征。

2. 治疗要点

（1）糖皮质激素：早期使用泼尼松或地塞米松可减轻面神经水肿。

（2）抗病毒治疗：Hunt 综合征、有疱疹者可加用阿昔洛韦抗病毒治疗。

（3）大剂量 B 族维生素：维生素 B_1、维生素 B_{12} 营养周围神经。

（4）改善局部血液循环：地巴唑、中成药等。

（5）保护角膜：使用眼膏、眼罩或缝合眼睑。

（6）面肌被动或主动训练、理疗、针灸、高压氧等。

（7）手术：病后 1 年以上仍未恢复者，可考虑整容或面—舌下神经或面-副神经吻合术。

3. 常见护理诊断及措施 身体意象紊乱与面神经麻痹所致口角歪斜等有关。

重点是心理护理、糖皮质激素的用药护理、面肌功能训练。

（三）急性炎症性脱髓鞘性多神经根病

1. 概述 急性炎症性脱髓鞘性多神经根病（acute inflammatory demyelinating polyradiculoneuropathies，AIDP）又称吉兰-巴雷综合征（GBS），为急性或亚急性起病的大多可恢复的多发性脊神经根（可伴脑神经）受累的一组疾病。其临床特征为急性起病，迅速出现四肢对称性弛缓性瘫痪，合并颅神经麻痹、手套袜套样四肢感觉障碍及自主神经症状。本病的主要危险是呼吸肌麻痹，抢救呼吸肌麻痹是提高治愈率、减少病死率的关键。

2. 临床表现 急性或亚急性起病，进展迅速，在数日至 2 周内达到高峰。

（1）运动障碍：四肢对称性瘫痪（首发），下肢常较早出现，可自肢体远端向近端发展或相反，或同时受累。严重者可累及肋间肌和膈肌而致呼吸肌麻痹。

（2）感觉障碍：肢体远端感觉异常，如麻木、刺痛和不适感，感觉缺失或减退呈手套、袜套样分布。

（3）脑神经、延髓麻痹：以双侧面瘫为多见；延髓麻痹，表现为构音障碍、吞咽困难。

（4）自主神经功能障碍：表现为多汗、皮肤潮红、手足肿胀及营养障碍，严重病例可出现窦性心动过速、直立性低血压、高血压和暂时性尿潴留等。

3. 实验室和其他检查

（1）脑脊液检查：蛋白含量明显增高而细胞数正常，称为蛋白—细胞分离现象。

（2）肌电图检查：可出现 F 波或 H 反射延迟。

4. 治疗要点

（1）辅助呼吸：气管插管、气管切开、人工辅助呼吸。

（2）病因治疗：血浆置换疗法、大剂量免疫球蛋白、肾上腺糖皮质激素等。

（3）抗生素治疗：胃肠道空肠弯曲菌感染及继发呼吸道感染者使用敏感抗生素治疗。

5. 常用的护理诊断及措施

（1）低效性呼吸型态：与周围神经损害、呼吸肌麻痹有关。

重点是保持呼吸道通畅的护理、呼吸麻痹的观察。

（2）躯体活动障碍：与四肢肌肉进行瘫痪有关。

重点是预防并发症、康复护理。

四、脑血管疾病

（一）概述

急性脑血管病包括短暂性脑缺血发作（TIA）和脑卒中（stroke）。脑卒中依据病理性质分为缺血性脑卒中和出血性脑卒中，前者包括脑血栓形成、脑栓塞和腔隙性脑梗死，统称为脑梗死；后者包括脑出血和蛛网膜下腔出血。

（二）短暂性脑缺血发作

1. 定义 短暂性脑缺血发作是各种原因导致脑动脉一过性供血不足引起的短暂性、局灶性脑或视网膜功能障碍。症状一般持续数分钟至数小时，多在 1h 内恢复，最长不超过 24h，不遗留神经功能缺损症状，影像学检查（CT、MRI）无责任病灶。

2009年短暂性脑缺血发作新定义：由于局部脑、脊髓、视网膜缺血导致一过性神经功能障碍，且无急性梗死证据。新定义中不强调症状持续时间，而强调有无急性梗死证据。

2. 临床表现 年龄多在50岁以上，具有发作性、短暂性、可逆性、反复性的特点。

（1）颈内动脉系统短暂性脑缺血发作：①病灶对侧单瘫、偏瘫和面瘫。②单肢或偏身麻木。③单眼黑蒙或失明。④优势半球缺血可有失语。⑤病灶对侧同向偏盲。

（2）椎-基底动脉系统短暂性脑缺血发作：①眩晕、恶心呕吐、共济失调；一般不伴耳鸣及听力下降。②特征性症状：跌倒发作、短暂性全面遗忘症。③延髓麻痹及脑干缺血症状。

3. 治疗要点 目的是消除病因、减少及预防复发，保护脑功能。

（1）病因治疗：预防短暂性脑缺血发作复发的关键。积极查找病因，针对可能存在的危险因素治疗。

（2）药物治疗：抗血小板聚集药（阿司匹林、双嘧达莫、噻氯吡啶、氯吡格雷等）；抗凝药物（肝素、低分子量肝素、华法林）；钙通道阻滞剂（尼莫地平）；中药。

（3）手术和介入治疗：颈动脉内膜剥离术（CEA）、支架植入术（CAS）、血管成形术（PTA）。

4. 常用的护理诊断及措施

（1）有跌倒的危险 与突然眩晕、平衡失调和一过性失明有关。

重点是安全护理（详见教材）。

（2）潜在并发症：脑卒中。

重点是预防指导（详见教材）。

（三）脑血栓形成

1. 定义 脑血栓（cerebral thrombosis，CT）指颅内外供应脑组织的动脉血管壁发生病理改变，血管腔变狭窄或在此基础上形成血栓，造成脑局部急性血流中断，脑组织缺血、缺氧、软化坏死，引起偏瘫、失语等相应的神经系统症状体征。

2. 病因 最常见和最基本的病因是脑动脉粥样硬化。

3. 临床表现

（1）多见于50岁以上有动脉粥样硬化、高血压、高血脂、糖尿病者；年轻发病者以各种原因的脑动脉炎为多见。

（2）多数患者在安静休息时发病，病情多在几小时或几日内发展达到高峰，也可为症状进行性加重或波动。多数患者意识清楚，少数患者可有不同程度的意识障碍，常见局灶性神经功能缺损的表现如失语、偏瘫、偏身感觉障碍等。

（3）根据起病形式分为：可逆性缺血性神经功能缺失；完全型；进展型；缓慢进展型。

4. 辅助检查

（1）头颅CT：是最常用的检查，发病当日多无改变，但可除外脑出血；24h以后脑梗死区出现低密度灶。脑干和小脑梗死及较小梗死灶，CT多显示不佳。

（2）MRI：早期显示缺血组织的大小、部位，可以显示皮质下、脑干和小脑的小梗死灶。

（3）经颅多普勒（TCD）：判断颅内外血管狭窄或闭塞、血管痉挛、侧支循环建立程度。

（4）放射性核素检查：可显示有无脑局部的血流灌注异常。

（5）血管造影：CT 血管造影（CTA）、磁共振血管造影（MRA）、数字减影血管造影

（DSA）可显示血栓形成的部位、程度及侧支循环。

5. 治疗要点 卒中患者应收入卒中单元（stroke unit，SU），重点是急性期治疗。

（1）早期溶栓：在发病后 6h 内采用溶栓治疗使血管再通，及时恢复血流和改善组织代谢，挽救缺血半暗带，避免坏死范围扩大。常用的溶栓药物有重组组织型纤溶酶原激活剂（rt-PA）、尿激酶、链激酶。

（2）调整血压：脑血栓形成患者急性期的血压应维持在发病前平时稍高的水平，除非血压过高（收缩压大于 220mmHg 或舒张压大于 120mmHg），一般不使用降压药物，以免血压过低而导致脑血流量不足，使脑梗死加重。血压过低，应补液或给予适当的药物如多巴胺、间羟胺等以升高血压。

（3）防治脑水肿：常用 20%甘露醇、呋塞米、甘油果糖及清蛋白等。

（4）抗血小板聚集：溶栓后 24h，未溶栓者可立即服用阿司匹林、氯吡格雷。

（5）抗凝治疗：常用药物包括肝素、低分子量肝素、华法林，适用于进展型脑梗死、心房颤动、长期卧床及合并高凝状态者。

（6）脑保护治疗：可用胞磷胆碱、纳洛酮、尼莫地平、依达拉奉等。

（7）高压氧舱治疗：若无高压氧治疗禁忌，宜尽早配合高压氧舱治疗。

（8）中医药治疗：丹参、川芎嗪、葛根素、银杏叶制剂等。

（9）外科治疗：开颅切除坏死组织、去颅骨减压、脑室引流术等。

6. 常用的护理诊断及措施

（1）躯体活动障碍：与运动中枢损害致肢体瘫痪有关。

重点是溶栓和抗凝药的护理：①应严格掌握药物剂量，监测出凝血时间和凝血酶原时间。②观察有无黑便、牙龈出血、皮肤瘀点瘀斑等出血表现。③出现严重头痛、血压增高、脉搏减慢、恶心呕吐等，应考虑颅内出血，立即停用溶栓和抗凝药物，协助紧急头颅 CT 检查。④观察有无栓塞的表现，如发现异常应及时报告医生处理。

（2）吞咽障碍：与意识障碍或延髓麻痹有关。

重点是饮食护理，防止窒息。①评估患者有无吞咽障碍及其程度。②选择易于吞咽的食物。③吃饭时保持端坐位，头稍前倾的姿势；或采用 30°仰卧位，头前屈，偏瘫侧肩部垫起；如果患者不能坐起，采用健侧卧位。④给患者提供充足的进餐时间：少量多餐，进餐时注意力要集中，吃饭速度慢，把食物放在口腔健侧的后部，充分咀嚼。⑤喂药时把药片研碎制成糊状。⑥如有食物滞留，鼓励患者把头转向健侧，并控制舌头向麻痹的一侧清除残留的食物。⑦必要时，遵医嘱给予静脉营养支持或鼻饲饮食。

（3）语言沟通障碍：与语言中枢损害有关。

（四）脑栓塞

1. 定义 脑栓塞指（cerebral embolism）血液中的各种栓子随血流进入颅内动脉系统，导致血管腔急性闭塞，引起相应供血区脑组织缺血性坏死，出现神经功能缺损的症状和体征。

2. 病因 心源性栓子为最常见的病因，一半以上为风湿性心脏病二尖瓣狭窄并心房颤动者。

3. 临床表现

（1）任何年龄均可发病，风湿性心脏病引起者以中青年为多，冠心病及大动脉粥样硬化所致者以中老年居多。

（2）发病急骤，症状在数秒或数分钟内达高峰，多属完全性卒中。

（3）常见的临床症状为偏盲、偏瘫、偏身感觉障碍、失语等，可有癫痫发作；意识障碍及其程度取决于梗死部位、面积；严重者可突起昏迷、全身抽搐，可因继发脑疝而死亡。

（4）易导致多灶性脑梗死，易并发出血，易复发；多有原发病和并发脑外栓塞的表现。

4. 辅助检查 重点是影像学检查。

（1）头颅 CT：病变部位呈低密度病灶，高密度影提示出血性梗死。

（2）脑脊液：如非必要，应尽量避免。

（3）其他：心电图、胸片、超声心动图；血常规、血培养等检查以明确病因。

5. 治疗要点 重点是急性期治疗。

（1）脑栓塞治疗与脑血栓形成相同，但静脉溶栓应慎重，可考虑动脉溶栓及取栓。

（2）原发病的治疗。

（3）抗凝治疗：如无禁忌，应长期口服华法林抗凝。

6. 常用的护理诊断及措施 （详见脑血栓形成）。

（五）脑出血

1. 概述 脑出血（intracerebral hemorrhage，ICH）指原发性非外伤性脑实质出血，又称自发性脑出血，占急性脑血管病的 20%～30%。急性期病死率为 30%～40%，脑疝是导致患者死亡的直接原因。80%为大脑半球出血，脑干和小脑出血约占 20%。

2. 病因 最常见病因为高血压合并细、小动脉硬化，其次为脑动脉粥样硬化。

3. 临床表现 取决于出血量和出血部位。

（1）多见于 50 岁以上有高血压病史者，男性较女性多见，冬季发病率较高。

（2）体力活动或情绪激动时发病，起病急，数分钟至数小时内症状达到高峰。

（3）主要症状为头痛、呕吐、意识障碍、肢体瘫痪、失语等。血压明显升高，脑室出血可有脑膜刺激征。

（4）不同部位出血的表现：壳核出血最常见，其次为丘脑、脑干、脑叶、小脑、脑室等部位出血（详见教材）。

4. 辅助检查 重点是影像学检查。

（1）头颅 CT：确诊脑出血的首选检查，表现为高密度出血病灶，可准确、清晰显示出血部位、出血量大小、脑水肿情况及是否破入脑室等，有助于指导治疗、护理和判定预后。

（2）头颅 MRI：比 CT 易于发现脑血管畸形、肿瘤及血管瘤等病变。

（3）脑脊液检查：血性脑脊液对诊断脑室出血有肯定的诊断价值。

（4）CTA、MRA、DSA：可用于检查脑血管病变性质，查找出血病因。

5. 治疗要点 宜就地治疗，尽量避免搬动和长途转院。

（1）一般治疗：绝对卧床休息 2～4 周，监测生命体征，保持呼吸道通畅、吸氧，保持肢体功能位，必要时鼻饲、留置尿管，预防感染等。

（2）脱水降颅压：积极控制脑水肿、降低颅内压是脑出血的治疗关键，可予甘露醇、甘油果糖、清蛋白、呋塞米等单独或合并使用。注意肾功能损害及电解质异常。

（3）调控血压：脑出血急性期血压降低速度和幅度不宜过快、过大，脑出血恢复期应将血压控制在正常范围。但急性脑出血急性降压试验 2（INTERACT2）研究结果显示，尽快将血压降到 140mmHg 以下是安全的，磁共振波谱（MRS）分析发现强化降压治疗患者功能预后改善，可能形成对临床新的指导意见。

（4）防治并发症：维持水、电解质及营养平衡；消化道出血予以制酸、止血；感染、中枢性高热予以抗感染及降温（亚低温）。

（5）外科治疗：开颅血肿清除术、脑室穿刺引流术、经皮钻孔血肿穿刺抽吸术等。

（6）康复治疗：患肢置于功能位；脑出血病后10～14日病情平衡可开始康复治疗。

6. 常用的护理诊断及措施

（1）有受伤的危险　与脑出血导致脑功能损害、意识障碍有关。

重点是生活护理、安全护理。

（2）潜在并发症：脑疝。

1）脑疝的观察：观察生命体征、瞳孔、意识，如患者出现剧烈头痛、喷射性呕吐、烦躁不安、血压升高、脉搏减慢、意识障碍进行性加重、双侧瞳孔不等大、呼吸不规则等脑疝的先兆表现，应立即报告医生。

2）配合抢救：立即吸氧，并迅速建立静脉通道，遵医嘱快速静脉滴注甘露醇（或静脉注射呋塞米），并备好急救物品。

3）用药护理：使用甘露醇时选择较粗大的静脉给药，以保证药物能快速静脉滴注（250ml须在15～30min内滴完）；应注意观察患者尿液的颜色、尿量、尿比重的变化，记录出入量；定时复查尿常规、血生化和肾功能；观察有无急性肾衰竭的表现；观察有无脱水速度过快所致头痛、呕吐、意识等低颅压综合征的表现。①甘露醇输注速度减慢的处理：检查静脉输液的部位有无红、肿、热、痛，如出现上述症状，应予拔除输液并采取对症处理；用热毛巾热敷输液部位的上方；加压输入，即用止血钳夹闭输液排气管路，用20～50ml注射器向输液瓶内注入空气直到速度变快为止，护士观察输液走完。②甘露醇外渗时处理：立即停止输液，冷敷；或用普鲁卡因局部封闭；或用 50%硫酸镁湿热敷（47℃）+低能量HE-NE激光照射。

（六）蛛网膜下腔出血

1. 定义　蛛网膜下腔出血（subarachnoid hemorrhage，SAH）是指脑底部或脑表面的血管自发性破裂，血液流入蛛网膜下隙引起的一种临床综合征，又称原发性蛛网膜下隙出血。

2. 病因　颅内动脉瘤最常见（占50%～85%）；其次为脑血管畸形（约占10%）。

3. 临床表现　轻者可无明显的临床症状和体征，重者可突然昏迷甚至死亡。

（1）青壮年多见，女：男为（1.3～1.6）：1。

（2）多有剧烈运动、情绪激动、用力咳嗽或排便等诱因。

（3）突发剧烈的头部胀痛或爆裂样头痛；常伴恶心、呕吐，脑膜刺激征阳性。部分病例可出现短暂意识障碍或谵妄，幻觉等精神症状，少数出现癫痫发作。

（4）其他：眼底视网膜和玻璃体片状出血、视盘水肿、发热、精神症状等。

（5）并发症：再出血、脑血管痉挛、脑积水。

4. 辅助检查　重点是影像学检查。

（1）头颅CT：确诊蛛网膜下腔出血的首选检查，表现为蛛网膜下隙高密度影。可动态观察出血吸收情况、有无再出血、继发脑梗死及脑积水。

（2）CTA、MRA：为无创伤性血管成像，可检查有无动脉瘤及动静脉畸形。

（3）DSA：可显示动脉瘤的位置、大小及与载瘤动脉的关系，有无血管痉挛及血管畸形。

（4）脑脊液检查：脑脊液压力增高，呈均匀一致血性。

5. 治疗要点 治疗病因，防治并发症。

（1）一般治疗：绝对卧床休息4～6周；应用镇痛剂与镇静剂，以保证安静休息。监测生命体征、吸氧、脱水降颅压、调整血压、维持水电解质和酸碱平衡、预防感染等。

（2）止血剂的应用：氨基己酸、氨甲苯酸。

（3）钙通道阻滞剂：尼莫地平片、尼莫地平注射液等。

（4）防治脑积水：药物（口服乙酰唑胺，可使用甘露醇、呋塞米等脱水药物）、手术。

（5）手术治疗：动脉瘤介入治疗或切除术；脑动静脉畸形可行切除术、介入治疗、γ-刀治疗等。

6. 常用的护理诊断及措施

（1）疼痛：头痛与脑水肿、颅内高压、血液刺激脑膜或继发性脑血管痉挛有关。

重点是防止脑血管痉挛药物护理（参见头痛的护理）。

（2）潜在并发症：再出血。

1）活动与休息：强调绝对卧床4～6周并抬高床头15°～20°，告知患者属绝对卧床休息的重要性，避免搬动和过早下床活动。保持病室安静、舒适，避免不良的声、光刺激，严格限制探视，治疗和护理活动集中进行。

2）避免诱因：告知患者和家属应避免导致血压和颅内压升高的各种危险因素，如精神紧张、情绪激动、剧烈咳嗽、用力排便、屏气等，必要时遵医嘱应用镇静剂、缓泻剂等药物。

3）病情观察：观察有无再出血的表现，如患者在症状、体征好转后，再次出现剧烈头痛、恶心、呕吐、意识障碍加重、原有局灶症状和体征重新出现等。

五、帕金森病

1. 概述 帕金森病（Parkinson disease，PD）又称震颤麻痹，是中老年常见的神经系统变性疾病，以静止性震颤、运动迟缓、肌强直、姿势步态异常为临床特征，主要病理改变是黑质多巴胺能神经元变性缺失和路易小体形成。

2. 临床表现

（1）静止性震颤：表现为静止性、节律性，4～8次/秒的拇指对掌和手指屈曲的不自主震颤，类似“搓丸样”或“点钞样”动作。震颤常先表现在肢体远端，静止时出现，紧张时加重，动作时减轻，睡眠时消失。晚期可出现头面部震颤；少数患者不出现震颤，尤其是发病年龄在70岁以上者。

（2）肌强直：表现为“铅管样强直”及“齿轮样强直”。

（3）运动迟缓：患者随意动作减少，减慢，可有“面具脸”“写字过小”等。

（4）姿势步态异常：前倾前屈姿势、“慌张步态”“冻结”现象。

（5）其他临床表现：自主神经症状、抑郁症、睡眠障碍、痴呆等。

3. 治疗要点 早期无须药物治疗，药物治疗以替代药物效果较好。

（1）抗胆碱药物：苯海索（安坦），适用于震颤明显的年轻患者。

（2）金刚烷胺：常用于轻症患者，与左旋多巴合用疗效较好。

（3）复方左旋多巴：常用多巴丝肼、帕金宁、息宁等，是治疗帕金森病最基本、最有效的药物。

（4）DA受体激动剂：常用普拉克索、吡贝地尔等。

（5）儿茶酚-氧位-甲基转移酶（COMT）抑制剂：常用恩他卡朋等。

（6）单胺氧化酶 B（MAO-B）抑制剂：常用司来吉兰。

（7）神经核毁损术和脑深部电刺激术（DBS）：为手术首选。

4. 常用的护理诊断及措施

（1）躯体活动障碍：与黑质病变、锥体外系功能障碍所致震颤、肌强直、体位不稳、随意运动异常有关。

重点是生活护理、运动护理。

（2）知识缺乏：缺乏药物治疗知识。①告知患者本病需要长期或终身服药治疗。②用药原则：从小剂量开始，逐步缓慢加量直至有效维持；服药期间尽量避免使用维生素 B_6、氯氮草、利血平、氯丙嗪、奋乃静等药物。③熟悉常用药物种类与名称、剂型、用法、服药注意事项及不良反应的观察与处理。④告知患者长期服药过程中可能会突然出现某些症状加重或疗效减退，如“开-关现象”“剂末现象”和“异动症”，学会应对方法。⑤疗效观察：服药过程中要仔细观察震颤、肌强直和其他运动功能、语言功能的改善程度，观察患者起坐的速度、步行的姿态、讲话的音调与流利程度，写字、梳头、扣纽扣、系鞋带及进食动作等，以确定药物疗效。

六、癫　　痫

1. 概述 癫痫（epilepsy）是由脑部神经元高度同步化异常放电所引起的突然、短暂、反复发作的中枢神经系统功能失常的临床综合征，临床可表现为运动、感觉、意识、行为、自主神经等障碍，或兼而有之。青少年和老年是发病的两个高峰。

2. 病因

（1）特发性癫痫（原发性癫痫）：原因不明，脑部无可以解释症状的结构性损伤或功能异常，与遗传因素密切相关。多在儿童或青年期发病，具有特征性临床及脑电图表现，药物治疗效果较好。

（2）症状性癫痫（继发性癫痫）：由明确原因引起的脑损害或全身性疾病引发的癫痫。

（3）隐源性癫痫：未能发现明确病因的症状性癫痫。

3. 临床表现 均有发作性、短暂性、刻板性、重复性的特点。癫痫每次发作及每种发作的短暂过程称为痫性发作。痫性发作分为部分性发作、全面性发作和不能分类的发作。

（1）部分性发作

1）单纯部分性发作：①部分性运动性发作：指局灶放电沿大脑皮质运动区扩展，临床表现为发作从局部开始，逐渐扩展至同侧肢体、头面部，称为 Jackson 发作。严重部分运动性发作患者发作后可遗留短暂性（30min 至 36h）肢体瘫痪，称为 Todd 麻痹。②部分感觉性发作。③自主神经发作。④精神性发作。

2）复杂部分性发作，主要特征有意识障碍，于发作起始出现各种精神症状或特殊感觉症状，随后出现意识障碍或自动症和遗忘症。

3）部分性发作继发全面性发作。

（2）全身性发作

1）全面强直-阵挛发作：过去称为大发作，以意识丧失、全身抽搐为主要临床特征。发作分为强直期、阵挛期、发作后期三期，从发作开始至意识恢复历时 5～10min。

2）失神发作：意识短暂丧失，持续 5～10s，发作和停止均突然。

3）其他：强直性发作、阵挛性发作、肌阵挛发作、失张力发作。

（3）癫痫持续状态：指一次癫痫发作持续 30min 以上，或连续多次发作致发作间期意识和神经功能未恢复至通常水平。最常见的原因是不适当地停用抗癫痫药物，或因急性脑病、脑卒中、脑炎、外伤、肿瘤和药物中毒引起；不规范的抗癫痫药物治疗、感染、精神刺激、过度劳累、饮酒可诱发。

4. 辅助检查

（1）脑电图：诊断癫痫最重要的辅助检查，常规头皮脑电图、视频脑电图监测。

（2）神经影像学检查：CT、MRI 发现脑部器质性改变；CTA、MRA、DSA 明确有无血管病变。

（3）实验室检查：血常规、血糖、寄生虫、脑脊液检查等。

5. 治疗要点

（1）发作时治疗：控制发作是关键，防止外伤及并发症。

（2）发作间歇期治疗：服用抗癫痫药物，注意药物治疗原则及药物治疗选择（见教材）。

（3）癫痫持续状态的治疗：迅速控制发作，保持呼吸道通畅，处理并发症。

1）迅速控制发作：①地西泮 10～20mg，以不超过 2mg/min 的速度静脉注射，有效而复发者可在半小时内重复注射，或给予地西泮 10～20mg 溶于 5%葡萄糖盐水 500ml 中缓慢静脉滴注。如出现呼吸抑制，则需停止注射。②10%水合氯醛、苯妥英钠、异戊巴比妥钠等。

2）保持呼吸道通畅：平卧头侧位，吸痰，安放口咽通气管，必要时行气管切开。

3）高流量吸氧，心电监护，监测血生化、血气分析。

4）防治并发症：做好安全防护，预防受伤；高热时给予物理降温，及时纠正酸碱平衡失调和电解质的变化，发生脑水肿时予以甘露醇和呋塞米注射，注意预防和控制感染。抽搐停止清醒后改用口服抗癫痫药，并寻找病因、诱因。

（4）病因治疗：对病因明确者应针对病因治疗，如对于脑寄生虫病行驱虫治疗，对于低血糖、低血钙等代谢异常应尽快纠正，对于颅内占位性病变引起者首先考虑手术治疗。

6. 常用的护理诊断及措施

（1）有窒息的危险：与癫痫发作时意识丧失、喉痉挛、口腔和气道分泌物增多有关。

重点是保持呼吸道通畅。

（2）有受伤的危险：与癫痫发作时意识丧失、判断力失常有关。

重点是发作时安全护理：①告知患者有前驱症状时立即平卧；活动状态时发作，发现发作先兆时，迅速将患者就地平放，避免摔伤。②解松领扣和裤带，摘下眼镜、义齿，将手边的柔软物垫在患者头下，移去患者身边的危险物品，以免碰撞。③将患者的头放低，偏向一侧，使唾液和呼吸道分泌物由口角流出，床边备吸引器，并及时吸除痰液，不可强行喂食。④用牙垫或厚纱布包裹的垫在上下磨牙间，以防咬伤舌头及颊部，但不可强行硬塞。抽搐发作时，切不可用力按压肢体，以免造成骨折，肌肉撕裂及关节脱位。⑤发作后患者可有短期的意识模糊，禁用口表测量体温。⑥对精神运动兴奋性发作的患者，防止自伤、伤人或走失。

癫痫持续状态患者的护理：专人守护，床旁加床档以保护患者免受外伤；立即按医嘱缓慢静脉注射地西泮、苯妥英钠等抗癫痫药；用药过程中应密切观察患者呼吸、心律、血压的变化，如出现呼吸变浅、昏迷加深、血压下降，应暂停注射；注意保持呼吸道通畅，给予吸氧，备好气管切开包。保持病室环境安静，避免外界的各种刺激。

（3）知识缺乏：缺乏用药知识。

告知患者长期、规则用药的重要性；说明减药、停药、漏服及自行更换药物的危险性；

介绍常用药物的作用、不良反应及注意事项，如胃肠道反应，宜分次餐后口服；定期抽血做肝、肾功能检查，必要时做血药浓度的测定。

7. 健康指导 重点是安全指导：尽量避开危险场所及危险品，不宜从事高空作业及精力高度紧张的工作，如登山、游泳、开车、骑自行车，小孩不宜独自在河边、炉旁，夜间不宜单人外出，尤其不要做现代化的高空游戏，如蹦极等。

自 测 习 题

一、名词解释

1. 意识障碍
2. 上运动神经元瘫痪
3. 贝尔征
4. 脑血栓形成
5. 脑出血
6. 卒中单元
7. 静止性震颤
8. 癫痫持续状态

二、填空题

1. 脑死亡患者必须同时具备的三项条件是________、________、________。
2. 瘫痪按病变部位和瘫痪的性质可分为________、________。
3. 浅感觉包括________、________、________，深感觉包括________、________、________。
4. 交叉型瘫痪临床常见于________、________、________。
5. 吉兰-巴雷综合征典型的脑脊液特点是________，通常在病后________最明显。
6. 脑血栓形成最常见的病因是________，脑栓塞最常见的栓子来源是________。
7. 脑出血最常见的病因是________，蛛网膜下腔出血最常见的病因是________。
8. 脑出血患者须绝对卧床休息________周，蛛网膜下腔出血须绝对卧床________周。
9. 帕金森病患者最常见和临床表现是________，肌强直呈________或________。
10. 癫痫大发作以________、________为主要临床特征，分为________、________、________三期。

三、简答题

1. 简述以觉醒度改变为主的意识障碍各类型的临床特点。
2. 列表说明6级肌力分级法。
3. 如何对瘫痪患者进行早期康复干预?
4. 简述吉兰–巴雷综合征患者低效型呼吸型态的护理要点。
5. 简述溶栓和抗凝药物的护理要点?
6. 简述脑疝的护理要点。
7. 简述帕金森病患者保持大小便通畅的护理措施。
8. 简述癫痫持续状态的治疗要点。

四、选择题

A1/A2 型题

1. 下列哪项属于深感觉（　　）

A. 痛觉　B. 温觉　C. 触觉　D. 位置觉　E. 两点辨别觉

2. 浅昏迷与深昏迷的主要区别是（　　）

A. 有无自主运动　B. 角膜反射和防御反射是否存在

C. 对声、光刺激的反应　　D. 有无尿、便失禁　　E. 能否被唤醒

3. 某下肢瘫痪患者，肢体能在床面上滑动但不能自行抬起，此肌力应判为（　　）

A. 0 级　　B. 1 级　　C. 2 级　　D. 3 级　　E. 4 级

4. 急性炎症性脱髓鞘性多发性神经病患者早期死亡的重要原因是（　　）

A. 肾衰竭　　B. 心力衰竭　C. 颅内出血　　D. 中毒性休克　　E. 呼吸肌麻痹

5. 脑栓塞最常见的栓子来源是（　　）

A. 肺静脉血栓　　B. 颈动脉粥样硬化斑块　　C. 脂肪栓塞

D. 心脏栓子　　E. 寄生虫卵

6. 脑出血患者的诱发因素不包括（　　）

A. 情绪激动　　B. 重体力劳动　　C. 酗酒

D. 血液黏稠度高　　E. 用力排便

7. 脑出血以内囊出血最常见，其特征性的临床表现为（　　）

A. 同侧偏瘫　　B. 对侧偏瘫　　C. 同侧偏盲

D. 三偏征　　E. 交叉性偏瘫

8. 脑出血所致急性枕骨大孔疝首先采取的措施是（　　）

A. 行脑脊液分流术　　B. 快速输入脱水药物　　C. 钻颅行脑脊液外引流

D. 腰椎穿刺脑脊液引流　　E. 大剂量应用肾上腺皮质激素

9. 下述哪项不符合帕金森病的症状（　　）

A. 运动减少　　B. 静止性震颤　　C. 写字过大

D. 肌强直　　E. 慌张步态

10. 患者，男性，71 岁，帕金森病。患者在进行康复训练时，护士要求其关节活动要达到最大范围，其主要的目的是（　　）

A. 防止关节强直　　B. 防止肌肉萎缩　　C. 防止关节畸形

D. 提高平衡能力　　E. 减轻不自主震颤

11. 患者，男性，49 岁。因突发左侧肢体活动不利伴恶心、呕吐及头痛来诊，以“脑栓塞”收入院。今晨护士进行肌力评估时其左侧肢体可轻微收缩，但不能产生动作，按 6 级肌力记录法，该患者的肌力为（　　）

A. 0 级　　B. 1 级　　C. 2 级　　D. 4 级　　E. 5 级

12. 患者，男性，50 岁。脑出血患者，处于熟睡状态，压迫眶上神经可勉强使其转醒，醒时答话模糊，答非所问，很快又再入睡。该病例的意识状态为（　　）

A. 嗜睡　　B. 意识模糊　　C. 昏睡　　D. 浅昏迷　　E. 深昏迷

13. 患者，男性，60 岁。肝硬化 10 年，近 2 日嗜睡，今晨测体温呼之不应，但压迫其眶上神经有痛苦表情，该患者的意识状态是（　　）

A. 深昏迷　　B. 昏睡　　C. 嗜睡　　D. 浅昏迷　　E. 意识模糊

14. 患者，男性，41 岁。既往体健，近日因寒冷突然出现左侧面部剧痛，医院诊断为三叉神经痛，首选的治疗药物是（　　）

A. 阿司匹林　　B. 6-氨基己酸　　C. 卡马西平　　D. 地西泮　　E. 新斯的明

15. 患者，男性，28 岁。平素体健，无明显诱因突然出现右侧面部剧烈疼痛，频繁发作，诊断为三叉神经痛，以下缓解患者疼痛的措施不对的是（　　）

A. 不可使用止痛药物　　B. 指导患者进行放松训练

C. 洗脸、刷牙动作宜轻柔　　D. 指导患者合理休息、适度娱乐

E. 避免强光和噪声刺激

16. 有关急性脱髓鞘性多发性神经炎的描述错误的是（ ）

A. 首发症状为四肢对称性无力，从双下肢开始，上肢重于下肢

B. 急性呼吸衰竭是本病死亡的主要原因

C. 蛋白细胞分离现象是吉兰-巴雷综合征最重要的特征性检查结果

D. 目前认为是自身免疫性疾病

E. 发病前数日或数周常有上呼吸道或消化道感染症状

17. 吉兰-巴雷综合征患者发病后第七日，出现舌咽、迷走神经功能障碍，四肢瘫痪，呼吸肌麻痹，首要的处理是（ ）

A. 应用肾上腺糖皮质激素　　B. 及早进行鼻饲　　C. 应用抗生素

D. 气管切开、辅助呼吸　　E. 应用 B 族维生素

18. 患者，男性，67 岁。诊断为脑缺血发作，因频繁发作且症状渐趋加重，扩容、扩血管及抗血小板聚集剂等治疗均不能控制，欲采取抗凝治疗，应询问和检查（ ）

A. 有无消化道溃疡　　B. 头部 CT　　C. 肝肾功能

D. 出、凝血时间及凝血酶原时间　　E. 血小板计数

19. 患者，男性，58 岁。有高血压病史 2 年，今晨醒来时右手活动不灵，站立不稳，随后数小时症状逐渐加重，意识一直清楚，无其他不适。最可能的诊断是（ ）

A. 脑出血　　B. 脑血栓形成　　C. 脑栓塞

D. 蛛网膜下腔出血　　E. 脑缺血发作

20. 患者，女性，38 岁。既往有风湿性心脏病病史 10 余年。今晨起吃饭时突然出现口角歪斜、口齿不清、左侧肢体无力，该患者最可能出现的是（ ）

A. 脑出血　　B. 脑血栓形成　　C. 蛛网膜下腔出血

D. 脑缺血发作　　E. 脑栓塞

21. 患者，男性，60 岁。患高血压 10 余年。2h 前与人争吵后出现剧烈头痛、呕吐。入院后患者出现昏迷，瞳孔先缩小后散大，对光反射消失，应考虑为（ ）

A. 脑疝形成　　B. 高血压危象　　C. 脑出血　　D. 脑梗死　　E. 蛛网膜下腔出血

22. 患者，女性，38 岁。既往体健，2 小时前在提取重物后突然剧烈头痛，伴喷射状呕吐，呼吸减慢，血压升高，这种现象是（ ）

A. 急性颅脑感染　　B. 脑神经受刺激　　C. 牵涉性头痛

D. 颅内压增高　　E. 神经官能症

23. 患者，男性，25 岁。4 小时前因蛛网膜下腔出血入院。入院后患者持续昏迷，意识障碍。目前该患者主要的护理问题是（ ）

A. 营养失调：低于机体需要量　　B. 皮肤完整性受损

C. 潜在并发症：颅内压增高　　D. 清理呼吸道无效

E. 有失用综合征的危险

24. 患者，男性，53 岁。急诊以“脑栓塞”收入院，入院后护士经评估判断该患者能够经口进食，但存在吞咽困难。为防止因进食所致的误吸或窒息，护士采取的措施不妥的是（ ）

A. 进食前注意休息，避免疲劳　　B. 营造安静、舒适的进食环境

C. 嘱患者进食时不要讲话　　D. 适当食用粗糙坚硬食物锻炼咀嚼肌

E. 进餐后保持坐位半小时以上

25. 患者，男性，80 岁。因脑出血入院，出现意识不清，频繁呕吐。查体：血压 208/120mmHg，

浅昏迷，左侧偏瘫，应禁止使用的护理措施为（ ）
A. 绝对卧床休息，头偏向一侧
B. 脱水降颅压治疗
C. 遵医嘱降血压
D. 置瘫痪肢体功能位
E. 协助生活护理，采用灌肠保持大便通畅
26. 患者，女性，78 岁。高血压 10 年，晨起发现右侧肢体瘫痪，当时意识清楚，被家人送到医院进行治疗，3 日后，病情稳定。此患者瘫痪肢体的康复从什么时候开始（ ）
A. 在发病 3 日后就应进行康复期功能训练
B. 在发病 5 日后就应进行康复期功能训练
C. 在发病 1 周后就应进行康复期功能训练
D. 在发病 2 周后就应进行康复期功能训练
E. 在发病 3 周后就应进行康复期功能训练
27. 患者，男性，65 岁，近 2 年右上肢抖动，动作迟缓，面容呆板，行走起步困难，体检右上下肢肌张力齿轮样增高，诊断为帕金森病，服用左旋多巴进行治疗。对该患者的护理正确的是（ ）
A. 鼓励患者进行自我护理
B. 固定右侧肢体，防止肢体抖动
C. 右侧肢体无须功能锻炼
D. 告知患者疾病可根治，树立信心
E. 给予高热量、高维生素、高蛋白饮食
28. 患者，女性，72 岁。患帕金森病 5 年。随诊中患者表示现在多以碎步、前冲动作行走，并对此感到害怕。患者进行行走训练时，护士应提醒患者避免（ ）
A. 思想尽量放松
B. 尽量跨大步
C. 脚尽量抬高
D. 双臂尽量摆动
E. 将注意力集中于地面
29. 患者，男性，45 岁。无诱因突发四肢抽搐、呼吸急促、面色发绀、两眼上翻、口吐白沫、呼之不应。症状持续约 3min 后，抽搐停止但仍昏迷。家属急送医院救治。医生查体时患者再次出现类似发作。此时不应当（ ）
A. 解开患者的衣领、衣扣和腰带
B. 将患者的头部朝向一边
C. 在患者的上下臼齿间放压舌板
D. 按压患者的肢体以制止抽搐
E. 给予呋塞米静脉注射
30. 患者，男性，24 岁，诊断为癫痫。患者询问护士，他可以参加的活动为（ ）
A. 攀岩运动
B. 操作电脑
C. 驾驶汽车
D. 操作高压电机
E. 海上冲浪

A3/A4 型题

（31～32 题共用题干）

患者，男性，65 岁。因右侧肢体乏力 3 小时入院。既往有高血压病史 20 余年，糖尿病史 10 年。查体：血压 160/90mmHg，神志清楚，右侧肢体肌力 2 级。

31. 确诊最有价值的辅助检查是（ ）
A. 头颅 CT 或 MRI
B. 经颅多普勒
C. 脑血管造影
D. 腰椎穿刺
E. 肌电图
32. 如行 CT 检查无高密度影，此患者可诊断为（ ）
A. 脑出血
B. 脑梗死
C. 蛛网膜下腔出血
D. 颅内肿瘤
E. 硬膜下血肿

（33～36 题共用题干）

患者，女性，65 岁，情绪激动时突发头痛、呕吐，站立不稳摔倒在地，当时意识清楚，被家人送到医院进行治疗。既往有高血压病史近 10 年。查体：血压 220/120mmHg 嗜睡，

右侧肢体痛、触觉减退，右侧上、下肢肌力 3 级。

33. 患者的儿子询问护士，为了明确诊断应该先做哪项检查，护士的回答是（ ）

A. 脑血管造影 B. 颅脑 CT C. 颅脑 MRI

D. 脑超声检查 E. 腰椎穿刺

34. 该患者需做 CT 检查，护士应（ ）

A. 用轮椅运送 B. 安排平车送患者前往 C. 鼓励患者用拐杖行走

D. 由家属搀扶前往 E. 鼓励患者用助行器行走

35. 患者检查回来后护士应该立即完成的措施是（ ）

A. 进行关节按摩 B. 进行关节被动运动 C. 协助患者保持左侧卧位

D. 做好心理护理 E. 双侧上床栏

36. CT 检查提示左侧基底节区脑出血，量约 40ml，急性期主要威胁患者生命的是（ ）

A. 消化道出血 B. 肺部感染 C. 脑水肿并发脑疝

D. 电解质紊乱 E. 下肢深静脉血栓形成

（37～40 题共用题干）

患者，男性，26 岁。昨晚 9 时突发双眼上翻，牙关紧闭，口吐白沫，双上肢屈曲，双拳紧握，双下肢伸直，持续约 30s，患者仍神志不清，间隔 20min 后，再次出现此症状，持续约 10s，有小便失禁，约 30h 后，患者能唤醒，但有烦躁。为进一步诊治入院。

37. 该患者应考虑为（ ）

A. 失神发作 B. 肌阵挛发作 C. 癫痫持续发作

D. 强直发作 E. 阵挛性发作

38. 癫痫发作时的治疗措施正确的是（ ）

A. 当患者正处于意识丧失和全身抽搐时，原则上是预防外伤及其他并发症

B. 立即把患者抱到床上，平卧，保持呼吸道通畅，及时吸氧

C. 必要时可用约束带约束四肢以防自伤

D. 立即口服抗癫痫药

E. 及时为患者进行心电监护

39. 控制癫痫持续状态的首选药物是（ ）

A. 地西泮 B. 丙戊酸钠 C. 氯丙嗪

D. 卡马西平 E. 苯妥英钠

40. 本病最具特征性的检查是（ ）

A. CT B. 脑电图 C. MRI

D. 生化检查 E. 脑脊液检查

部分参考答案

二、填空题

1. 深昏迷 自主呼吸停止 脑干反射全部消失
2. 上运动神经元性瘫痪 下运动神经元性瘫痪
3. 痛觉、温觉、触觉 运动觉、位置觉、振动觉
4. 脑干肿瘤 脑干炎症 脑干血管性病变

5. 蛋白-细胞分离　第三周
6. 脑动脉粥样硬化　心源性栓子
7. 高血压合并细、小动脉硬化　颅内动脉瘤
8. 2～4 周　4～6 周
9. 静止性震颤　铅管样强直　齿轮样强直
10. 意识丧失　全身抽搐　强直期　阵挛期　发作后期

四、选择题

1～5. DBCED	6～10. DDBCA	11～15. BCDCA	16～20. ADDBE
21～25. ADCDE	26～30. BAEDB	31～35. ABBBC	36～40. CCBAB

（陈月富）

第九章　传染病患者的护理

本章学习重点与难点

一、概　述

传染病（communicable diseases）是由病原体感染人体后产生的具有传染性的疾病。

《中华人民共和国传染病防治法》将法定的传染病分为三类、39 种，其中甲类：2 种（鼠疫、霍乱）；乙类：26 种（其中肺炭疽、非典型性肺炎、人感染高致病性禽流感，脊髓灰质炎一经发现要按照甲类传染病进行强制管理）；丙类：11 种。

（一）感染过程

1. 感染过程的三因素　病原体、人体、外环境。

（1）感染过程病原体的作用：侵袭力、毒力（内毒素、外毒素）、数量、变异性。

（2）感染过程的免疫应答：①非特异性免疫（天然屏障、吞噬作用、体液因子）；②特异性免疫（细胞免疫、体液免疫、变态反应）。

2. 感染后的主要表现　病原体感染人体后的表现与病原体的致病能力和机体的免疫功能有关。其表现形式包括以下几项。

（1）病原体被清除。

（2）隐性感染：感染病原体后不出现临床表现，但产生了特异性免疫，最常见。

（3）显性感染：产生特异性免疫和变态反应机体发生损伤，出现临床表现，最易识别。

（4）潜伏性感染：人体与病原体处于相持状态，不出现临床症状，不排除病原体。

（5）病原携带状态：主要传染源。

（二）流行过程的基本条件

流行的三个环节：传染源、传播途径、人群易感性。

1. 传染源　是指病原体已在体内生长繁殖并能将其排出体外的人和动物，如患者、隐性感染者、病原携带者、受感染的动物。

2. 传播途径　是指病原体从传染源体内排出后，侵入另一个易感者体内所经历的途径。包括呼吸道传播、消化道传播、接触传播、虫媒传播、血液传播。例如，空气、飞沫、尘埃是呼吸道传染病的主要传播途径；水、食物、苍蝇是消化道传染病主要传播途径；日常生活接触传播，既可传播消化道传染病（如痢疾），也可传播呼吸道传染病（如白喉），通过接触了被传染源的分泌物和排泄物污染的手或玩具、餐具等日常生活用品而感染；吸血的节肢动物是虫媒传播；含有病原体的血液、体液、血制品通过血管进入人体而感染，称为体液传播；接触病原体污染的土壤时，土壤就成为传染病的传播途径。

3. 人群易感性　是指某一特定人群中对某种传染病的易感程度。对某一传染病缺乏特异性疫力的人称为易感者。

（三）传染病的特征

1. 基本特征　病原体（pathogen）、传染性（infectivity）、流行学特点（epidemiologic feature）、感染后免疫。

2. 临床分期

（1）病程发展：潜伏期、前驱期、症状明显期、恢复期、复发与再燃。

（2）临床分型：按过程长短分为暴发性、急性、亚急性、慢性；按病情轻重分为轻型、中型、重型、极重型。

（四）传染病的预防

1. 管理传染源

（1）患者：及时上报（在 2h 内），隔离治疗。甲类强制管理，乙类严格管理，丙类检测管理。

（2）接触者：检疫、密切观察、药物预防/预防接种。检疫期是指由最后接触日至该病最长潜伏期。

（3）病原携带者：教育、随访观察、调整岗位、隔离治疗。

（4）动物：接种、隔离、治疗；杀灭、焚毁。

2. 切断传播途径

（1）隔离（isolation）：隔离期限由传染期或化验结果而定，应在临床症状消失后做 2～3 次病原学检查（每隔 2～3 日 1 次），结果均为阴性方可解除隔离。隔离的种类：接触隔离、空气隔离、飞沫隔离。

传播途径颜色标识：黄色——空气传播；粉色——飞沫传播；蓝色——接触传播。

（常见传染病传染源、传播途径及隔离预防见教材）

（2）消毒（disinfection）：是指用化学、物理、生物等方法消除或杀灭环境中的病原微生物的一系列方法，是切断传染途径的重要手段。消毒的种类：①预防性消毒；②疫源地消毒。消毒的方法：①物理消毒法：火烧、煮沸、流动蒸气、高热蒸气、干热灭菌等热力消毒；紫外线、红外线和微波等辐射消毒；②化学消毒法：各种类型的消毒剂。

3. 保护易感人群

（1）增强非特异性免疫力。

（2）增强特异性免疫力：预防接种是关键。

1）主动免疫：有计划地定期对易感人群进行疫苗、菌苗、类毒素等自动免疫工作，以增强机体特异性免疫力，降低人群对传染病的易感水平。计划免疫包括乙肝疫苗、卡介苗、脊髓灰质炎疫苗、百白破疫苗、白破疫苗、麻疹疫苗、流脑疫苗、乙脑疫苗等。

2）被动免疫：接种抗毒素、丙种球蛋白或高效价特异性免疫球蛋白，以使机体获得被动特异性免疫，起到保护易感者的作用，常用于治疗或对接触者的紧急预防。

（3）药物预防。

（五）标准预防

标准预防（standard precautions）是将普遍预防和体内物质隔离的许多特点进行综合，认定患者血液、体液、分泌物、排泄物均具有传染性，需进行隔离，不论是否有明显的血迹污染或是否接触非完整的皮肤与黏膜，接触上述物质者必须采取防护措施。

1. 核心内容

（1）防护对象：所有的患者均被视为具有潜在感染性的患者，即认为患者的血体分泌排泄物均有传染性，须进行隔离。

（2）实施双向防护：防止疾病从患者传至医护人员，防止疾病从医护人员传至患者。

（3）防止双向传播：既要防止血源性疾病的传播，又要防止非血源性疾病的传播。

2. 标准防护措施 洗手，戴手套，穿隔离衣，戴防护眼镜和面罩，可重复使用的设备、环境卫生等清洁消毒。其重点是洗手和洗手的时机。

3. 隔离措施

（1）接触隔离：适用于接触传播的疾病，如肠道感染、多重耐药菌感染、皮肤感染等，在进行标准预防的基础上，还应采用接触隔离预防。

1）患者的隔离：①患者安置在单人隔离房间，无条件时可将同种病原体感染的患者安置于一室；②限制患者的活动范围；③减少转运，如必须转运时，应尽量减少对其他患者和环境表面的污染。

2）医务人员的防护隔离：①进入隔离病室，接触患者包括接触患者的血液、体液、分泌物、排泄物等物质时，应戴手套；②离开隔离病室前，接触污染物品后摘除手套，洗手和（或）手消毒；③进入病室，从事可能污染工作服的操作时，应穿隔离衣；离开病室前，脱下隔离衣，按要求悬挂，或使用一次性隔离衣，用后按医疗废物管理要求进行处置；④隔离室应有隔离标志，并限制人员的出入。

（2）飞沫隔离：适用于经飞沫传播的疾病，如百日咳、白喉、病毒性腮腺炎、脑膜炎等疾病，在标准预防的基础上还应采用飞沫隔离。

1）患者的隔离：①可疑传染患者安置在单人隔离病房；无条件时相同病原体感染的患者可同室安置，不同病原体感染的患者应分开安置；②减少患者的活动范围，减少转运，当必须转运时，医务人员应注意防护，患者病情容许应佩戴医用防护口罩；③患者之间、患者与探视者之间相隔空间在 1m 以上，探视者应戴口罩；④加强通风或空气消毒。

2）医务人员的防护隔离：①患者近距离（1m 以内）接触，需佩戴帽子与医用外科口罩；②进行可能产生喷溅的诊疗操作时，应穿隔离衣；③当接触患者及其血液、体液、分泌物、排泄物等物质时必须戴手套。

（3）空气隔离：适用于经空气传播的疾病，如结核、流行性脑膜炎、腮腺炎、水痘、麻疹、肺鼠疫、肺出血热等。在标准预防的基础上还要采用空气传播的隔离预防，要采用以下隔离措施：

1）患者的隔离：①患者应单间安置，加强通风，并注意风向。无条件时，相同病原微生物感染患者可同住一室。②尽快转送有条件收治的传染病院或卫生行政部门指定的医院进行收治，并注意转运过程中医务人员的防护；当患者病情容许时，应戴医用防护口罩。③限制传染患者的活动范围。④做好空气的消毒。

2）医务人员的防护隔离：①医务人员进入确诊或可疑传染患者房间时，应戴帽子、医用防护口罩；②进行可能产生喷溅的诊疗操作时，应穿隔离衣；③接触患者及其血液、体液、分泌物、排泄物等物质时必须戴手套。

（六）传染病的治疗

1. 一般和支持治疗 ①隔离；②心理治疗；③营养治疗。

2. 病因治疗 是治疗传染病的关键。①抗生素；②抗毒素；③化学制剂。

3. 对症治疗 ①降温；②镇静止痉；③补充液体，纠正水与电解质紊乱和酸碱平衡；④抗休克、纠正呼吸衰竭和心功能不全等。

二、传染病患者常见症状体征的护理

（一）发热

发热是传染病最常见、最突出的症状。发热可以由感染性的原因，也可以由非感染性原因所引起。传染病的发热多由感染因素引起。传染病的发热过程可分为三个阶段：①体温上升期：体温可骤然上升至39℃以上，通常伴有寒战，见于疟疾、登革热等，亦可缓慢上升，呈梯形曲线，见于伤寒、副伤寒等；②极期：体温上升至一定高度，然后持续数日至数周；③体温下降期：体温可缓慢下降，几日后降至正常，如伤寒、副伤寒，亦可在一日之内降至正常，如败血症，此时多伴有大量出汗。

1. 护理评估

（1）询问发热开始的时间、程度、持续时间及其规律性，评估热型。特别注意：

1）热型：热型是传染病重要特征之一，具有鉴别诊断意义。①稽留热多见于伤寒。②弛张热见于伤寒后期、败血症。③消耗热见于重症结核病。④不规则热见于流感、风湿热等。⑤间歇热见于疟疾。⑥回归热见于回归热。⑦波浪热见于布氏杆菌病。⑧双峰热见于黑热病、急性血吸虫病。⑨鞍型热见于麻疹、天花、灰髓炎、登革热。

2）热程：①多数病毒性疾病，热程很少超过1周。②感染表浅，局限于皮肤黏膜，如猩红热、白喉、菌痢等细菌性疾病的热程也不过1周左右。③立克次体病、寄生于细胞内的杆菌性疾病（如斑疹伤寒、恙虫病、伤寒、副伤寒、布氏杆菌病、结核病、兔热）、原虫病（黑热病、肝阿米巴病）、组织内寄生虫病（如急性血吸虫病）等，热程常长达数周或数月。

（2）伴随症状：如不适的皮肤温度、头痛、抽搐、全身肌肉酸痛、昏睡、虚弱、食欲缺乏、口渴、口唇干裂、皮肤干燥、颊面潮红、出汗增加或冒汗、寒战、皮肤起鸡皮疙瘩、尿量减少且色浓、脉搏快、呼吸急促等。

（3）身体评估：①生命体征，包括目前的体温、脉搏、呼吸、血压、心率及其变化的规律性。②精神状态，如躁动不安、昏昏欲睡、意识混乱的程度。③皮肤与血液循环状态：如皮肤的完整性，皮肤有无疹子、皮肤的弹性、湿度、温度颜色等。④肝脾、淋巴结有无肿大。

2. 常用护理诊断及措施　体温过高与病原体感染后释放致热源，引起体温调节功能紊乱有关。

（1）严密观察病情变化：①生命体征：定时测体温，一般每日4次，高热时4小时1次，行降温处理半小时后再测1次，直至退热后3日，同时注意呼吸、脉搏、血压的变化。②伴随症状。③原因及诱因。④摄入量、出入量、体重。⑤治疗效果及有无虚脱现象。⑥观察高热惊厥的早期表现，如出现烦躁或表情呆滞、四肢小抽动，应及时报告，以便及时处理。

（2）采取有效降温措施：①通常用物理降温，高热时给予物理降温，如醇浴、冷敷、温水擦浴、冷盐水灌肠等，超高热患者可用亚冬眠疗法。注意有皮肤出血倾向者，不宜醇浴；有周围循环不良者，禁用冷敷和乙醇。②物理降温无效时，还可采用药物降温法，并应严格掌握药物的适应证及注意事项。对年老体弱及心血管疾病者防止在短时间内过度降温，以防止出现虚脱或休克现象。

（3）加强基础护理：①环境与休息：室温适宜，环境安静，空气流通；高热者绝对卧床休息，低热者适当休息；指导患者正确穿衣或盖被；寒战时宜给予保暖，预防感冒。②补充营养和水分：给予高热量、高蛋白、高维生素、易消化的流质或半流质食物；多饮水，每日 2000ml，必要时静脉输液。③皮肤护理：高热患者在退热后往往大量出汗，故应随时擦汗，更换汗湿的衣物、被套、床单，防止受凉，保持皮肤清洁，干燥；长期卧床者，还应协助翻身，防止并发症的发生。④口腔护理：晨起、餐后、睡前漱口，保持口腔清洁，并减轻口腔干裂、口干、口臭等现象。

（4）用药护理：正确进行标本的采集，协助医生诊断；遵医嘱给予抗生素、抗毒素、免疫调节和化学药物，并密切观察治疗的效果和不良反应。

（二）皮疹

（1）传染病常见皮疹的常见形态有：①斑丘疹：为红色充血性，与皮肤表面相平或者略高于皮肤表面，见于麻疹、伤寒、猩红热等。②出血疹：为点状或者片状的皮下出血，压之不退色，见于流行性脑脊髓膜炎（简称流脑）、流行性出血热等。③疱疹或脓疱疹：多见于水痘、带状疱疹等病毒性传染性疾病。④荨麻疹：多见于急性血吸虫病、病毒性肝炎。

（2）特别注意皮疹的部位、形态、大小，有无融合或出现溃疡、合并感染，出疹的进展及消退情况。

1）皮疹出现的日期：某些出疹性疾病具特有的出疹规律，尤其在不同病程期间出现皮疹。例如，水痘常见于病程初期即第一日就出现皮疹，猩红热一般在病程第二日出疹，（已消灭了的）天花在病程第三日出疹，麻疹出疹常见于病程第四日，斑疹伤寒出疹常在病程第五日，而伤寒则在病程第六日左右才出现玫瑰疹。上述六种疾患按其出疹于病程的第一至第六日，其记忆口诀为“水（水痘）、红（猩红热）、花（天花）、麻（麻疹）、斑（斑疹伤寒）、伤（伤寒）”。

2）皮疹的形态：皮疹常表现为斑疹、丘疹或斑丘疹、疱疹、瘀点、瘀斑、荨麻疹等不同形态。例如，斑疹伤寒多表现为红色斑疹，伤寒表现为充血的玫瑰色的斑丘疹，水痘、单纯疱疹等表现为疱疹，流脑表现为瘀点、瘀斑，急性血吸虫病常出现斑点状或片状隆起的瘙痒性荨麻疹等。

3）疹子的演变：不同疾患的皮疹分布情况及出疹顺序常常不同，例如，水痘出疹时往往呈斑疹、水疱、结痂的顺序进行，由于同一部位可在不同时间发生皮疹，因此在同一部位皮肤上可同时存在不同形态的皮疹。而麻疹出疹虽在病程第四日，但出疹顺序是：先耳后和发际皮肤，继而面、颈、胸、腹、四肢，3 日才出齐。风疹可在病程第一日出疹，先见于面颈部，次日蔓延至躯干和四肢，但手掌、足底大都无疹；初出皮疹为稀疏散在的斑疹，加压退色，犹如麻疹；第二日转为弥漫性红斑，类似猩红热；第三日皮疹完全消退，往往是下出上消。

4）出疹后的皮肤情况及临床表现：猩红热的皮疹是在皮肤充血的基础上密布细小的充血性斑丘疹，疹间难见正常皮肤；而麻疹则可见到皮疹之间的正常皮肤。猩红热皮疹持续 2～4 日，疹退后皮肤出现膜状脱皮；麻疹皮疹持续 5～7 日，皮疹消退后有碎屑状的“糠皮状脱屑”。麻疹和幼儿急疹都在病程第四日出疹，前者出疹后体温更高、症状更重，后者疹出体温下降至正常、症状消失。

总结出疹性疾病的规律。例如，猩红热病程规律为“2、4、6”，即病程第二日出疹，第四日疹子出齐，第六日疹退热降。麻疹出疹规律 为“1、4、7、10”，即病程第一日发热，第四日出疹，第七日疹子出透，第十日疹子消退。风疹疹子表现为“一麻、二猩、三退疹”，即第一日疹子如同麻疹，第二日疹子如同猩红热，第三日疹子消退。在麻疹和幼儿急疹均在病程的第四日出疹，但两者之间一个重要的鉴别点是两句话，即“麻疹出疹热更高，幼儿急疹疹出热就消”。

（3）常用护理诊断及措施。

皮肤完整性受损（或有皮肤完整性受损危险） 与病原体和其代谢产物引起皮肤黏膜损伤、毛细血管炎症有关。

1）环境与休息：保持环境安静整洁，空气新鲜，避免直接吹风及强光刺激，防止受凉。皮疹较重，伴有发热等症状者应卧床休息。在传染期间做好消毒隔离措施，以免造成感染。

2）观察出疹情况：出疹的进展和消退情况，有无脱屑、脱皮、结痂、色素沉着等。

3）加强皮肤黏膜护理：①保持皮肤清洁干燥，禁用肥皂和乙醇擦洗；保持床褥干燥、清洁、平整，盖被轻软，内衣柔软、宽松，勤换洗；避免用手搔抓或撕扯脱皮；出疹期保持皮肤温暖微汗为宜，促使皮疹出透、出齐；皮肤瘙痒者可外涂药物。②保持口腔黏膜清洁、湿润：每日常规用温水或朵贝液盐水彻底清洁口腔 2～3 次。每次进食后温水漱口，保持口腔清洁、湿润。口唇或口角干裂者，应局部涂甘油。③眼结膜充血、水肿者洗眼，滴抗生素眼药水。

4）健康教育：向患者和家属讲解皮疹的相关知识，使其积极配合治疗。

（三）其他症状和体征

（1）出血：感染病有不少病原体可以引起出血。首先应考虑病毒性出血热，如流行性热、登革热、新疆出血热；咯血患者应考虑结核病，肺出血型钩端螺旋体病；呕血患者应考虑肝炎后肝硬化所引起的上消化道出血；便血则应考虑阿米巴痢疾、韦氏梭形杆菌引起的出血坏死性肠炎、出血性大肠杆菌性肠炎、副溶血性弧菌性食物中毒等。

（2）黄疸：最常见者为病毒性肝炎、EB 病毒和巨细胞病毒引起的黄疸，病毒性肝炎引起的黄疸多为肝细胞性黄疸。细菌性疾病中有钩端螺旋体病。急性细菌性感染所出现的黄疸，多为溶血性黄疸。

（3）肝、脾、淋巴结肿大：病毒性肝炎最常见肝脾肿大；EB 病毒感染、伤寒、HIV 感染、鼠疫均可引起全身淋巴结肿大，性病、恙虫病可以引起局部淋巴结肿大。

（4）其他：如猩红热早期有草莓舌，白色舌苔脱落后则表现为杨梅舌；流脑、疟疾出现口唇疱疹；森林脑炎发病早期即可出现上肢瘫痪；性病患者出现生殖器局部下疳等。

三、病毒性肝炎

（一）病毒性肝炎（viral hepatitis）的传播途径

1. **粪—口传播** 甲型和戊型肝炎的主要传播途径。

2. **体液和血液传播** 乙型、丁型、丙型肝炎的主要传播途径。

3. **母婴传播** 主要经胎盘、产道分娩、哺乳和喂养等方式传播，亦是乙肝病毒（HBV）感染的一种重要传播途径。

（二）病理生理

乙肝病理生理：黄疸、肝性脑病、出血、腹水、肝肾综合征。

（三）病毒性肝炎的临床表现

1. **急性肝炎** 甲型和戊型肝炎多见，见表 1-9-1。

表 1-9-1 急性肝炎的临床特点

类型		表现特点
急性黄疸型肝炎	黄疸前期	最早出现消化道症状：显著乏力、食欲减退、厌油、恶心、呕吐、腹胀、肝区疼痛，可有腹泻或便秘，尿色黄。持续 5～7 日
	黄疸期	梗阻性黄疸的表现：尿色加深，皮肤巩膜黄染，大便色浅、皮肤瘙痒等。多有肝大，有压痛和叩击痛，可有轻度脾大。持续 2～4 周
	恢复期	黄疸渐消，症状减轻或消失，肝脾回缩，肝功能恢复正常。持续 1 个月
急性无黄疸型肝炎		多较隐匿，症状轻，似有轻度乏力、食欲缺乏、恶心等不适，恢复较快，常体检化验时才被发现

2. 慢性肝炎 乙型、丁型、丙型肝炎多见，其临床表现见表 1-9-2。

表 1-9-2 慢性肝炎的临床表现

分度	主要表现
轻度	较轻。反复出现乏力、头晕、食欲减退、厌油、尿黄、肝区不适、轻触痛、肝脾稍大。肝功能指标仅 1 或 2 项轻度异常
中度	症状、体征、实验室检查居于轻度和重度之间
重度	表现明显或持续，如乏力、食欲减退、腹胀、尿黄、腹泻等，伴肝病面容、肝掌、蜘蛛痣、脾大，肝功能持续异常

3. 重型肝炎（肝衰竭） ①黄疸迅速加深，血清胆红素＞171μmmol/L。②肝脏进行性缩小、有肝臭。③出血倾向，凝血酶原活动度（PTA）＜40%。④腹水增长明显，有中毒性鼓肠。⑤神经、精神症状：嗜睡、性格改变、烦躁不安、昏迷等肝性脑病表现。⑥肝肾综合征。

4. 淤胆型肝炎 黄疸持续不退大于 3 周，称为淤胆型肝炎，以肝内淤胆为主要表现的一种特殊临床类型，又称为毛细胆管炎型肝炎。慢性淤胆型肝炎具有“三分离”特征，即黄疸重而消化道症状轻。黄疸重而谷丙转氨酶上升幅度低。但病初谷丙转氨酶可明显升高，而后出现黄疸深，谷丙转氨酶下降，黄疸重而凝血酶原时间和凝血酶原活动度下降不明显；具有梗阻性黄疸特征，皮肤瘙痒，陶土色大便，血清胆汁酸浓度明显升高，且持续时间长，血清 AKP、γ-谷氨酰转移酶（γ-GT），总胆固醇增高，尿胆红素增加，而尿胆原明显减少或消失。

5. 肝炎后肝硬化

（1）根据肝脏炎症情况分为活动性与静止性两型。①活动性肝硬化：有慢性肝炎活动的表现，乏力及消化道症状明显，谷丙转氨酶升高，黄疸，清蛋白下降。②静止性肝硬化：无肝脏炎症活动的表现，症状轻或无特异性，可有上述体征。

（2）根据肝组织病理及临床表现分为代偿性肝硬化和失代偿性肝硬化。（参见第四章消化系统疾病“肝硬化”）

（四）实验室检查

1. 肝功能检查 血清酶学检测（谷丙转氨酶、谷草转氨酶升高）、血清清蛋白检测（清蛋白下降、球蛋白升高和 A/G 下降）、血清和尿胆色素检测、凝血酶原时间与凝血酶原活动度检测。其中最能反映肝功能受损严重程度的指标是凝血酶原活动度。重型肝炎凝血酶原活动度常＜40%，凝血酶原活动度越低，预后越差。

2. 肝炎病毒病原学检测 其临床意义，见表 1-9-3。

表 1-9-3　肝炎病毒病原学检测的临床意义

类型	标志物	临床意义
甲肝（HAV）	抗 HAV-IgM	阳性提示近期感染，是确诊甲肝的标记物
	抗 HAV-IgG	阳性见于甲肝疫苗接种后或既往感染者，是产生免疫力的标志
乙肝（HBV）	HBsAg	阳性见于乙肝感染者（在乙肝感染后 2～6 个月出现；急性肝炎 6 个月内可消失；慢性肝炎或慢性 HbsAg 携带者可持续阳性）
	抗-HBs	阳性主要见于预防接种乙肝疫苗后或既往感染乙肝并产生抗体的恢复者
	HBeAg	是病毒复制和传染性强的标志
	抗-HBe	出现时间随着 HbeAg 消失而出现，又称血清转换，是病毒复制减弱和传染性减小的标志
	HbcAg	在外周血中无法检测出[主要存在于乙肝感染的肝细胞内或者大球形颗粒 Dane 颗粒）核心中，到血液中被降解为 HbeAg]
	抗-HBc	抗-HBc-IgM 是乙肝近期感染或者慢性感染者病毒活动的标志 抗-HBc-IgG 是有过乙肝感染者（窗口期：HBsAg 消失，抗-HBs 抗体未出现，抗-HBc 检出）
	HBV DNA 与 DNAP	是反映乙肝感染最直接、最特异、最敏感的证据。阳性提示病毒复制和有传染性

（五）病毒性肝炎的治疗

1. 原则　急性肝炎应卧床休息，辅以适当的药物。

2. 抗病毒药物的分类　干扰素、拉米夫定、核苷类似物。

（六）常用护理诊断及措施

1. 活动无耐力/疲乏　与肝功能受损、能量代谢障碍有关。

1）休息与活动：急性肝炎、慢性肝炎活动期、重型肝炎应卧床休息，待症状好转、黄疸减轻、肝功能改善后，逐渐增加活动量，以不疲劳为度。肝功能正常 1～3 个月后可恢复日常活动及工作，但应避免过度劳累和重体力劳动。

2）生活护理：病情严重者需协助患者做好进餐、沐浴、如厕等生活护理。

2. 营养失调　低于机体需要量　与食欲下降、呕吐、腹泻、消化和吸收功能障碍有关。

（1）介绍合理饮食的重要性。

（2）饮食原则：①肝炎急性期：宜食清淡、易消化、富含维生素的流质；可遵医嘱静脉补充葡萄糖、脂肪乳和维生素。②黄疸消退期：逐渐增加饮食，少食多餐，避免暴饮暴食。③肝炎后肝硬化、重型肝炎：清淡、低盐，保证维生素的摄入，保证正氮平衡。④各型肝炎患者的饮食禁忌：不宜长期摄入高糖、高热量饮食，腹胀者可减少产气食品（牛奶、豆制品）的摄入。各型肝炎患者均应禁饮酒。

（3）观察胃肠道症状：观察患者食欲，有无恶心、呕吐、返酸等症状。

（4）评估患者营养情况：每周测体重，评估每日进食量。

3. 潜在并发症　出血（参见第五章血液系统疾病“出血倾向”的护理）。

4. 潜在并发症　IFN 治疗的不良反应。

（1）用药前宣教：IFN 治疗的目的、意义和可能出现的不良反应。

（2）用药期间护理：①监测血常规、血清酶学、血清标志物、甲状腺功能、血糖、尿常规等。②评定精神状态。

（3）不良反应的处理：①发热：初次注射 IFN 者，发热多出现在初次注射后 2～4h，持续 2～4h 后常可自行消退。症状明显者建议休息，多饮水；高体温和肌肉关节酸痛明显而难以耐受者可口服解热镇痛药。②外周血细胞下降：外周血中性粒细胞计数<0.75×10^9/L，血小板<50×10^9/L 者需调整 IFN 剂量，而中性粒细胞计数<0.5×10^9/L，血小板<25×10^9/L 者需停止 IFN-α 治疗。③神经精神系统：治疗前应仔细询问患者的精神疾病史及家族史；治疗过程中出现情绪低落、焦虑和易怒的患者，应及时请心理专科医师进行评估和诊治，症状严重者应及时减量和停药。④脱发：告知患者为一过性，停用后可恢复生发。用药期间减少洗头频率及对头发的摩擦，避免使用化学性洗发液和烫发。脱发明显而影响美观者可佩戴假发。⑤诱发糖尿病：治疗前应对患者进行空腹和餐后血糖检测；治疗期间定期监测空腹血糖和糖化血红蛋白水平；治疗前即发生糖尿病的患者，应在 IFN 治疗前治疗糖尿病，待有效控制后再开始 IFN-α 治疗；药物治疗不能控制的血糖升高或出现急性并发症者须停用 IFN-α。⑥甲状腺功能异常：在治疗前有甲状腺功能异常者应在治疗前进行相应治疗，在甲状腺功能异常得到有效控制后再开始 IFN 治疗；在治疗前、治疗期间需进行甲状腺功能、甲状腺过氧化物酶自身抗体（TPOAb）和甲状腺球蛋白抗体（TGAb）检测；可控制的甲状腺功能异常者可继续 IFN-α 治疗，不能控制的甲亢，需立即终止 IFN-α 治疗。

（七）健康教育

1. 疾病预防指导

（1）隔离和消毒：①对甲型和戊型肝炎患者进行消化道隔离；对乙型、丁型、丙型肝炎患者进行血液和体液隔离。②排泄物要使用 5%含氯消毒剂消毒后再倾倒；被污染物品可用 0.5%含氯消毒剂浸泡 30min 或水煮 30min 消毒。

（2）预防传播：①甲型和戊型肝炎：预防重点在于加强粪便管理，保护水源，严格饮用水的消毒，加强食品卫生和食具消毒。搞好个人卫生，饭前便后洗手。②乙型、丙型、丁型肝炎预防重点在于防止通过血液和体液传播。对供血者进行严格筛查，做好血源监测。严格遵循医院感染管理中的标准预防原则。血清病毒指标阳性者不能献血，避免从事饮食业、食品加工、自来水管理及托幼工作。HBV 感染者的配偶要及时（最好在婚前）注射乙肝疫苗。凡 HBsAg 阳性母亲生下的婴儿都应在分娩后立即接种乙肝疫苗，同时联合使用高效价乙肝免疫球蛋白（抗-HBV-IgG，HBIG）注射，并避免母乳喂养。

（3）保护易感人群：①甲型肝炎（甲肝）流行期间，易感者可接种甲肝减毒活疫苗，对接触者可接种人血清免疫球蛋白以防止发病。②乙肝疫苗全程需接种 3 针，按照 0、1、6 个月程序，即接种第一针疫苗后，间隔 1 个月及 6 个月注射第二针及第三针疫苗。新生儿接种乙肝疫苗要求在出生后 24h 内接种，越早接种越好。接种部位新生儿为臀前部外侧肌内注射，儿童和成人为上臂三角肌中部肌内注射。母亲 HBsAg 阳性者，新生儿应在出生后立即注射高效价乙肝免疫球蛋白，剂量应>100U/L，同时在不同部位注射乙肝疫苗，在 1 个月和 6 个月时分别接种第二和第三针乙肝疫苗，可显著提高阻断母婴传播的效果。乙肝免疫球蛋白对暴露于 HBV 的易感者也适用。医务人员、保育员及与 HBsAg 阳性者密切接触者，亦应考虑给予肝炎疫苗接种。完成疫苗接种程序后 1～3 个月，如抗-HBs 抗体>10U/L，则有保护作用。新生儿在出生 12h 内注射乙肝免疫球蛋白和乙肝疫苗后，HBsAg 阳性的母亲可以哺乳了。

2. 意外暴露后乙肝预防 在意外接触 HBV 感染者的血液和体液后，应立即检测 HBV DNA、HBsAg、抗-HBs 抗体、HBeAg、抗-HBc 抗体、谷丙转氨酶和谷草转氨酶，并在 3 个月和 6 个月后复查。如已接种过乙肝疫苗，且已知抗-HBs 抗体≥10U/L 者，可不进行特殊处理。如未接种过乙肝疫苗，或虽接种过乙肝疫苗，但抗-HBs 抗体≤10mU/mL 或抗-HBs 抗体水平不详，应立即注射乙肝免疫球蛋白 200～400U，并同时在不同部位接种一针乙肝疫苗（20μg），于 1 个月和 6 个月后分第 2 和第 3 针乙肝疫苗（各 20μg）。

3. 疾病知识指导 ①向患者讲解肝炎的有关知识，讲明消毒隔离的意义及方法。使他们对自己的疾病有较全面、正确的认识。②慢性肝炎可反复发作，诱因常为过度暴饮暴食、酗酒、不合理用药、感染、不良情绪等。③向患者及家属宣传疾病的家庭护理和自我保健知识。④慢性患者和无症状病毒携带者应做到：正确对待肝炎，保持乐观情绪；恢复期患者应生活规律，劳逸结合；加强营养，适当增加蛋白质摄入，但要避免长期高热量、高脂肪饮食；戒烟酒。⑤不滥用药物，如吗啡、苯巴比妥类、磺胺类及氯丙嗪等药物，以免加重肝损害。⑥患者的食具、用具和洗漱用品应专用，家中密切接触者可行预防接种。

4. 用药指导和病情监测 遵医嘱用药，明确药物剂量、使用方法，告知患者漏药或自行停药的危险。定期复查，并教患者学会看常见的化验单。

四、艾 滋 病

（一）概念

艾滋病（acquired immune deficiency syndrome，AIDS）即获得性免疫缺陷综合征，是由 HIV 所致的慢性传染病。病毒主要侵犯和破坏辅助性 $CD4^{+}T$ 淋巴细胞，使机体细胞免疫功能受损，最后并发各种严重的机会性感染和肿瘤。

（二）流行病学

1. 传染源 患者和无症状病毒携带者是本病的传染源。

2. 传播途径 ①性接触传染：是本病主要传播途径；②血液传播：输注含 HIV 的血和血制品、药瘾者共用针头或注射器、应用病毒携带者的器官进行移植、人工授精、被污染的针头刺伤或破损皮肤受感染；③母婴传播：感染本病的孕妇可以通过胎盘、产程中及产后血性分泌物或喂奶等传播给婴儿。

3. 高危人群 男同性恋者或性乱交者、静脉药瘾者、输血者为高危人群。

（三）临床表现

本病潜伏期较长，一般认为 2～10 年，其表现特点，见表 1-9-4。

表 1-9-4 艾滋病的表现特点

分期	主要表现
急性感染期（Ⅰ期）	发热、头痛、腹泻、皮疹、关节痛、淋巴结肿大及神经系统症状。感染后 2～4 周可检测出艾滋病 HⅣ抗体（从感染到血清 HIV 抗体阳转的时间，称为“窗口期”）
无症状感染期（Ⅱ期）	没有临床症状，但体内可检出艾滋病毒以及 HIV RNA 和 HIV 抗体，又称为艾滋病潜伏期，持续 2～10 年
持续性全身淋巴结肿大综合征（Ⅲ期）	除腹股沟以外有 2 个或 2 个以上部位的淋巴结肿大；淋巴结直径≥1cm，无压痛，无黏连；持续 3 个月以上
艾滋病期（Ⅳ期）	①出现各种机会性病原体感染，如肺孢子菌肺炎、弓形虫、隐孢子虫、隐球菌、念珠菌等。病变可表现在肺、口腔、消化系统、神经系统、内分泌系统、心脏、肾脏、眼、关节、皮肤等。②因免疫缺陷而继发肿瘤，如卡波西肉瘤、非霍奇金淋巴瘤等

（四）辅助检查

1. 血常规 红细胞、白细胞、血小板减少。$CD4^{+}$T淋巴细胞计数下降，CD4/CD8（辅助/抑制）淋巴细胞计数比值<1。

2. 血清学检查 HIV抗体和抗原检查、HIV RNA定量检测是判断疾病进展、临床用药、疗效和预后的指标。

（五）治疗

（1）抗病毒治疗：是获得性免疫缺陷综合征治疗的关键，目前推荐使用联合抗病毒治疗“鸡尾酒”疗法，以减少耐药性。

（2）支持疗法：包括输血及营养支持疗法，维持水及电解质平衡。

（3）机会性感染及肿瘤的治疗。

（六）常用护理诊断及措施

1.有感染的危险 与免疫功能受损有关。

1）执行血液和体液隔离，同时实施保护性隔离。

2）观察有无机会性感染，并及时治疗和护理。

3）休息与活动：急性感染期和艾滋病期卧床休息，无症状者避免劳累。

4）加强个人卫生，避免继发感染。

5）用药护理：用齐多夫定（AZT）时应注意有无骨髓抑制不良反应，定期查血象。

2. 营养失调 低于机体需要量 与各种感染和消耗有关。

3. 恐惧 与预后不良、疾病折磨、担心受歧视有关。

（1）关心患者，建立良好的沟通关系，遵守伦理道德，保护患者的隐私。

（2）告知患者及家属艾滋病虽然目前不可治愈，但是能够预防。艾滋病主要通过性接触、血液和母婴三种途径传播。与艾滋病患者及艾滋病病毒感染者的日常生活和工作接触，如握手、拥抱，共同进餐、共用工具、办公用具、游泳池或公共浴池、蚊虫叮咬均不会感染。

（七）健康指导

艾滋病的健康指导为①已感染HIV的育龄妇女应避免妊娠、生育、哺乳，以防母婴传播。②告诉患者安全性行为和使用安全套。③教会患者如何使用含氯消毒剂进行消毒。

（八）医务人员艾滋病病毒职业暴露的预防和发生职业暴露后的处理措施

1. 预防 医务人员接触病原物质时，必须采取防护措施。

（1）医务人员进行有可能接触患者血液、体液的诊疗和护理操作时必须戴手套，操作完毕，脱去手套后立即洗手，必要时进行手消毒。

（2）在诊疗、护理操作过程中，有可能发生血液、体液飞溅到医务人员的面部时，医务人员应当戴手套、具有防渗透性能的口罩、防护眼镜；有可能发生血液、体液大面积飞溅或者有可能污染医务人员的身体时，还应当穿戴具有防渗透性能的隔离衣或者围裙。

（3）医务人员手部皮肤发生破损，在进行有可能接触患者血液、体液的诊疗和护理操作时必须戴双层手套。

（4）医务人员在进行侵袭性诊疗、护理操作过程中，要保证充足的光线，并特别注意防止被针头、缝合针、刀片等锐器刺伤或者划伤。

（5）使用后的锐器应当直接放入耐刺、防渗漏的利器盒，或者利用针头处理设备进行安全处置，也可以使用具有安全性能的注射器、输液器等医用锐器，以防刺伤。

（6）禁止将使用后的一次性针头重新套上针头套。禁止用手直接接触使用后的针头、刀片等锐器。

2. 发生职业暴露后的处理措施

（1）立即实施以下局部处理措施：①用肥皂液和流动水清洗污染的皮肤，用生理盐水冲洗黏膜。②如有伤口，应当在伤口旁轻轻挤压，尽可能挤出损伤处的血液，再用肥皂液和流动水进行冲洗；禁止进行伤口的局部挤压。③受伤部位的伤口冲洗后，应当用消毒液，如：75%乙醇或者0.5%碘伏进行消毒，并包扎伤口；被暴露的黏膜，应当反复用生理盐水冲洗干净。

（2）医疗卫生机构应当根据暴露级别和暴露原病毒载量水平对发生艾滋病病毒职业暴露的医务人员实施预防性用药方案。

（3）预防性用药方案：分为基本用药程序和强化用药程序。基本用药程序为两种反转录酶制剂，使用常规治疗剂量，连续使用28日。强化用药程序是在基本用药程序的基础上，同时增加一种蛋白酶抑制剂，使用常规治疗剂量，连续使用28日。预防性用药应当在发生艾滋病病毒职业暴露后尽早开始，最好在4h内实施，最迟不得超过24h；即使超过24h，也应当实施预防性用药。

五、流行性乙型脑炎

（一）概念

流行性乙型脑炎（epidemic encephalitis B）简称乙脑，是由乙脑病毒引起的，以脑实质为主要病变的中枢神经系统传染病，临床上以高热、意识障碍、抽搐、脑膜刺激征及病理反射为特征。

（二）流行病学

1. 传染源　猪（尤其是幼猪）是主要传染源。

2. 传播途径　蚊虫叮咬。

3. 流行特征　有严格的季节性，在我国主要流行于夏秋季节，10岁以下儿童易感。

（三）临床表现

乙脑各期的表现见表1-9-5。

表1-9-5　乙脑各期的表现

分期	主要表现
初期	起病急，体温增高达39～40℃，伴头痛、精神倦怠、嗜睡、恶心、呕吐、颈强直，一般1～3日
极期	脑实质受损症状：高热，惊厥或抽搐，意识障碍，中枢性呼吸衰竭，颅内压增高（婴幼儿可有前囟突起），一般持续7日左右（“死亡三角”：高热、抽搐、呼吸衰竭）
恢复期	体温下降，精神神经症状逐渐好转，一般2周左右可恢复
后遗症期	少数患者在发病半年后仍有意识障碍、痴呆、瘫痪，失语等后遗症

（四）实验室检查

1. 血常规　白细胞总数升高[（10～20）$\times 10^9$/L]，中性粒细胞在80%以上。

2. 脑脊液 压力增高，外观无色透明或微浑浊，白细胞计数（50～500）$\times 10^6$/L。分类早期以中性粒细胞稍多，后为淋巴细胞；蛋白轻度增高，糖正常或增高，氯化物正常。少数病例于病初脑脊液检查正常。白细胞的多少与病变程度及预后无关。

3. 血清学检查

（1）特异性 IgM 抗体：一般在病后 3～4 日即可出现，脑脊液中在病程第二日测到，2 周达到高峰，可做早期诊断用。

（2）补体结合试验：特异性 IgG 抗体无早期诊断价值。双份血清抗体效价增高 4 倍为阳性。

（3）血凝抑制试验：用于临床诊断和流行病学调查。

4. 病原学检查

（1）病毒分离：病程第一周内死亡病例的脑组织中可分离到病毒，但脑脊液和血中不易分离到病毒，不适用于临床诊断，可做回顾性诊断。

（2）病毒抗原或核酸的检测：体液。

（五）治疗

主要是对症治疗。

1. 高热 以物理降温为主，药物降温为辅。高热伴抽搐者可亚冬眠疗法。

2. 抽搐 可使用镇静止痉剂，同时针对发生惊厥的原因采取相应的措施：①因脑水肿所致者，应以脱水药物治疗为主；②因呼吸道分泌物堵塞、换气困难致脑细胞缺氧者以给氧、保持呼吸道通畅为主。③因高温所致者以降温为主。

3. 呼吸衰竭 保持呼吸道通畅。

（六）常用护理诊断及措施

1. 体温过高 与病毒血症和脑部炎症有关。

（1）卧床休息，每 4h 测体温 1 次，并以测肛温为宜。保持室温在 18～22℃。

（2）采用冰敷、冰帽、醇浴及冰盐水灌肠，将肛温控制在 38℃为宜。

（3）遵医嘱使用小剂量退热药；对于持续高热伴惊厥的患者，可采用亚冬眠疗法，常用氯丙嗪和异丙嗪各 0.5～1ml/kg，每 4～6h 肌内注射 1 次。用亚冬眠治疗过程中，不宜搬动患者。

2. 意识障碍 与中枢神经系统脑实质损害、抽搐、惊厥有关。

（1）休息与环境：保持病室安静整洁，避免不必要的刺激；病室有防蚊和降温设备，室温控制在 28℃以下。置患者侧卧位或头偏向一侧。

（2）病情观察：①注意精神意识、体温、脉搏、血压以及瞳孔的变化。②有无呼吸节律、速率、深度改变。③注意听喉部有无痰鸣音。

（3）生活护理：保持口腔及皮肤的清洁，防止发生褥疮；昏迷者可行鼻饲，给予足够的营养及维生素。注意患者安全，防止发生坠床、骨折及舌头被咬伤。

（4）对症护理和治疗配合：①保持呼吸道通畅：定时翻身、拍背、雾化吸入，以稀释其分泌物，必要时予以吸痰。②吸氧，4～5L/min。③惊厥时用舌钳拉出舌头，以防舌根后坠，必要时气管插管或气管切开。④遵医嘱使用用脱水剂，呼吸兴奋剂等，注意用药反应。20%甘露醇应快速（30min 内）静脉滴注。

3. 气体交换受损 （参见第一章呼吸系统疾病“呼吸衰竭”的护理）。

六、细菌性痢疾

（一）概念

细菌性痢疾（bacillary dysentery）简称菌痢，是由志贺菌属引起的肠道传染病，以直肠、乙状结肠与溃疡为主要病变。

（二）流行病学

1. **传染源** 患者和带菌者。
2. **传播途径** 消化道（粪—口途径）传播。
3. **好发季节** 夏秋季易感，多见于2～7岁的儿童。

（三）菌痢的临床表现

1. **急性菌痢** 临床表现见表1-9-6。

表1-9-6 急性菌痢的临床表现

分型	主要表现
普通型（典型）	起病急，高热伴寒战，腹痛、腹泻、里急后重，黏液脓血便
轻型（非典型）	一般无全身毒血症状，不发热或低热，肠道症状轻
中毒型	突发高热、反复惊厥、迅速发生休克（休克型）或发生呼吸衰竭和昏迷（脑型）。肠道症状轻微甚至无腹痛、腹泻，全身中毒症状重

2. **慢性菌痢** 病程＞2个月，分为急性发作型、慢性迁延型、慢性隐匿型三型。

（四）实验室检查

大便检查：镜检可见大量的红、白细胞和吞噬细胞。在使用抗菌药物前，取新鲜大便黏液脓血部分，早期多次送检，检出病原体即可确诊。必要时可以用肛拭子和生理盐水灌肠后取黏液便。

（五）治疗

1. **病原治疗** 首选喹诺酮类抗生素。5～7日为1个疗程。
2. **对症治疗** 降温、镇静；维持体液平衡；抗休克；降颅压，防脑疝。

（六）常用护理诊断及措施

1. **体温过高** 与痢疾杆菌内毒素作用于体温中枢引起体温升高有关。
2. **腹泻** 与肠道炎症、肠蠕动增强、肠痉挛有关。

（1）隔离措施：在标准预防的基础上，实施接触隔离措施，隔离至临床症状消失，粪检阴性，连续2次培养阴性为止。期间做好随时消毒和终末消毒措施。

（2）观察：排便次数、量、性状；每日出入量，注意脱水征；营养状况；监测生命体征、精神状况、肌张力及腹部等情况。

（3）一般护理：①休息：腹泻频繁、症状明显者卧床休息，减少肠蠕动，减少体力消耗，同时应注意腹部保暖。②皮肤护理：排便频繁者，应注意保护肛周皮肤，每日用温水清洗肛门或用高锰酸钾液坐浴，并涂凡士林油保护皮肤。③饮食护理：给予少渣、低脂、易消化、低纤维素的流食、半流食，避免生冷、刺激性食物。嘱患者多饮水，以防失水。

（4）用药护理：遵医嘱及时给予止泻剂，并补充电解质，保持水电解质平衡；使用抗生素治疗时，注意观察药物的不良反应。

3. 组织灌注无效 与中毒性菌痢导致微循环障碍有关。①病情观察：监测生命体征、神志、尿量等。②休息与体位：卧床休息，取中凹位，注意保暖。③氧疗。④抗休克治疗护理。

4. 潜在并发症 惊厥、脑疝。

七、流行性脑脊髓膜炎

（一）概念

流行性脑脊髓膜炎（epidemic cerebrospinal meningitis）简称流脑，是由脑膜炎奈瑟菌引起的，经呼吸道传播的急性化脓性脑膜炎，临床上以突起高热、剧烈头痛，频繁呕吐、皮肤黏膜瘀点瘀斑（特征性病变）、脑膜刺激征为主要临床表现。

（二）流行病学

1. 传染源 患者和带菌者。从潜伏期末到发病 10 日内均具传染性。

2. 传播途径 飞沫传播。

3. 流行特征 普遍易感，6 个月～2 岁发病率高，冬春季高发。

（三）临床表现

1. 普通型（最常见）

（1）前驱期（上呼吸道感染期）：急性起病，低热、鼻塞、咽痛、咳嗽等上呼吸道感染症状；查体可有咽部充血，扁桃体肿大；鼻咽部涂片或培养可检出革兰阴性双球菌。

（2）败血症期：①突发寒战、高热，伴头痛、全身乏力、精神委靡、呕吐等中毒症状；婴幼儿可有哭闹、拒食、烦躁不安、皮肤感觉过敏和惊厥等。②瘀点瘀斑：为本期特征性表现。最初为鲜红色、迅速增多扩大，大小不等，中央可因血栓而坏死或形成大疱，常见于四肢、臀部、软腭、眼结膜都可见。

（3）脑膜脑炎期：高热、瘀点瘀斑继续存在；神经系统症状明显，如头痛、呕吐，出现脑膜刺激征（婴儿脑膜刺激征缺如，有前囟隆起）。

（4）恢复期：体温下降、中毒症状好转、神经系统表现好转、瘀点瘀斑吸收。

2. 暴发型 病情重，病死率高，临床分为：休克型（以循环衰竭为特征）、脑炎型（以膜及脑实质损伤为特征）、混合型三种类型。

（四）实验室检查

1. 血常规 白细胞总数及中性粒细胞升高，血小板可减少。

2. 脑脊液检查 典型表现为压力增高，外观浑浊，白细胞数明显增多常 $>100\times10^6$/L、多核为主、蛋白含量高、糖氯化物明显减少。

3. 细菌学检查与培养 是确诊的重要方法。

4. 血清免疫学检查 脑膜炎奈瑟菌抗原和特异性抗体检查。

（五）预防与治疗

1. 一般治疗 对患者进行呼吸道隔离，隔离至症状消失后 3 日，但不少于发病后 7 日。与患者密切接触者可预防治疗。

2. 病原治疗 首选青霉素。

3. **对症和支持治疗** 降温、镇静；抗休克；降颅压，防脑疝。

（六）常用护理诊断及措施

1. **体温过高** 与脑膜炎球菌感染导致败血症有关。
2. **组织灌注无效** 与内毒素导致微循环障碍有关。
3. **潜在并发症** 惊厥、脑疝。
4. **有皮肤完整性受损的危险** 与意识障碍、内毒素损伤皮肤小血管有关。

护理措施参见“乙脑、菌痢”。

自 测 习 题

一、名词解释

1. 潜伏性感染
2. 传染源
3. 人工自动免疫
4. Dane 颗粒
5. 麻疹黏膜斑（Koplik spot）
6. 线状疹
7. 草莓舌
8. 相对缓脉
9. 复发
10. 再燃

二、填空题

1. 感染的表现形式以________最常见，以________最少见，但容易识别。
2. 传染病的流行过程必须具备的三个环节是________、________、________。
3. 属于甲类传染病的是________和________。
4. 目前已经明确的肝炎病毒的类型有________、________、________、________、________。
5. 病毒性肝炎临床分型可分为________、________、________、________、________。
6. 甲、戊型肝炎以________传播途径为主。
7. 乙肝的传播途径包括________、________、________。
8. 甲肝的隔离期是自起病日起隔离________，主动免疫可注射________，被动免疫可注射________。
9. 麻疹的传播途径是________，常见的并发症有________。
10. 水痘是由________所引起的儿童常见的传染病。其传播途径主要是________、________。
11. 水痘的皮疹头部、躯干密集，四肢散在，称________分布。
12. 水痘的皮疹一般经历四个阶段________、________、________、________，故又称________。
13. 肾综合征出血热早期的三大主征是________、________和________。
14. 肾综合征出血热的“三痛”是指________、________及________。“三红”是指________、________及________充血潮红。
15. 艾滋病的全称是________，由________感染引起的致命性慢性传染病。
16. 艾滋病主要通过________、________、________途径传播。
17. 乙脑主要传染源是________，传播途径是通过________传播。
18. 乙脑极期危及患者生命的三种主要症状是________、________和________，其中________常为致死的主要原因。
19. 预防乙脑较为重要的措施是________和________。

20. 伤寒杆菌主要通过________途径感染人体。最严重的肠道并发症是________，最常见的并发症是________。
21. 伤寒病原治疗首选________药物。
22. 伤寒患者和带菌者执行________措施，隔离至体温正常后 15 日或间隔________粪便培养 1 次，连续________次阴性，方可解除隔离，接触者应医学观察________周。
23. 痢疾杆菌释放的________是引起全身反应如发热和毒血症。
24. 中毒性菌痢分为________、________、________三型。
25. 霍乱的主要传染源是________和________，通过________传播。
26. 霍乱的典型临床经过分为________、________和________。
27. 霍乱治疗的关键是________。
28. 对霍乱患者应采取________隔离。解除隔离是应至症状消失后________日，________培养 1 次，连续________次阴性。
29. 流脑患者应实行________隔离。
30. 流脑脑脊液典型改变呈________性改变。

三、简答题

1. 简要说出传染病的预防措施。
2. 母亲 HBsAg 呈阳性，可采取哪些措施预防新生儿感染。
3. 简述病毒性肝炎的预防措施。
4. 简述肾综合征出血热的临床分期。
5. 简述肾综合征出血热的治疗原则和重点。
6. 简述艾滋病的传播途径。
7. 艾滋病的高危人群有哪些？
8. 结合艾滋病的流行病学说出预防措施。
9. 简述 HIV 职业暴露后的处理原则。
10. 简述体温过高的护理措施。
11. 乙脑患者发生惊厥或抽搐后的护理措施有哪些？
12. 简述伤寒患者的饮食护理要点。
13. 伤寒患者肠出血、肠穿孔的护理措施有哪些？
14. 简述典型伤寒极期的临床表现。
15. 简述流脑、乙脑及中毒性菌痢的异同点。

四、选择题

A1/A2 型题

1. 下列哪项不是传染源（　　）
A. 患者　B. 隐性感染者　C. 病原携带者　D. 受感染的动物　E. 易感者
2. 病原体侵入人体后，寄生在机体的某个部位，机体免疫功能使病原体局限化，但不足以将病原体清除，待机体免疫功能低下时，才引起疾病。此种表现是（　　）
A. 机会性感染　B. 潜伏性感染　C. 隐性感染
D. 显性感染　E. 病原携带状态
3. 关于隐性感染，下列叙述哪项不正确（　　）
A. 无或仅有轻微组织损伤　B. 无症状、体征及生化改变

C. 不能通过免疫学检查发现　D. 有的可转变为病原携带状态
E. 有的传染病几乎无隐性感染

4. 正常新生儿出生 24h 内应接种的疫苗是（　　）
A. 乙肝疫苗　B. 麻疹减毒活疫苗　C. 百白破三联疫苗
D. 脊髓灰质炎减毒活疫苗　E. 水痘疫苗

5. 传染病检疫期限的确定是依据该病（　　）
A. 隔离期　B. 传染期　C. 最长潜伏期
D. 最短潜伏期　E. 平均潜伏期

6. 下列属于甲类传染病的是（　　）
A. 疟疾　B. 炭疽　C. 艾滋病
D. 黑热病　E. 霍乱

7. 在传染病区中属于污染区的是（　　）
A. 走廊　B. 病室　C. 护士站
D. 治疗室　E. 值班室

8. 发现甲类传染病在城镇的报告时限（　　）
A. ＜1h　B. ＜2h　C. ＜12h　D. ＜24h　E. ＜10h

9. 属于法定报告人的是（　　）
A. 干部　B. 工人　C. 农民　D. 乡村医生　E. 教师

10. 接种下列制剂可以获得主动免疫，除外（　　）
A. 活疫苗　B. 灭活疫苗　C. 抗毒素　D. 类毒素　E. 菌苗

11. 传染病与其他感染性疾病最主要的区别是（　　）
A. 流行性　B. 免疫性　C. 病原体　D. 传染性　E. 发热

12. 急性传染病的发生、发展和转归，通常分为哪几个阶段（　　）
A. 潜伏期、前驱期、症状明显期、恢复期　B. 前驱期、出疹期、恢复期
C. 初期、极期、恢复期　D. 体温上升期、极期、体温下降期
E. 早期、中期、晚期

13. 属于甲类传染病的是（　　）
A. 疟疾　B. 炭疽　C. 艾滋病　D. 黑热病　E. 鼠疫

14. 根据传染病防治法，对下列疾病应采取强制性隔离治疗措施，除外（　　）
A. 人感染高致病性禽流感　B. 狂犬病患者　C. 肺炭疽病患者
D. 鼠疫患者和病原携带者　E. 霍乱患者和病原携带者

15. 患儿，男性，5 岁。由家长带到预防保健科接种流感疫苗，接种后判断是否出现全身反应应着重观察（　　）
A. 注射部位红、肿、热、痛　B. 发热情况　C. 头晕、恶心、呕吐
D. 皮疹　E. 腹泻

16. 在血液中代表完整的 HBV 颗粒者是（　　）
A. 小球形颗粒　B. Dane 颗粒　C. 丝状颗粒
D. 管状颗粒　E. 核状颗粒

17. 对 HBV 污染的器具的消毒处理，下列哪项最正确（　　）
A. 65℃煮 1h　B. 1%甲酚皂清洗　C.煮沸 100℃15min
D. 紫外线照射 30min　E. 56℃煮 1h

18. HBV 的抗原抗体系统中，下列哪种是保护性抗体（ ）
A. 抗-HBe B. 抗-HBs C. 抗-HBc D. 抗-HIV E. 以上都不是
19. 乙肝患者血清中，不能检测到的 HBV 标记物是（ ）
A. HBsAg B. 抗-HBs C. HbeAg D. HBcAg E. 抗-HBc
20. 临床诊断甲肝指标中常采用（ ）
A. 抗 HAV-IgM B. 抗 HAV-IgG C. HAV-RNA
D. 动物接种病毒分离 E. 粪便中甲肝抗原
21. 有关病毒性肝炎的流行病学，哪项错误（ ）
A. 甲肝可呈食物型或水型暴发流行 B. 输血后肝炎仅见于乙肝
C. 家庭内密切接触传播可见于各型肝炎 D. 母婴垂直传播可见于乙肝
E. HBsAg 阳性者常呈家庭集聚现象
22. 在肝炎患者中，最能反映病情严重程度的实验室血清学检查项目是（ ）
A. 谷丙转氨酶 B. 谷草转氨酶 C. 凝血酶原活动度
D. 血清胆碱酯酶 E. γ-谷酰转肽酶
23. 下列血清指标中，在急性乙肝患者病程中最早出现的是（ ）
A. 抗-HBc B. HBeAg C. HBsAg D. 抗-HBs E. DNA 多聚酶
24. 下列哪组血清学检查结果提示乙肝有较大传染性（ ）
A. 抗-HBc（+） B. 抗-HBs（+） C. HBsAg（+），抗-HBe（−）
D. HBsAg（+），HBeAg（+） E. HBsAg（+），HBeAg（+），抗-HBc（+）
25. 以下哪项不是急性病毒性肝炎的主要临床表现（ ）
A. 恶心、食欲缺乏 B. 乏力 C. 肝性脑病
D. 肝大及肝功能损害 E. 部分病例出现黄疸
26. 重型肝炎患者出血最重要的原因是（ ）
A. 骨髓造血功能障碍，血小板减少 B. 凝血因子合成障碍
C. 毛细血管脆性增加 D. X、Ⅻ因子减少
E. 维生素 K 吸收障碍
27. 对慢性乙肝（中度）的治疗原则哪项错误（ ）
A. 禁酒、避免劳累、适当休息 B. 可用保肝、降酶、退黄药物
C. 应用免疫调节药物 D. 抗病毒治疗
E. 注射乙肝疫苗
28. 患者，女性，29 岁。因发热 2 日，伴乏力、尿黄，查谷丙转氨酶 1120U/L，总胆红素 70μmol/L，HBsAg（+），诊断为“乙型病毒性肝炎”。此型肝炎最主要的传播方式是（ ）
A. 性传播 B. 母婴传播 C. 血液传播 D. 消化道传播 E. 呼吸道传播
29. 患者，男性，48 岁。因尿黄、眼黄、皮肤黄，肝功能检测谷丙转氨酶升高，血清抗 HAV-IgG 阳性。诊断甲肝，对该患者采取的隔离是（ ）
A. 呼吸道隔离 B. 血液隔离 C. 虫媒隔离
D. 消化道隔离 E. 保护性隔离
30. 关于肝炎患者的饮食指导，错误的是（ ）
A. 急性肝炎早期宜进食营养丰富，适合患者口味的食物
B. 鼓励患者多食水果蔬菜
C. 慢性肝炎患者要防止营养过剩

D. 每日可少量饮酒
E. 重型肝炎患者每日蛋白质摄入应少于 0.5g/kg 为宜
31. 重型肝炎的治疗中不宜（ ）
A. 卧床休息，清淡饮食 B. 稳定体内环境和支持治疗 C. 应用 IFN 抗病毒治疗
D. 保肝、促进肝细胞再生 E. 防治并发症
32. 拉米夫定的主要作用是（ ）
A. 抑制 HBV DNA 复制 B. 减少病毒变异 C. 促进 HBeAg 转换
D. 降低谷丙转氨酶 E. 促进肝细胞再生
33. 下列哪项不符合急性重症肝炎的表现（ ）
A. 肝大 B. 肝肾综合征 C. 出血倾向明显
D. 黄疸迅速加深 E. 血氨增高
34. 对于 HBeAg 阳性母亲所生下的新生儿，预防其感染 HBV 最有效的措施是（ ）
A. 丙种球蛋白 B. 丙种球蛋白+高效价乙肝免疫球蛋白
C. 乙肝疫苗 D. 乙肝疫苗+高效价乙肝免疫球蛋白
E. 乙肝疫苗+丙种球蛋白
35. 典型麻疹的出疹顺序是（ ）
A. 耳后发际—颜面部—颈部—躯干—四肢—手心足心
B. 耳后发际—躯干—四肢—颜面部—颈部—手心足心
C. 躯干—四肢—耳后发际—颜面部—颈部—手心足心
D. 手心足心—耳后发际—颜面部—颈部—躯干—四肢
E. 躯干—四肢—手心足心—耳后发际—颜面部—颈部
36. 早期诊断麻疹最有价值的依据是（ ）
A. 全身斑丘疹 B. 麻疹黏膜斑 C. 呼吸道卡他症状
D. 颈部淋巴结肿大 E. 杨梅舌
37. 麻疹患儿的隔离时间为（ ）
A. 出疹期 B. 发病前 2 日至出疹后 5 日，有并发症者延长至出疹后 10 日
C. 发病前 10 日至出疹后 5 日 D. 发病前 5 日至出疹后 2 日
E. 发病前 2 日至出疹后 5 日
38. 麻疹减毒活疫苗的初种月龄为（ ）
A. 2～3 个月 B. 4～5 个月 C. 6～7 个月 D. 8～12 个月 E. 13～14 个月
39. 患儿，男性，2 岁。发热，流涕，咳嗽 3 日就诊，体温 39.5℃，查体：耳后发际处可见红色斑疹，疹间皮肤正常，在第一臼齿相对应的颊黏膜处可见灰白色点。入院后诊断为“麻疹”，以下护理措施中那项不正确（ ）
A. 多喂温开水 B. 勤剪指甲，防止抓伤皮肤 C. 卧床休息直至皮疹消退
D. 及时为患儿药物降温，以防高热惊厥 E. 衣被合适，忌捂汗
40. 1 岁女婴，皮肤同一部位出现丘疹、水疱疹，有的水疱内含清亮液体，有的已破溃结痂，最可能的原因是（ ）
A. 麻疹 B. 水痘 C. 风疹 D. 猩红热 E. 幼儿急疹
41. 患儿，女性，5 岁。体温 38℃，全身可见皮疹，诊断为“水痘”，在门诊治疗，该患儿应在家隔离至（ ）
A. 疱疹全部结痂或出疹后 7 日 B. 疱疹全部结痂或出疹后 8 日

C. 疱疹全部结痂或出疹后14日 D. 出疹后12日 E. 出疹后15日

42. 患儿，男性，6岁。发热1日后出现皮疹，躯干多，四肢末端少，为红色斑丘疹，数小时后变成小水疱，痒感重，被诊断为“水痘”。针对该患儿的健康指导，错误的是（ ）

A. 流行期间少去公共场所 B. 饮食清淡，多饮水

C. 发热时可服用激素降温 D. 隔离至疱疹全部结痂或出疹后7日止

E. 皮肤瘙痒难忍时，可局部涂炉甘石洗剂

43. 下列描述流行性出血热哪项不正确（ ）

A. 由汉坦病毒引起 B. 是一种自然疫源性疾病 C. 鼠为主要传染源

D. 人—人传播为重要的传播途径 E. 肾脏损害为本病的特征

44. 流行性出血热患者早期休克主要原因是（ ）

A.出血导致的血容量下降 B. 高热、出汗导致体内液体相对不足

C. 心肌炎引起的心力衰竭 D. 血浆外渗于组织间隙，血容量下降

E. 病毒感染引起的“感染性休克”

45. 肾综合征出血热患者的酒醉貌是因为（ ）

A. 面部、颈部、上胸部充血潮红所致 B. 发热所致 C. 皮肤出血所致

D. 皮肤淤血所致 E. 以上都不是

46. 多尿期的治疗原则（ ）

A. 移行期禁用利尿剂 B. 每日入液量与尿量相同

C. 每日液体量为尿量加1000ml D. 量出而入，适当限制，维持水电解质平衡

E. 加强抗感染

47. 导致流行性出血热最常见的病原体是（ ）

A. 弹状病毒 B. EV71 C. HIV

D. 汉坦病毒 E. HPV

48. 灭活HIV的最佳方法是（ ）

A. 56℃20min B. 25%以上浓度的乙醇 C. γ射线

D. 0.1%甲醛溶液 E. 紫外线

49. 可通过母婴传播的传染病是（ ）

A. 甲肝 B. 艾滋病 C. 流脑

D. 霍乱 E. 菌痢

50. HIV感染人体后主要导致哪个系统损害（ ）

A. 消化系统 B. 免疫系统 C. 循环系统

D. 骨骼系统 E. 血液系统

51. 下列哪项不是艾滋病的传播途径（ ）

A. 性接触 B. 注射途径感染 C. 血液

D. 握手 E. 母婴传播

52. HIV感染艾滋病期的描述，下列哪项错误（ ）

A. 出现体质性疾病，但淋巴结肿大不明显

B. 出现神经系统症状

C. 出现严重的临床免疫缺陷，导致各种机会性病原体感染

D. 因免疫缺陷而继发肿瘤，如卡波西肉瘤、非霍奇金淋巴瘤等

E. 免疫缺陷并发其他的疾病，如慢性淋巴性间质性肺炎

53. 艾滋病患者肺部机会性感染最常见的病原体是（　　）
A. 白色念珠菌　　B. 结核杆菌　　C. 疱疹病毒
D. 巨细胞病毒　　E. 卡氏肺孢子虫
54. 下列哪项检查能够最终确定患者感染了艾滋病毒（　　）
A. 血常规　　B. 尿常规　　C. HIV 抗体筛查试验
D. HIV 抗体确诊试验　　E. 病理切片
55. 患者，女性，25 岁。在一次体检中发现 HIV 阳性，护士对患者的指导，不正确的是(　　)
A. 性行为时使用安全套　　B. 外出时戴口罩　　C. 告知不要传染给别人的义务
D. 严禁献血　　E. 使用含氯消毒剂对血液、排泄物进行消毒
56. 艾滋病患者常见的肿瘤是（　　）
A. 霍奇金病　　B. 淋巴肉瘤　　C. 卡波西肉瘤
D. 非霍奇金淋巴瘤　　E. 白血病
57. 预防 HIV 感染的主要措施应当为（　　）
A. 加强爱国卫生宣传，养成良好的卫生习惯，防止病从口入
B. 加强爱国卫生宣传，消灭四害，搞好环境卫生
C. 加强爱国卫生宣传，搞好计划免疫，增强体质
D. 加强宣传教育，严禁毒品注射，禁止性乱交，严格检查血液制品
E. 加强爱国卫生宣传，搞好环境卫生，保持室内能通风
58. 乙脑在我国的发病季节主要在（　　）
A. 冬春季节　　B. 夏季　　C. 1、2、3 三个月
D. 9、10、11 三个月　　E. 夏秋季节
59. 乙脑极期的临床表现应除外（　　）
A. 高热、惊厥、呼吸衰竭　　B. 意识障碍如嗜睡、昏睡、昏迷
C. 颅高压表现及呼吸衰竭　　D. 肾脏损害
E. 脑膜刺激征及病理征阳性
60. 乙脑患者最常见的死亡原因为（　　）
A. 高热　　B. 意识障碍　　C. 惊厥　　D. 呼吸衰竭　　E. 缺氧
61. 关于乙脑的临床表现，哪项是错误的（　　）
A. 起病急，体温越高，病情越重　　B. 有颅内压升高现象
C. 有些患者出现抽搐、意识障碍　　D. 重症病例可出现呼吸衰竭
E. 病程早期皮肤可见瘀点
62. 乙脑与流脑的临床鉴别，最重要的是（　　）
A. 意识障碍的出现与程度　　B. 生理反射异常及出现病理反射　　C. 抽搐发作程度
D. 皮肤瘀点及瘀斑　　E. 颅内压升高程度，呼吸衰竭的出现
63. 预防乙脑的关键措施是（　　）
A. 管理好动物传染源　　B. 及早发现患者及时隔离治疗　C. 抓好灭蚊、防蚊工作
D. 抓好预防接种　　E. 防蚊、灭蚊与疫苗接种并重
64. 乙脑患者惊厥时的护理应注意（　　）
A. 取侧卧位，避免按压肢体　　B. 保持呼吸道通畅　　C. 加设床栏
D. 保护舌头　　E. 以上都是
65. 患儿，2 岁。因高热、抽搐、昏迷 2 日入院，疑为乙脑与中毒性菌痢，为及时诊断，应

立即进行哪项检查（ ）

A. 脑脊液常规及生化
B. 肛拭子或生理盐水灌肠镜检
C. 乙脑特异性 IgM 抗体检测
D. 大便致敏菌培养
E. 头颅 CT

66. 重症乙脑患者，病程中出现双侧瞳孔大小不等，呼吸节律不齐，血压上升，肌张力增强，应首先采取哪项急救措施（ ）

A. 肾上腺皮质激素
B. 镇静解痉剂
C. 中枢呼吸兴奋剂
D. 血管扩张剂
E. 脱水剂

67. 猩红热患儿特有的体征是（ ）

A. 口周苍白圈
B. 多为持续性高热
C. 皮疹多在发热 2 日后出现
D. 疹间无正常皮肤
E. 躯干糠皮样脱屑

68. 患儿，男性，8 岁。发热、咽痛、颈部淋巴结肿大、全身弥漫充血性针尖样大小的丘疹，压之褪色，诊断为“猩红热”，患者感染的病原体是（ ）

A. 金黄色葡萄球菌
B. 肺炎克雷伯菌
C. 铜绿假单胞菌
D. A 组乙型溶血性链球菌
E. 肺孢子菌

69. 猩红热的主要传播途径是（ ）

A. 水源污染
B. 食物污染
C. 伤口分泌物
D. 产道恶露
E. 空气飞沫

70. 护士对脱屑期猩红热患儿采取的皮肤护理措施中错误的是（ ）

A. 观察皮疹消退及脱皮情况
B. 脱皮时可用手轻轻撕掉
C. 用温水清洗皮肤，禁用肥皂清洗
D. 脱皮时涂凡士林或液状石蜡
E. 大片脱皮时用消毒剪刀修剪

71. 患儿，男性，4 岁。诊断为猩红热，为防止疾病传播，该患者应隔离至（ ）

A. 体温正常
B. 症状消失
C. 青霉素治疗后 10 日
D. 咽拭子培养 3 次阴性后
E. 症状完全消失 1 周，咽拭子培养 3 次阴性后

72. 猩红热患者的药物治疗首选（ ）

A. 磺胺类
B. 青霉素
C. 氯霉素
D. 诺氟沙星
E. 阿莫西林

73. 关于伤寒沙门菌，哪项说法正确（ ）

A. 属沙门菌属 A 群
B. 为革兰染色阴性，有鞭毛，无荚膜，在含胆汁的培养基上生长好
C. 在自然环境中抵抗力较差
D. 既分泌外毒素，又形成内毒素
E. Vi 抗原的抗原性较强

74. 伤寒杆菌主要的致病因素是（ ）

A. 鞭毛
B. 内毒素
C. 外毒素
D. 菌体抗原
E. 以上都不是

75. 伤寒病变最显著的部位是（ ）

A. 肝
B. 脾
C. 回肠和空肠
D. 骨髓
E. 回肠下段集合淋巴结和孤立淋巴结

76. 关于伤寒下列说法哪项是错误的（ ）

A. 体温呈阶梯状上升
B. 常无明显畏寒、寒战
C. 成人患者大多数出现腹泻
D. 有相对缓脉
E. 有神经精神症状

77. 伤寒患者可有（　　）
A. 玫瑰疹　B. 皮肤瘀点、瘀斑　C. 淋巴结肿大
D. 关节痛　E. 少尿
78. 伤寒患者血培养阳性率最高是在病程的（　　）
A. 1～2 周　B. 2～3 周　C. 3～4 周
D. 4～5 周　E. 全程
79. 为提高伤寒患者血培养阳性率，其措施哪项错误（　）
A. 未用抗菌药物前进行　B. 血量不少于 5ml
C. 病程中任一时间采血阳性率无差异　D. 接种于含胆汁的培养基
E. 在体温上升阶段采血
80. 伤寒患者应少用的食物有（　　）
A. 米粥　B. 豆浆　C. 鲜果汁　D. 蛋汤　E. 水
81. 喹诺酮类抗菌药是目前治疗伤寒的常用药物，但下列情况应慎用（　　）
A. 有肠穿孔　B. 孕妇和小儿　C. 有肠出血
D. 老人及妇女月经期　E. 并发中毒性心肌炎
82. 伤寒患者腹胀明显，下列护理措施错误的是（　　）
A. 停止易产气食物　B. 纠正低血钾　C. 肛管排气
D. 应用新斯的明　E. 用松节油腹部热敷
83. 关于菌痢的流行病学特点，下列哪项是错误的（　　）
A. 症状典型的急性菌痢患者是最重要的传染源　B. 病后可获得短时间的免疫力
C. 全年均可发生，但有明显的季节性　D. 人群普遍易感，但儿童发病率最高
E. 本病通过消化道传播
84. 菌痢的主要传播途径是（　　）
A. 母婴传播　B. 血液传播　C. 粪—口传播　D. 性传播　E. 虫媒传播
85. 中毒性菌痢的临床特征哪项除外（　　）
A. 急性高热，反复惊厥，昏迷　B. 腹痛、腹泻明显
C. 迅速发生休克，呼吸衰竭　D. 大便常规检查发现大量炎性细胞
E. 脑脊液化验正常
86. 下列哪项检查最常用于明确菌痢的诊断（　　）
A. 脑脊液培养细菌　B. 血液培养细菌　C. 骨髓培养
D. 粪便涂片染色镜检　E. 粪便培养致病菌
87. 急性阿米巴痢疾与急性菌痢鉴别的最主要依据是（　　）
A. 全身中毒症状　B. 肉眼大便外观　C. 腹部压痛部位
D. 粪便检出病原体　E. 乙状结肠镜检所见肠黏膜病变
88. 下列各项中，对于中毒性菌痢脑型和乙脑的鉴型最重要的是（　　）
A. 起病急骤　B. 大便检查有无炎性成分　C. 高热、昏迷、抽搐
D. 早期休克　E. 呼吸衰竭
89. 患者，女，5 岁。高热 10h，惊厥 1 次急诊来院。体温 40.3℃，呼吸 42 次/分，面色苍白，四肢发凉，皮肤有“花纹”。血白细胞 18.0×10^9/L，中性粒细胞 0.85，淋巴细胞 0.15，下列哪项检查最有助于早期诊断（　　）
A. 脑脊液检查　B. 血培养　C. 胸部放射线检查

D. 生理盐水灌肠液镜检 E. 粪便培养

90. 患儿，男性，4 岁。确诊中毒型菌痢。为预防传播，该患儿应隔离至（ ）
A. 临床症状消失 B. 临床症状消失后 3 日
C. 临床症状消失，粪便培养 1 次呈阴性 D. 临床症状消失，粪便培养连续 2 次呈阴性
E. 临床症状消失，粪便培养 3 次呈阴性

91. 霍乱弧菌的生物学性状是（ ）
A. 革兰染色阳性、有芽孢、荚膜和鞭毛 B. 末端有一根鞭毛，运动极为活跃
C. 需氧、耐酸不耐碱 D. 在含胆汁的培养基中生长最好
E. 霍乱弧菌产生唯一的霍乱肠毒素

92. 霍乱弧菌最重要的致病物质是（ ）
A. 菌毛 B. 鞭毛 C. 肠毒素 D. 内毒素 E. 荚膜

93. 霍乱患者的泻吐物呈"米泔水样"是因为（ ）
A. 胆汁分泌减少，肠液中黏液过多 B. 含大量白细胞 C. 缺乏胃肠液
D. 含大量脓血黏液 E. 含大量黏液

94. 霍乱患者的剧烈腹泻是由哪个因素引起的（ ）
A. 神经氨酸酶 B. 血凝素 C. 霍乱内毒素
D. 霍乱肠毒素 E. 霍乱弧菌

95. 霍乱患者的肌肉痉挛主要是由于（ ）
A. 低钾综合征 B. 高热 C. 钠盐大量丧失
D. 细菌代谢产物 E. 以上都不是

96. 某地区发生霍乱病例数例，其密切接触者无任何症状，查体无异常，血、尿常规正常，对密切接触者应采取（ ）
A. 霍乱菌苗预防接种 B. 预防性服药
C. 严格检疫 5 日并给予预防性服药 D. 医学观察 3 日
E. 待出现症状后立即进行隔离治疗

97. 下列霍乱的抢救哪项措施是错误的（ ）
A. 尽快补充液体及电解质，扩容治疗 B. 大量应用缩血管药物是升血压的关键
C. 必要时加用氢化可的松 D. 及时补充钾离子
E. 急性肺水肿者用强心剂

98. 典型霍乱泻吐期的临床表现，下列哪项是错误的（ ）
A. 无痛性剧烈腹泻 B. 里急后重 C. 米泔水样或洗肉水样便
D. 呕吐物可为米泔水 E. 先泻后吐，一般无发热

99. 患者，女性，15 岁。突起无痛性腹泻 1 日，大便 20 余次，初为稀便，后为水样，无里急后重，伴恶心。体温 37.3℃，轻度脱水征，血压正常，血象：白细胞 12.5×10^9/L，中性粒细胞 0.85，淋巴细胞 0.15，血红蛋白 165g/L，最可能的诊断是（ ）
A. 食物中毒 B. 急性菌痢 C. 急性阿米巴痢疾 D. 霍乱 E. 伤寒

100. 患者，男性，10 岁。诊断为霍乱，输液 5000ml 后血压和尿量已恢复，但患者诉胸闷、气促、不能平卧，肺底有湿啰音，患者气促的原因最可能是（ ）
A. 肺炎 B. 急性肺水肿 C. 呼吸窘迫综合征 D. 气道梗阻 E. 肺气肿

101. 流脑的传播途径是（ ）
A. 伤口感染 B. 蚊虫叮咬 C. 经呼吸道传播

D. 经输血血制品　　E. 经消化道

102. 流脑败血症期主要临床表现正确的是（　　）

A. 发热、瘀点、瘀斑　　B. 发热、头痛、呕吐　　C. 发热、皮肤感觉过敏

D. 发热、惊厥　　E. 发热、关节痛

103. 流脑的病原体是（　　）

A. 溶血性链球菌　　B. 脑膜炎双球菌　　C. 肠道病毒 EV71

D. 狂犬病毒　　E. 红疹毒素

104. 鉴别流脑和乙脑，以下列哪项价值最大（　　）

A. 皮肤瘀点瘀斑　　B. 发热程度　　C. 颅内压增高程度

D. 意识障碍的程度　　E. 有无病理反射

105. 流脑与其他细菌性化脓性脑膜炎有确诊价值的鉴别点是（　　）

A. 脑脊液结果呈化脓性改变　　B. 发病季节

C. 脑脊液的细菌学检查结果　　D. 皮肤黏膜瘀斑和瘀点

E. 脑膜刺激征阳性

106. 流脑休克型的治疗中，下列哪项不妥当（　　）

A. 积极扩容治疗　　B. 纠正酸中毒　　C. 及时治疗弥散性血管内凝血

D. 大剂量青霉素、氯霉素控制感染　　E. 积极用脱水剂预防脑疝

107. 流脑皮疹的特点下列哪项除外（　　）

A. 出血性皮疹，为瘀点或瘀斑　　B. 所有患者均可出现皮疹

C. 大片瘀斑中央可呈紫黑色坏死或大疱　　D. 初期颜色鲜红

E. 瘀斑、瘀点是诊断流脑的重要体征

108. 与流脑患者密切接触后的重要预防措施是（　　）

A. 菌苗预防注射　　B. 隔离治疗　　C. 注射青霉素

D. 口服磺胺药　　E. 口服氯霉素

109. 流脑患者出现昏迷、潮式呼吸和瞳孔不等大时最主要的抢救措施为（　　）

A. 肌内注射苯巴比妥　　B. 20%甘露醇静脉快速输入 C. 注射山莨菪碱

D. 立即气管切开　　E. 使用人工呼吸机

A3/A4 型题

（110～112 题共用题干）

患者，女性，34 岁。5 日前出现发热、乏力、恶心、食欲下降。查体：巩膜轻度黄染，肝肋下 2cm，质软。谷丙转氨酶 760U/L，总胆红素 54μmol/L，考虑该患者为“病毒性肝炎”

110. 下列检查中对进一步明确诊断意义最大的是（　　）

A. 腹部 B 超检查　　B. 肝功能检查　　C. 肝炎病毒标志物检查

D. 凝血功能检查　　E. 血培养

111. 入院后检查发现 HAV-IgM（+），乙肝五项检查中抗 HBs（+），余均为（–）。对该检查的解释正确的是（　　）

A. 既往曾经感染过甲肝　　B. 目前感染的是甲肝　　C. 目前感染的是乙肝

D. 可除外甲肝、乙肝　　E. 为乙肝携带者

112. 该患者目前最主要的治疗措施是（　　）

A. 卧床休息　　B. 保肝药物治疗　　C. 抗病毒药物治疗

D. 补充维生素 E. 免疫治疗

（113～114 题共用题干）

患者，女性，50 岁。低热、乏力、食欲减退、消瘦 2 个月余。曾因外伤后多次输血制品。查体见唇周苍白，口腔黏膜满布白色膜状物，四肢大关节畸形。实验室检查血象白细胞 2.5×10^9/L，血红蛋白 78g/L。

113. 本病患者最可能的诊断是（　　）

A. 钩体病 B. 伤寒 C. 艾滋病 D. 结核病 E. 疟疾

114. 患者口腔所见提示有（　　）

A. 口腔毛状白斑症 B. 鹅口疮 C. 牙周炎
D. 麻疹 E. 白喉

（115～117 题共用题干）

患儿，6 岁。8 月份急起高热、头痛、呕吐 3h。查体：体温 40.5℃，浅昏迷，全身皮肤黏膜无瘀点、瘀斑，颈软，呈叹息样呼吸，病理征阳性。血象：白细胞 11.0×10^9/L，中性粒细胞 0.85，淋巴细胞 0.15。

115. 下列哪项不是该患者目前的健康问题（　　）

A. 体温过高 B. 疼痛 C. 皮肤完整性受损 D. 意识障碍 E. 气体交换受损

116. 该例最主要的医疗诊断可能是（　　）

A. 流脑 B. 乙脑 C. 中毒性菌痢 D. 结核性脑膜炎 E. 钩体病

117. 对该患儿采取的救护措施，哪项不正确（　　）

A. 吸氧 B. 亚冬眠疗法 C. 20%甘露醇快速脱水
D. 大剂量抗生素预防感染 E. 给予鼻饲或静脉输液补充能量

（118～122 题共用题干）

患者，男性，22 岁。8 月 4 日入院。10 日前开始发热，体温逐渐上升，无明显畏寒寒战，右下腹隐痛，腹胀，便秘，耳鸣。入院时体温 39℃，脉搏 63 次/分，右下腹压痛，肝右肋下 1cm，脾肋下 2cm。白细胞 3.3×10^9/L，中性粒细胞 0.57，淋巴细胞 0.43，谷丙转氨酶 124 U/L，HBsAg 阴性。

118. 该例最主要的医疗诊断可能是（　　）

A. 慢性乙肝 B. 华支睾吸虫病 C. 败血症
D. 急性阑尾炎 E. 伤寒

119. 该例最主要的护理问题可能是（　　）

A. 体温过高 B. 营养失调 C. 疼痛
D. 恐惧 E. 体液不足

120. 本例目前最重要的处理方法是（　　）

A. 胃肠减压 B. 哌替啶镇静止痛
C. 维持水电解质及酸碱平衡 D. 及时手术治疗 E. 抗菌治疗

121. 患者经治疗后体温由 39.3℃下降至 37.6℃，又再升高至 39.1℃，症状加剧，血培养阳性，本例最可能是（　　）

A. 再燃 B. 复发 C. 重复感染
D. 混合感染 E. 再感染

122. 患者经治疗后体温已由 39.3℃下降至 36.2℃，15 日后又再升高至 39.1℃，症状加剧，血培养阳性，本例最可能是（　　）
A. 再燃　B. 复发　C. 重复感染　D. 混合感染　E. 再感染

（123～125 题共用题干）
某伤寒患者经氧氟沙星治疗，治疗后第八日突然出现剧烈腹痛，出冷汗，全腹压痛反跳痛，肝浊音界消失，抽出黄色黏稠腹水，腹部 X 线片示膈下游离气体。
123. 目前该患者最可能发生了何种情况（　　）
A. 肠出血　B. 肠穿孔　C. 阑尾炎　D. 胆囊炎　E. 急性腹膜炎
124. 主要病变部位最可能是（　　）
A. 胃、十二指肠　B. 空肠末端　C. 回肠末端
D. 横结肠　E. 升结肠
125. 本例目前最重要的处理方法是（　　）
A. 胃肠减压　B. 哌替啶镇静止痛　C. 维持水电解质及酸碱平衡
D. 及时手术治疗　E. 抗菌治疗

（126～127 题共用题干）
患者，男性，46 岁。以发热、腹痛、腹泻 2 日入院，每日排便次数 10 余次，为黏液脓血便，体温 39.3℃，脉搏 110 次/分，呼吸 28 次/分，肝脾肋下未扪及，腹软，左下腹轻压痛。
126. 为明确诊断，该患者应进行的检查是（　　）
A. 粪便培养　B. 尿培养　C. 血培养　D. 咽试纸培养　E. 肥达反应
127. 经检查后诊断为“细菌性痢疾”，护士为患者采取的护理措施中不正确的是（　　）
A. 及时送检含黏液脓血的大便标本　B. 卧床休息
C. 保持肛周清洁　D. 给予营养丰富的食物，如排骨汤
E. 医务人员接触患者应洗手

（128～129 题共用题干）
患者，男性，35 岁。有不洁饮食史，5h 后，突起剧烈腹泻，每 10min 至半小时 1 次，水样便、量多，无发热及腹痛，继之呕吐，下车晕倒在地后被送入院。查体：血压测不到，神志不清，眼眶下陷，皮肤弹性差。
128. 对该患者立即最重要的处理是（　　）
A.大剂量使用抗生素　B. 快速静脉注射生理盐水
C. 血管活性药物升压　D. 甘露醇快速滴入
E. 立即使用肾上腺皮质激素
129. 为明确诊断应立即进行哪项检查（　　）
A. 血常规　B. 血培养　C. 血生化
D. 大便悬滴+快速增菌培养　E. 大便分离培养

部分参考答案

二、填空题

1. 隐性感染、显性感染

2. 传染源、传播途径、易感人群
3. 鼠疫、霍乱
4. HAV HBV HCV HDV HEV
5. 急性肝炎　慢性肝炎　重症肝炎　瘀胆型肝炎　肝炎后肝硬化
6. 消化道（粪—口）传播
7. 血液　母婴传播　性接触
8. 3 周　甲肝减毒活疫苗　丙种球蛋白
9. 呼吸道（空气、飞沫）　肺炎
10. 水痘-带状疱疹病毒　呼吸道　密切接触
11. 向心性
12. 斑疹　丘疹　斑丘疹　疱疹　多形性皮疹
13. 发热　出血　肾损害
14. 头痛　腰痛　眼眶痛　面部　颈部　前胸
15. 获得性免疫缺陷综合征　人类免疫缺陷病毒
16. 性接触传播　血液及血制品传播　母婴传播
17. 猪—蚊虫叮咬
18. 高热　惊厥　呼吸衰竭　呼吸衰竭
19. 防蚊灭蚊　预防接种
20. 粪—口途径　肠穿孔、肠出血
21. 喹诺酮类
22. 接触隔离　2～7 日　2　2
23. 内毒素
24. 休克型　脑型　混合型
25. 患者 带菌者　消化道
26. 泻吐期　脱水期　恢复期
27. 呼吸道隔离
28. 严密　6　隔日粪便　3
29. 休克型　脑膜脑炎型　混合型
30. 化脓性

四、选择题

1～5. EBCAC　6～10. EBBDC　11～15. DAEBB　16～20. BCBDA
21～25. BCCDC　26～30. BECDD　31～35. CAADA　36～40. BBDDB
41～45. ACDDA　46～50. DDBBB　51～55. DAEDB　56～60. CDEDD
61～65. EDCEB　66～70. EADEB　71～75. EBBBE　76～80. CAACB
81～85. BDACB　86～90. EDBDD　91～95. BCADE　96～100. CBBDB
101～105. CABAC　106～110. EBDBC　111～115. BACAE　116～120. BDEAA
121～125. ABBCD　126～129. ADBD

（贺　彬）

第二篇　内科护理学实训指导

内科护理学实训是内科护理学教学的重要组成部分。学生将通过实训活动进一步理解、掌握、巩固课堂理论，掌握内科各专科常用基本技能，初步具备内科常见病、多发病的临床评判性思维能力，并对患者进行个体化的护理。

【实训目的】

（1）学会沟通交流。
（2）学会概括资料。
（3）培养临床思维。
（4）提高护理技能。

【实训要求】

（1）能与模拟患者进行的护患沟通。
（2）能概括出患者的主诉和简要病史。
（3）能分析出患者的主要症状及其原因。
（4）能说出辅助检查的目的，并进行相关检查的指导。
（5）能解释辅助检查结果的临床意义。
（6）能评判患者的主要护理诊断（或合作性问题）。
（7）能根据护理问题实施个体化的护理。
（8）能针对性的进行健康教育。

【实训步骤与方法】

（1）临床思维训练：课中开展问题讨论。
（2）情景模拟操作：分组进行相关操作指导。

实训一　呼吸系统疾病患者护理

【知识回顾】

当一位支气管哮喘的患者以“呼吸困难”来就诊时，请问该如何进行护理评估?

【临床情景资料】

王女士，25岁，已婚，公务员。患者20年前因感冒后出现咳嗽、胸闷、气喘，尤其是呼气比较困难，曾诊断为“支气管哮喘”。此后常于春冬季节、冷空气或闻及油烟味后发作，症状轻者可自行缓解，症状重时需用“氨茶碱、沙丁胺醇”才能缓解。近3年来发作的次数增多，每受凉后或情绪激动发作，症状也较前加重，夜间经常憋醒，持续时间较以往长。曾因发作持续数小时不能缓解而住院治疗，当时肺功能检查示 FEV_1 占预计值80%，用布地奈德气雾剂吸入治疗（剂量200～300μg/d），症状改善后即停用，改为口服氨茶碱和酮替芬，症状缓解。出院后患者上述症状仍存在，但因日常生活无影响而未规范治疗。半年前因哮喘急性发作而急诊入院，曾吸入布地奈德气雾剂 400～600μg/d，沙美特罗气雾剂 50μg，2 次/日，沙丁胺醇气雾剂 100μg，1～2 次/日，症状有所缓解。但患者每日仍有胸闷症状，活动后气喘，夜间咳嗽、憋醒 3～4 次，每日需用沙丁胺醇气雾剂 1～2 次才能缓解，肺功能检查 FEV_1 占预计值 69%，病情控制水平为“未控制”。一日前因感冒出现胸闷、憋气，伴咳嗽、咳少量白痰，吸入沙丁胺醇气雾剂 2 次，症状均未见好转，且呼吸困难越来越重，表现为讲话困难，大汗淋漓，有濒死感，有双手用力抓衣领表现，故来院救治。

患者年幼时有皮肤湿疹、过敏性鼻炎，有海鲜、芒果过敏史。其母亲有反复咳喘史。

护理体检：体温 37℃，脉搏 112 次/分，呼吸 34 次/分，血压 140/85mmHg。身高 174cm，体重 64kg。神志清楚，精神疲惫，眉头紧蹙，言语不能连贯，手指震颤，烦躁不安，大汗，端坐呼吸，以呼气困难为主，皮肤黏膜干燥，口唇发绀。胸廓对称，双侧语颤减弱，叩诊呈过清音，双肺闻及广泛而响亮的哮鸣音，肺底有少量湿啰音。心率 110 次/分，律齐，各瓣膜听诊区未闻及病理性杂音。腹软，无压痛，肝脾肋下未触及。双下肢无水肿。

问题 1 请从上述资料中概括出患者的主诉，并进行病史汇报交班。

问题 2 患者 5 岁时就患支气管哮喘，为什么儿童易患支气管哮喘？

问题 3 患者哮喘发作时为什么会出现呼气比吸气更困难？

问题 4 为什么春冬季节和夜晚易发作哮喘？

【心理社会资料】

与患者的交流：“我以前哮喘发作，还可以控制，现在经常发作哮喘，每次出现打喷嚏、流鼻涕的症状就出现咳嗽、气喘的症状。曾经到过好几家医院看病治疗，但效果都不佳，而且最近一年来，发作的次数越来越多，程度越来越重。好烦啦，医生我怎么办啊？”“我近一年来感到注意力不能集中，记忆力下降，晚上老是睡不好。而且每次发病都需请病假，工作常常受影响，我领导都有意见了。”“我爸妈也没少为我操心，我真是没用。”

与患者母亲的交流：“我女儿性格柔顺、内向，胆子小，平时不太爱说话，与人交际少，一年前她怀孕了，但不小心流了，她常常怪自己。另外她与老公关系不好，老公经常到外面喝酒、玩耍，两个月前他们离婚了，最近心情一直不好，经常坐着发呆甚至有时不想吃东西。”“医生，我们没有什么文化，经济条件也不太好，我想问问我女儿的病治得好吗？她还年轻呐，以后怎么办啊……”

问题 5 根据以上的交流信息，你认为患者可能有哪些心理问题？请提出判断依据。

问题 6 根据提供的所有资料，你推断患者发病的病因有哪些？

问题 7 患者哮喘反复发作未能得到控制，家属问哮喘能否控制？有无生命危险？

【医嘱资料】

见表 2-1-1。

表 2-1-1 患者医嘱表

临时医嘱	长期医嘱
血常规	呼吸内科护理常规
血清 IgE 测定	Ⅰ级护理
血清电解质	告病重
动脉血气分析	半流饮食
肺功能检查	心电监护 24h
痰细菌培养和药敏试验	鼻导管给氧 2L/min
胸部 X 线检查	测脉搏、呼吸、血压 q4h
青霉素皮试	盐酸氨溴索 30mg p.o. tid
	茶碱缓释片 200mg p.o. qn
	沙美特罗替卡松气雾剂 50μg 吸入 bid
	氨苄西林注射剂 4g + 5%葡萄糖注射液 500ml ivgtt qd
	甲泼尼龙琥珀酸钠注射剂 40mg + 5%葡萄糖注射液 500ml ivgtt qd
	二羟丙茶碱注射剂 0.5g + 5%葡萄糖注射液 500ml ivgtt qd（缓慢，4～5h）

【辅助检查资料】

1. 血常规 白细胞 11.2×10^9/L，中性粒细胞 7.51×10^9/L，红细胞 4.6×10^{12}/L，血红蛋白 130g/L，血小板 238×10^9/L。

2. 血生化 谷丙转氨酶 15.0U/L，谷草转氨酶 13.0U/L，清蛋白 36.2g/L，尿素氮 8.6mmol/L，肌酐 64.0μmol/L，总胆固醇 0.9mmol/L，三酰甘油 3.78 mmol/L，高密度脂蛋白 1.22 mmol/L，Na^+143.0 mmol/L，K^+3.9mmol/L，Cl^+104.2mmol/L。

3. 血气分析 未吸氧：pH 7.31，PCO_2 56mmHg，PO_2 65mmHg，SaO_2 89%。

吸氧后：pH 7.38，PCO_2 50mmHg，PO_2 103mmHg，SaO_2 98%。

4. 肺功能检查 FEV_1/FVC 65%，FEV_1 占预计值 33.9%。支气管舒张试验阳性。

5. 胸片 双肺透亮度增加，肺纹理增粗、模糊。

6. 痰培养 检出草绿色链球菌。

问题 8 医嘱中有痰培养，你如何指导患者采集痰液标本？

问题 9 医嘱中有肺功能检查，你如何指导患者进行支气管舒张试验？

问题 10 患者为什么要检查血气分析？患者的检查结果说明什么？

问题 11 根据以上资料提出三个主要的护理诊断及相关因素。

问题 12 请问患者为什么要氧疗？如何做好氧疗的护理？

问题 13 沙美特罗替卡松气雾剂是什么药物？作为护士你如何指导患者吸入用药？

问题 14 医嘱中有茶碱类药物，你将如何指导患者正确使用？

问题 15 医嘱中甲泼尼龙琥珀酸钠是什么药？其作用是什么？该药如何使用？

问题 16 针对患者的反复发作，你如何对其进行哮喘管理？

【模拟训练】

（1）模拟实施“定量雾化吸入”的护理操作。

（2）模拟实施“叩击震荡”的护理操作。

（3）模拟实施“体位引流”的护理操作。

（4）模拟实施呼吸功能锻炼：腹式和缩唇呼吸训练。

（5）模拟实施“皮试”操作。

（李 兵）

实训二　循环系统疾病患者的护理

【知识回顾】

当一位冠心病患者以“胸痛”来就诊时，请问该如何进行护理评估？

【临床情景资料】

患者，男性，64岁。于1年前劳累后突然出现心前区闷痛，可忍受，有时放射至左前臂，每次发作时间3～5min，伴胸闷、气短、全身出汗，疼痛与体位改变和呼吸无关，休息数分钟后可自行缓解。发作时无头痛、头晕，无咳嗽、咳痰。曾到医院检查，诊断为“冠心病心绞痛”。1年来上述症状反复发生，约2个月发作1次，性质大致同前，每次发作经过休息或舌下含服硝酸甘油后即可缓解。半小时前爬山时突然感到胸骨后剧烈疼痛，向左肩放射，有恐惧、濒死感，伴冷汗，休息和含硝酸甘油3片均无效，由120急救中心行院前急救后入院。本次起病以来，患者精神紧张，未进食，未解大小便。

患者既往有“高血压”病史10年，间断服用降压药“硝苯地平控释片30mg每日1次”，血压波动为140～150/90～95mmHg，否认糖尿病及其他病史。吸烟40年，每日20支左右；嗜酒，每日饮白酒约2两；喜食肉类食物。

护理体检：体温37.5℃，脉搏104次/分，呼吸22次/分，血压165/90mmHg，体重80kg，身高170cm。意识清楚，自主体位。急性病容，面色苍白，皮肤冷汗，浅表淋巴结未触及。巩膜无黄染。扁桃体无肿大。颈软，双侧甲状腺无肿大，颈静脉无充盈。胸廓对称，叩诊呈清音，两肺呼吸音清晰，未闻及啰音。心尖冲动在左锁骨中线第5肋间内0.5cm，心前区无震颤，心界不大，心率106次/分，心律偶不齐，第一心音减弱，未闻及心脏杂音，周围血管征阴性。腹平软，无压痛和反跳痛，肝脾肋下未及，无移动性浊音，肠鸣音正常。神经检查正常。

问题1　从以上资料能概括出患者的主诉，并进行病史汇报交班。

问题2　从以上资料中，分析出该患者主要症状的原因。

问题3　患者的身体检查结果提示什么？

【心理社会资料】

与患者的交流：“我这次胸痛好严重，胸口闷得好像要死了，而且全身出冷汗，我以前胸痛发作，还可以控制，今日都含服了3次硝酸甘油，症状都没有好转。医生我这次病是不是很严重，会不会死啊……”“我近2个月来常常感到头晕，心慌、气短，睡也睡不好。”

与患者妻子的交流：“我老公脾气比较火爆，遇事容易急躁，做事又争强好胜，别人慢条斯理做事时他会感到不耐烦，不克制自己，常常为一些小事就大发雷霆。以前整日忙工作，他觉得停下工作休息一会儿时，就会觉得是浪费时间，而家里的事情从不过问，很少把时间花在家事上。退休后最近与儿子闹矛盾，心情一直很不好，经常生闷气。”“医生，我想问问我老公的怎样？有没有得治……”

问题4　根据以上的交流信息，你判断患者个性特点，并说明该性格特点与冠心病的关系。

问题5　针对患者的恐惧心理，作为护士你如何护理？

【辅助检查资料】

1. **急诊查血常规**　白细胞 12.6×10^9/L，中性粒细胞 0.82，血红蛋白 138g/L，血小板 274×10^9/L。

2. **急诊查心肌坏死标志物**　肌酸磷酸激酶同工酶（CK-MB）25.8ng/ml，肌红蛋白 462μg/L，肌钙蛋白 I 3.25μg/L。

3. **急查凝血功能**　凝血酶原时间 14s，凝血酶时间 17s，出血时间 2.5min，活化部分凝血活酶时间 38s。

4. **血脂**　总胆固醇 6.24mmol/L，三酰甘油 1.85mmol/L，高密度脂蛋白胆固醇 0.76mmol/L，低密度脂蛋白胆固醇 4.18 mmol/L。

5. **空腹血糖**　13.8mmol/L。

6. **床旁超声心动图**　左心室肥大，阶段性室壁运动减低。

7. **急诊心电图**　结果如下（图 2-2-1）。

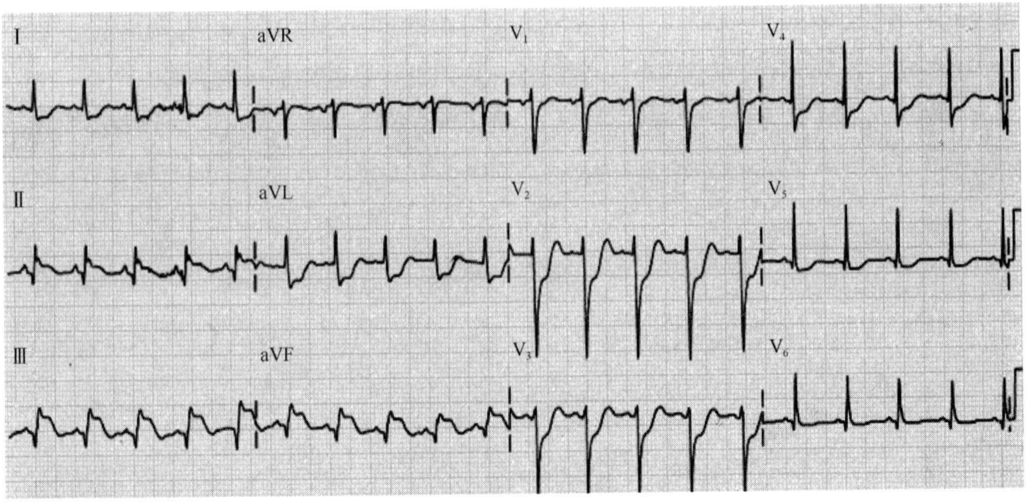

图 2-2-1　患者心电图

问题 6　诊断心肌梗死的检查是什么？解释其临床意义。

问题 7　患者既往无糖尿病史，但患者血糖为什么会增高？

问题 8　根据患者急诊心电图，做出判断。

【医嘱资料】

见表 2-2-1。

表 2-2-1　患者医嘱表

临时医嘱	长期医嘱
哌替啶注射剂 100mg　im　st	CCU 护理常规
硝酸甘油注射剂 10mg + 生理盐水 100ml　ivgtt（10d/min 开始）st	I 级护理
急查电解质、血糖、凝血全套、心肌酶谱、肾功能、血气分析	告病危
查明肝功能、血脂、血清同型半胱氨酸	暂禁食
小便常规+尿沉渣	持续心电监护
大便常规+隐血	持续鼻导管给氧　4L/min
床旁胸部 X 线	测脉搏、呼吸、血压　q1/2h

续表

临时医嘱	长期医嘱
心脏超声检查 尿激酶注射剂 50 万 U + 生理盐水 20ml iv（静脉注射 5min）st 尿激酶注射剂 100 万 U + 生理盐水 100ml ivgtt（静脉滴注 30min） st	绝对卧床休息 保持大便通畅 阿托伐他汀　40mg　qn 酒石酸美托洛尔　25mg　bid 卡托普利　12.5mg　bid 10%葡萄糖注射液 500ml +胰岛素 10U + 10%氯化钾注射液 15ml ivgtt（20～30d/min）qd

问题 9　患者为什么需绝对卧床休息，你如何指导？

问题 10　哌替啶是什么药？作为护士如何向患者解释该药使用时应注意什么？

问题 11　硝酸甘油是什么药，作为护士如何向患者解释该药使用时应注意什么？

问题 12　尿激酶是什么药，作为护士在使用过程中须注意观察哪些不良反应？

问题 13　医嘱中有溶栓治疗，作为护士你如何进行溶栓前评估及溶栓时的护理？

问题 14　医嘱中有心电监护，作为护士你如何进行心电监护仪的操作？

问题 15　假如患者在心电监护过程中出现下面的表现（图 2-2-2），你将如何护理？

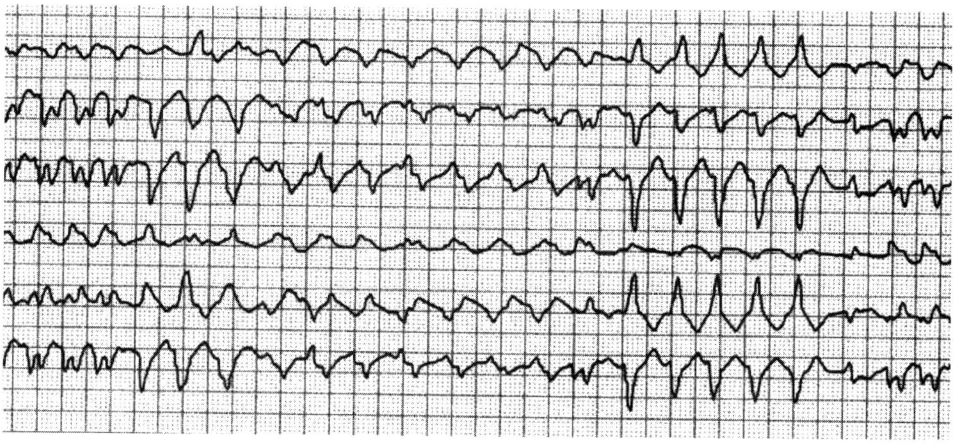

图 2-2-2　患者心电图

问题 16　为什么要保持大便通畅，你如何指导患者预防便秘？

问题 17　经过治疗患者病情稳定，准备出院，你如何做好患者的出院指导？

【模拟训练】

（1）模拟实施“疼痛”的护理措施。

（2）模拟实施“介入治疗”的术后指导。

（3）模拟实施“生命体征监测”的操作。

（4）模拟实施“心电图检查”的操作。

（5）模拟实施“吸氧”的操作。

（陈月富）

实训三　消化系统疾病患者的护理

【知识回顾】

当一位消化性溃疡并出血患者以“呕血、黑便”来就诊时，请问该如何进行护理评估？

【临床情景资料】

患者，女性，49 岁，个体户。患者 15 年前于季节变化时出现上腹部烧灼样痛，以夜间痛为主，向腰背部放射，伴反酸、嗳气，进食后症状可以缓解，常因进食不当、情绪不良诱发。近 5 年来由于生意忙，应酬多，不能按时进餐，上述症状反复发生，曾间断性服用“制酸药”，症状可缓解，但未做系统的检查和治疗。5 日前开始间断排黑便，大便不成形，每次量不多，未在意。昨日饮酒后出现腹痛，恶心、呕吐，呕吐物为胃内容物，量共约 200ml，无头晕、心悸。今日再次出现上腹痛，部位和性质同前，随即排便 1 次，为暗红色稀便，量约 200ml，并感头晕、乏力、心悸。2h 前呕吐咖啡渣样物 2 次，量约 800ml，昏倒在地，被家人发现后急送入院。发病以来，睡眠正常，食欲不佳，体重无明显减轻。

患者吸烟、饮酒，烟每日约 1 包，酒平均每日约 2 两，否认肝炎病史，近期无其他无服药史。

护理体检：体温 36.7℃，呼吸 22 次/分，脉搏 120 次/分，血压 80/50mmHg。意识模糊，贫血面容，巩膜无黄染，未见肝掌及蜘蛛痣，锁骨上淋巴结未触及。双肺呼吸音清，未闻及干、湿啰音。心率 110 次/分，律整，未闻及杂音。腹平软，剑突下有轻压痛，无反跳痛及肌紧张，墨菲征阴性，肝脾肋下未触及，未触及包块，肝上界位于右侧锁骨中线第 5 肋间，下界位于右肋弓缘，无移动性浊音，肠鸣音 8 次/分。双下肢无水肿。

问题 1　从以上资料中概括出患者的主诉。

问题 2　解释患者腹痛的原因与发病机制。

问题 3　上消化道出血的病因有哪些？患者最可能原因是是什么？说出理由。

问题 4　患者消化道出血严重吗？请你判断患者的出血量。

问题 5　消化性溃疡除出血以外，还有有哪些并发症？如何判断？

【心理社会资料】

患者性格急躁，争强好胜，对于金钱有着深切的渴望。平时生意忙，顾不上健康。近 2 年乳腺增生，心烦气躁，易上火，情绪不稳，焦虑，常感腹胀、恶心、吐酸水、没食欲、身体疲劳等。近期开始腹痛发作频繁且较前加重，吃药总是不能去根，因此，怀疑身体有严重疾病，担心会得癌症，如胃癌、乳腺癌等。

家庭状况：丈夫是工薪族，性情平和。父亲早年因病去世，病时嘱托患者照顾两个弟弟，母亲柔弱。多年来患者一直尽职尽责。但其弟不务正业，常需要患者的支助，如最近大弟家翻盖房子，一次给了他 10 万。小弟的小女儿住在患者家，她处于叛逆期，不懂事，经常发生一些闹心的事，儿子毕业留在上海，要给他房子首付一部分款。为此常与丈夫吵嘴。母亲去年住院 2 次，每次都要忙前忙后。与朋友合开的公司，患者非常用心，怕人说其办事不力。患者自觉太累，但又不忍偷懒，为此十分矛盾。

问题 6 根据患者的心理和社会资料，判断其存在的问题，并做出相关的健康指导。

问题 7 据以上资料提出三个主要的护理诊断（用 PE 公式陈述）。

【医嘱资料】

见表 2-3-1。

表 2-3-1 患者医嘱表

临时医嘱	长期医嘱
血常规+血型检查	消化内科护理常规
粪便常规+隐血（OB）试验	Ⅰ级护理
尿常规	告病重
肾功能检查	禁食
肝功能	记录 24h 出入量
病毒全套（乙肝六项、梅毒、艾滋病）	鼻导管给氧 2L/min
血电解质检查凝血功能检查	测体温、脉搏、呼吸、血压 Q1/2h
肝胆胰 B 超	泮托拉唑针注射剂 40mg +生理盐水 100ml ivgtt bid
交叉配血	5%葡萄糖氯化钾 500ml+10%氯化钾 10ml ivgtt bid
输血 500ml st	5%葡萄糖氯化钾 500ml+维生素 C 1g+10%氯化钾 10ml ivgtt bid
急诊内镜及内镜下止血	

【辅助检查资料】

1. **血常规** 红细胞 2.5×10^{12}/L，血红蛋白 65g/L，白细胞 3.8×10^{9}/L，中性粒细胞 0.73，血小板 90×10^{9}/L。

2. **粪便常规** 黑色糊状，隐血试验（+++）。

3. **尿常规** 尿色黄，正常。

4. **肝功能** 谷丙转氨酶 13U/L，谷草转氨酶 35U/L，谷丙酰转肽酶 142.9U/L，碱性磷酸酶 176U/L，乳酸脱氢酶 352U/L，总蛋白 78g/L，清蛋白 55.7g/L，球蛋白 35.3g/L，A/G 1.72，总胆红素 13.7μmol/L，直接胆红素 5.1μmol/L，间接胆红素 8.6μmol/L，葡萄糖 7.6mmol/L。

5. **乙肝六项** HBsAg（–），HBsAb（–），HBeAg（–），HBeAb（–），HBcAb（–），HBcAb-IgM（–）。

6. **肾功能** 尿素氮 13.2 mmol/L，肌酐 64.0μmol/L。

7. **血电解质** Na^+140.0 mmol/L，K^+3.5mmol/L，Cl^-104.2mmol/L。

8. **急诊胃镜检查** 十二指肠球部溃疡并出血。

问题 8 患者为什么要急诊胃镜检查？如何做好术前准备？

问题 9 请你解释患者的血常规检查结果。

问题 10 解释患者的尿素氮为什么增高？

问题 11 患者需做粪便隐血实验，请你指导患者正确收集粪便。

问题 12 说出治疗消化性溃疡的药物分类及其代表药。

问题 13 说出泮托拉唑作用机制，如何指导患者用药？

问题 14 患者幽门螺杆菌检查阳性，如何向患者解释其导致溃疡的机制及根治方法。

问题 15 怎样判断上消化道出血是否停止？

问题 16 患者经胃镜治疗，出血停止，可以进食，请你进行饮食指导。

【模拟训练】

（1）模拟实施“腹痛”的护理措施。
（2）模拟实施“饮食护理”的指导。
（3）模拟实施“插胃管”的操作。
（4）模拟实施“内镜检查”的术后护理。
（5）模拟实施“大便标本采集”的指导。

（郑莉茗）

实训四　泌尿系统疾病患者的护理

【知识回顾】

当一位慢性肾炎患者以“水肿”来就诊时，请问该如何进行护理评估？

【临床情景资料】

董某，女性，57岁，搬运工。20年前“感冒”后出现肉眼血尿，为全程肉眼血尿，伴有腰痛、尿频、尿急、尿痛及发热、寒战，最高体温39℃，遂就诊于医院，化验尿蛋白（++）、红细胞及白细胞高，诊断为“肾炎”，予以青霉素等药物治疗半个月，自觉上述症状消失、尿液偶见淡红色、尿常规尿蛋白（++），应患者要求办理出院。出院后患者感觉良好便继续上班，以后多次复查尿蛋白（++），有时潜血试验阳性。8年前开始间断出现双下肢水肿，诊断为“慢性肾小球肾炎”，予以抗炎、降压、利尿等治疗1个月，病情好转，复查肾功能指标无明显变化。2年前下肢水肿加重，并出现眼睑水肿，就诊于“某职工医院”，测血压170/100mmHg，化验尿蛋白（++）、血肌酐220μmol/L，予以血管紧张素转化酶抑制剂类、激素、免疫抑制剂治疗有效，未完全缓解，尿蛋白为（+～++）。2个月前开始出现乏力，有时恶心、腹胀、食欲缺乏，复查血肌酐860μmol/L，为系统治疗入院。病程中有皮肤瘙痒，偶有头晕。

护理体检：体温38.5℃，脉搏60次/分，呼吸16次/分，血压190/100mmHg。中度贫血貌，眼睑无水肿。双肺未闻及干湿啰音，心率60次/分，律整齐，腹软，无压痛，肝脾未触及，各输尿管点无压痛，双肾区叩击痛阳性，双下肢轻度可凹陷性水肿。

问题1　从以上资料能概括出患者的主诉。

问题2　解释患者为什么出现高血压。

问题3　解释患者出现水肿的原因。

问题4　请从护理角度分析可能引起该患者肾功能恶化的主要原因？

【心理社会资料】

在采集病史和与患者交谈过程中，发现患者眉头紧皱，表情疲惫，没有直接目光接触，不愿意多说话，并经常不自主叹气，自述全身乏力，做事打不起精神，认为其病可能不太容易治疗，这么久还是没有好转。她还反复问要在医院住多久才能出院，要花多少钱。

我们进一步了解到，由于疾病原因，10年前其工作单位就已经与其终止劳动合同，以捡废品维持生活。其丈夫于15年前因肺癌去世。有一个女儿，已婚，普通工人，家庭经济条件一般。患者无医保，之前就已基本花完家里的所有积蓄，经济方面表现得很无助。

问题5　根据患者的心理、家庭和社会资料，提出3个主要的心理和家庭问题。

问题6　此患者的家庭情况折射出哪些社会问题？

【医嘱资料】

见表2-4-1。

表 2-4-1 患者医嘱表

临时医嘱	长期医嘱
血常规+血型检查	肾内科护理常规
尿常规	Ⅰ级护理
24h 尿蛋白定量检查	告病重
肝炎系列检查、乙肝六项	低盐、优质蛋白、低脂、低磷饮食
肝功能、肾功能、血气分析	测血压 q8h
血清 K^+、Na^+、Cl^-、Ca^+、Mg^{2+}、P^{3+}测定	记录 24h 出入量
双肾 B 超	重组人类促红细胞生成素注射液 3000U H bid
肾穿刺活检（必要时）	碳酸钙 2g p.o. tid
甲状旁腺激素测定	维生素 E 50mg tid
自身免疫抗体检查	氯沙坦 50mg qd
血清补体测定	硝苯地平 10 mg tid
血液透析（必要时）	呋塞米 20mg bid
	骨化三醇软胶囊 0.25μg qd

【辅助检查资料】

1. **血常规** 白细胞 6.0×10^9/L，红细胞 2.56×10^{12}/L，血红蛋白 83g/L，血小板 177.0×10^9/L。

2. **尿常规** 尿蛋白（+++），白细胞（++），红细胞（+）。24h 尿蛋白定量 3.1g。

3. **肾功能** 内生肌酐清除率 6ml/min，血肌酐 860μmol/L、血尿素氮 25.1mmol/L。

4. **血清电解质** K^+5.2mol/L，Na^+143mol/L，Cl^-96.8mol/L，Ca^{2+}2.08mmol/L，Mg^{2+}1.0mmol/L、P^{3+}1.62mmol/L。

5. **血气分析** pH7.28，PaO_2 80.6mmHg，$PaCO_2$ 38.4mmHg，CO_2CP16.3 mmol/L，剩余碱（BE）–10.6 mmol/L。

6. **双肾 B 超** 双肾体积明显缩小，未见结石。

7. **甲状旁腺激素** 免疫化学荧光法 16pmol/L。

问题 7 为什么要测血清 Ca^{2+}、Mg^{2+}、P^{3+}?

问题 8 解释患者为什么会出现贫血。

问题 9 患者血钾为什么会增高，如何处理?

问题 10 重组人类促红细胞生成素的作用是什么？用药时注意什么?

问题 11 患者为什么要用碳酸钙?

问题 12 用呋塞米时应注意什么?

问题 13 解释为什么要低盐、优质蛋白、低脂、低磷饮食?

问题 14 指导患者如何进行皮肤的护理?

问题 15 患者为什么用骨化三醇?

问题 16 如果患者在第一次血透半小时后出现皮肤瘙痒、荨麻疹、流涕、胸痛、呼吸苦难等表现。请问这是发生了什么？如何处理?

问题 17 透析结束后，患者出现头痛、恶心、呕吐、烦躁等表现，这是发生了什么?如何预防?

【模拟训练】

（1）模拟指导患者采集尿液标本。
（2）模拟指导患者如何预防感染。
（3）模拟指导患者如何安排休息。
（4）模拟介绍血液透析知识。
（5）模拟进行血液透析的饮食指导。

（刘永民）

实训五 血液系统疾病患者的护理

【知识回顾】

当一位白血病患者以“发热、出血”来就诊时，请问该如何进行护理评估？

【临床情景资料】

黄某，女性，17岁，高二学生。1个月前无明显诱因出现咽痛，牙龈出血（量不多）未在意。1周前无明显诱因出现发热（自测体温38℃）、咳嗽、咳少量白痰，自觉活动后头晕、乏力、气促，精神差，自认为是“感冒”，用退烧药后体温下降后又上升，家长万分焦急，到附近医院就诊，查血象血红蛋白74g/L，白细胞19.8×10^9/L，血小板46×10^9/L，可见原始和幼稚细胞。考虑为“白血病”，未于治疗而转入我院血液科进一步诊治。病后无咳嗽、咳痰，无尿血和便血，进食少，睡眠差，体重无明显变化。既往体健，无肝肾疾病和结核病史，无药敏史。月经周期基本正常，但量较多，经期较长（8日左右）。

护理体检：体温37.8℃，脉搏108次/分，呼吸24次/分，血压100/66mmHg，身高160cm，体重45kg，神志清楚，面色苍白，精神委靡，胸腹部有散在出血点，浅表淋巴结无肿大，牙龈肿胀，咽充血（+），扁桃体Ⅰ度肿大，无分泌物。胸骨有轻压痛，肺部叩诊呈清音，右下肺可闻及少量湿啰音；心界不大，心率108次/分，律齐，无杂音。腹平软，肝脾肋下未触及。

问题1 从以上资料能概括出患者的主诉。

问题2 请解释患者发热的原因。

问题3 请解释患者出血的原因。

问题4 请解释患者头晕、乏力的原因。

【心理社会资料】

在入院的前2日等待结果中，家人非常担心女儿的病情，吃不下、睡不好，每次与医生见面，家人就问“检查结果出来了吗？”，直到第三天医生回答：“您女儿的诊断结果出来了，可以确定为‘急性早幼粒细胞白血病’。”一听到是白血病，妈妈反应很强烈，放声大哭，说：“怎么可能呐，我家女儿不可能是白血病。”

患者家庭情况：核心家庭结构，父母亲均为工人，高中文化，家里经济条件一般，女儿是家里唯一的宝贝，平时家里几乎以女儿为中心，女儿比较娇气、任性。

问题5 患者家长的心理问题是什么，如何进行指导？

问题6 患者和家长只是听说过白血病，但不是很了解白血病，对此你如何进行白血病的指导。

【医嘱资料】

见表2-5-1。

表2-5-1 患者医嘱表

临时医嘱	长期医嘱
血常规及分类+血型检查	血液科护理常规
骨髓检查	Ⅰ级护理

续表

临时医嘱	长期医嘱
尿常规、大便常规和隐血试验	告病重
血尿酸、肝、肾功能	半流质或软食
胸片、腹部B超	口腔、肛周护理 bid
免疫学检查、细胞化学检查、染色体检查	别嘌醇 0.1g tid
痰培养细菌学检查	维A酸 20mg tid
凝血功能全套	柔红霉素注射剂 20mg + 0.9%氯化钠注射液 20ml iv(缓慢) qd
输新鲜血浆 200ml ivgtt（必要时）	阿糖胞苷注射剂 100mg + 0.9%氯化钠注射液 500ml ivgtt（20～30滴/分） qd

【辅助检查资料】

1. **血常规** 血红蛋白 72g/L，白细胞 20.6×10^9/L，血小板 45×10^9/L；分类：原始粒细胞 12%，早幼粒细胞 28%，中幼细胞 8%，分叶核粒细胞 8%，淋巴 40%，单核 4%。

2. **骨髓检查** 骨髓增生明显-极度活跃，早幼粒细胞 91%，红系 1.5%，全片见一个巨核细胞，过氧化酶染色强阳性。提示急性早幼粒细胞白血病（M_3）。

3. **凝血功能检查** 凝血酶原时间 19.9s（对照 15.3s），纤维蛋白原 1.5g/L，纤维蛋白原降解产物 180μg/ml（对照 5μg/ml），鱼精蛋白副凝试验阳性。

4. **大便常规及隐血实验** 正常，隐血（–）。

5. **尿常规** 蛋白（+），尿酸（+），红细胞（+）。

6. **胸片** 两肺野清晰，双侧肺门大小、形态未见异常；心影未见增大。

7. **肾功能** 内生肌酐清除率 6ml/min，血肌酐 860μmol/L、血尿素氮 25.1mmol/L。

8. **血尿酸** 758μmol/L。

问题 7 患者反复问及骨髓穿刺痛不痛，抽骨髓会有危险吗？请你向患者解释。

问题 8 为什么患者要使用别嘌醇？如何指导患者用药？

问题 9 维A酸是什么药，你如何劝说患者服用？

问题 10 根据现有资料患者目前最危险的是什么？如何预防？

问题 11 服药第三日患者出现恶心、呕吐、食欲缺乏现象，患者害怕吃药，你如何劝导患者？

问题 12 用阿糖胞苷、柔红霉素药物时要注意什么？

问题 13 如何正确融化和使用新鲜冰冻血浆？

【模拟训练】

（1）模拟口腔护理操作。

（2）模拟输血操作。

（3）模拟进行药物外渗的护理。

（4）模拟造血干细胞移植的指导。

（阎 青）

实训六 内分泌和代谢性疾病患者的护理

【知识回顾】

当一位糖尿病患者以“多饮、多尿”来就诊时，请问该如何进行护理评估?

【临床情景资料 1】

患者，男性，54 岁，银行职员。患者自 10 年前开始无明显诱因下出现口干，当时总感觉口渴，刚喝完茶就想喝水，而且上厕所次数也比以前频繁了很多，但饭量、体重没有改变。曾求诊于某卫生院，测得空腹血糖为 9.5mmol/L，餐后 2h 血糖 12.4 mmol/L，糖代血红蛋白（HbA1c）8.7%。诊断为 2 型糖尿病，给予格列齐特片 5mg / 次，2 次/日以控制血糖，服药后自觉口渴、多饮症状有所好转，测空腹血糖 5.4～6.5mmol/L，餐后 2h 血糖 6.8～9.4 mmol/L。

患者吸烟、饮酒近 20 年，吸烟 20 支/日左右，白酒 2～3 次/周，每次约 500ml。身高 172cm，体重 71kg。既往 7 年来有时血压偏高，无药物过敏史。父亲死于肺癌，母亲高血压 30 余年，糖尿病 25 年，兄妹四人，其中姐姐有糖尿病。

【心理社会资料】

老王说：“我身体一向健康，以前是在公司跑业务，常年在外应酬，每日抽烟、喝酒，我们家男人都是到了三四十岁开始发福，这是家族遗传，我妈也有糖尿病，都二十多年了，照样吃喝，到现在也没有什么大问题。”

老王的老伴说：“老王性格为人豪爽，结交了不少朋友，常与朋友聚会，大吃大喝，打牌喝酒，有时半夜还出去吃夜宵，晚上一般都是凌晨以后才睡觉。平时因工作忙，很少运动，如有休息时间，一般都是在家看电视、睡觉或者打麻将。以前我还劝他减肥，要少吃些，多动些，他不听，说多了我俩就会吵架，想想也就不管他了!”

问题 1　从以上资料能概括出患者的主诉。

问题 2　从以上资料中，分析出该患者的主要症状及其原因。

问题 3　格列齐特是什么药? 你如何指导患者用药?

问题 4　医生要求患者定期测定血糖，你如何指导患者测定血糖?

问题 5　根据患者的生活方式，为其制订针对性的健康教育计划。

【临床情景资料 2】

出院后患者因工作较忙，经常出差、应酬，服药不规律，较少测自测血糖，有时测血糖，空腹血糖为 10～11mmol/L，餐后 2h 血糖为 12～15mmol/L。患者断断续续地在门诊治疗，也不到医院去复查，就这样血糖控制时好时坏。近 2 年来，患者出现口渴、多尿，每日约喝 3000ml 开水，为原来的 2 倍，仍觉得口渴，同时尿量也增多，白天 6 次，夜间 1～2 次，每日尿量约 2500ml；尿量 2000～3000ml/d，每日约喝 3500ml 开水，为原来的 2～3 倍。自觉体重减轻，家人也觉其消瘦明显，测体重约减轻 5kg。空腹血糖测定仍然为 10～16mmol/L。2 个月来出现双下肢麻木，时有针刺样疼痛，伴下肢水肿。近半个月来出现乏力、头晕、视物模糊，为进一步诊治来我院，门诊测得快速血糖为 15.8mmol/L。门诊拟“2 型糖尿病”收住入院。

护理体检：体温 36.5℃，脉搏 88 次/分，呼吸 19 次/分，血压 120/70mmHg。身高 165cm，体重 51kg。意识清晰，自主体位，慢性病容。全身皮肤干燥，弹性较差。皮肤黏膜无黄疸、水肿、皮疹、出血点。颈软，甲状腺未触及。视力下降，眼底检查示视网膜病变。全身淋巴结未触及，双肺呼吸音清楚，心率 88 次/分，律齐，未闻及病理性杂音，腹软，无压痛与反跳痛，肝脾未及，双肾无叩痛。双下肢无水肿，四肢肌力正常，左足背动脉搏动减弱，右侧正常，左足皮肤温度略高，右侧为低，痛觉减退，左小趾缺如。生理反射正常，病理反射阴性。

问题 6 根据以上情况，请你说出患者病情控制情况并分析原因。

问题 7 医生建议患者改用胰岛素治疗，王先生听完医生的嘱咐，心里感到担忧："我母亲生前也有糖尿病，后来眼睛都瞎了，我这病是遗传吗？这胰岛素一打下去，是不是一辈子都要打胰岛素啊……"针对患者的担忧，你如何指导患者？

问题 8 能根据以上资料提出相关护理诊断及相关因素，并进行排列。

【医嘱资料】

见表 2-6-1。

表 2-6-1 患者医嘱表

临时医嘱	长期医嘱
血常规、尿常规、大便常规	内分泌科护理常规
肝肾功能、电解质、血脂	Ⅱ级护理
动态（空腹、餐后）血糖监测	糖尿病饮食
HbA1c 测定	测血压 bid
空腹血浆胰岛素测定	测末梢血糖×4（早餐前+三餐后 2h）
胰岛素释放试验	预混胰岛素 30R 早 12U、晚 8U H（餐前 30min）
血、尿 C 肽测定	
谷氨酸脱羧酶抗体、胰岛素自身抗体	
24h 尿蛋白定量、尿微量蛋白排泄率	
心电图、心脏、血管彩超（双侧颈动脉、下肢动脉）	
肌电图+神经传导速度	
胸部正侧位片、全腹 B 超	
眼科会诊（眼底检查）	

【辅助检查资料】

1. 血常规 白细胞 4.8×10^9/L，中性粒细胞 7.15×10^9/L，红细胞 3.36×10^{12}/L，血红蛋白 130g/L，血小板 238×10^9/L。

2. 尿常规 白细胞（–），比重 1.020，pH 5.0，亚硝酸盐（–），蛋白质（++），酮体（–），尿胆原（–），胆红素（–），葡萄糖（++），潜血（–），红细胞（镜检）1～3/HP，白细胞（镜检）0/HP，上皮细胞（镜检）6～10/HP，管型（镜检）0/LP，结晶（镜检）（–）。

3. 空腹血糖 9.6mmol/L，餐后 2h 血糖 15.7mmol/L，糖化血红蛋白 8.6%。

4. 肝、肾功能 谷丙转氨酶 16U/L，谷草转氨酶 27U/L，碱性磷酸酶 77U/L，γ-谷氨酰转移酶 12U/L，总胆红素 9.5μmol/L，结合胆红素 0.11μmol/L，总蛋白 55g/L，清蛋白 26g/L，白球比 0.90，胆汁酸 1.32μmol/L，尿素 6.5μmol/L，肌酐 89μmol/L，尿酸 367μmol/L。

5. 血脂 三酰甘油 3.92mmol/L，胆固醇 7.43mmol/L，高密度脂蛋白 1.08mmol/L，低密度脂蛋白 4.85mmol/L。

6. **心电图**　窦性心律。

7. **眼科检查**　轻度白内障，视网膜有新生血管。

问题 9　针对医嘱中的检查项目，说出相关检查的目的。

问题 10　根据辅助检查结果评判患者健康反应的相关原因。

问题 11　医嘱中有 24h 尿蛋白定量测定，如何指导患者收集尿液？

问题 12　指导患者正确使用用胰岛素。

问题 13　向患者解释糖尿病足的发生原因及危险因素。

问题 14　向患者解释视网膜病变的发生原因，如何预防发生？

问题 15　向患者说明自我管理的意义和目标。

【模拟训练】

（1）模拟实施“饮食护理”的指导。

（2）模拟实施“糖尿病足”的健康教育。

（3）模拟实施“胰岛素注射”的操作。

（4）模拟实施“血糖测定”的操作。

（5）模拟实施“OGTT 实验”的指导。

（田玉梅）

实训七　风湿性疾病患者的护理

【知识回顾】

当一位系统性红斑狼疮患者以“关节疼痛”来就诊时，请问该如何进行护理评估？

【临床情景资料】

张某，女性，27岁。2年前患者无诱因出现双手近端指间关节疼痛。曾在当地医院就诊，经查类风湿因子（+），服用布洛芬后疼痛缓解，但近期关节疼痛时，服用后效果不如以前好。4个月前出现上眼睑水肿、脱发，发热，体温最高达39℃，外院查尿蛋白（++），以“肾炎”住院治疗，用泼尼松治疗（具体不详）一段时间后症状好转。此后关节疼痛、发热、眼睑水肿等症状反复发作。近1个月来间断发热、咳嗽、咳痰，为求进一步治疗而特来我院就诊。

既往无面部蝶形红斑、口腔溃疡、光过敏、雷诺现象。否认结核、结核接触史，否认肝病、肾病史，否认药物过敏史，否认家族中类似疾病史。

护理体检：体温38℃，脉搏94次/分，呼吸22次/分，血压108/76mmHg。发育正常，营养中等，神志清楚。全身皮肤黏膜无黄染，无肝掌及蜘蛛痣，鼻根部、双颧部可见淡红色充血性红斑，上下肢、肩部背部出现红色斑点，颜面水肿。胸廓形态正常，双肺呼吸音粗肺底可闻及细小啰音，心率94次/分，律齐，未闻及病理性杂音；腹平软，右腹轻压痛，无反跳痛，肝脾肋下未及，双肾区无叩痛；四肢近端肌肉压痛，双下肢水肿，生理反射存在，病理反射未引出。

问题1　从以上资料能概括出患者的主诉，并进行病史汇报交班。

问题2　向患者解释什么是“系统性红斑狼疮”？什么原因导致红斑狼疮？

问题3　向患者解释患者为什么出现关节疼痛。

问题4　患者出现水肿提示什么？

【医嘱资料】

见表2-7-1。

表2-7-1　患者医嘱表

临时医嘱	长期医嘱
血常规、红细胞沉降率、C反应蛋白检查	内科护理常规
尿常规、24h尿蛋白定量检查	Ⅰ级护理
肝炎系列检查、乙肝六项	高热量、低盐、优质适量蛋白饮食
肝功能、肾功能	记录24h出入量
抗核抗体、抗dsDNA抗体、抗ENA抗体检查，抗SSA及抗SSB抗体、抗中性粒细胞胞质抗体（ANCA）、抗心磷脂抗体（ACL）检查	泼尼松 50mg qd 羟氯喹 200mg bid 双嘧达莫 25mg tid
补体检查、类风湿因子检查	
免疫球蛋白IgG、IgM、IgA检查	
补体检查（C_3、C_4、C_{50}）	
胸片、胸腔和腹部B超	

【辅助检查资料】

1. **血常规**　血红蛋白 74g/L，白细胞 3.2×10^9/L，血小板 80×10^9/L。

2. **尿常规**　红细胞（++），蛋白（+++），24h 定量 3.6g/L。

3. **红细胞沉降率**　69mm/h。C 反应蛋白 22.9mg/L。

4. **肝功能**　谷草转氨酶 85U/L，谷丙转氨酶 62U/L。清蛋白 28g/L，球蛋白 38g/L，肝炎病毒检查阴性。

5. **肾功能**　尿素氮 8.2mmol/L，肌酐 156.1mmol/L。

6. **免疫学检查**　抗核抗体（+），抗 dsDNA 抗体（+），抗 Sm 抗体（+）、抗 RNP 抗体、抗 rRNP 抗体、抗 SSA 及抗 SSB 抗体、抗中性粒细胞胞质抗体、抗心磷脂抗体及类风湿因子均（–）。

7. **免疫球蛋白**　IgG 18.2g/L（8～17g/L），IgM 2.6g/L（0.29～3.44g/L），IgA 1.8g/L（0.22～4.29g/L），补体 C_3 30.9mg/L。

8. **胸腔和腹部 B 超**　有少量胸腔积液和腹水。

问题 5　医嘱中泼尼松是什么药，如何指导患者应用？

问题 6　医嘱中羟氯喹是什么药，如何指导患者应用？

问题 7　指导患者如何避免加重肾功能损害？

问题 8　如何协助患者缓解关节疼痛？

问题 9　如何做好患者的皮肤护理？

问题 10　患者结婚 3 年，打算要小孩，请你对其进行生育指导。

问题 11　患者出院后生活方面应注意哪些？

（李　兵）

实训八　神经系统疾病患者的护理

【知识回顾】

当一位脑血栓形成患者以“肢体不能活动”来就诊时，请问该如何进行护理评估？

【临床情景资料】

患者，男性，58 岁。因“突发右侧肢体乏力伴言语不清 1h”急诊平车送入院。患者今晨 7 点 30 分左右在家坐位休息时，无明显诱因突发右侧肢体麻木、无力，右上肢不能上抬，右下肢不能站立及行走。伴言语含糊不清，但口语理解正常。无头痛，无恶心、呕吐，无视物模糊及意识障碍，无畏寒、发热等。起病以来，精神紧张，未进食，小便正常，大便未解。

患者既往有“高血压病”史 6 年，血压最高达 160/80mmHg，不规律服用“卡托普利”降压药治疗，血压控制欠佳；否认糖尿病史，无外伤和手术史。吸烟 40 年，每日 20 支左右；无其他不良嗜好。

护理体检：体温 36.5℃，脉搏 65 次/分，呼吸 20 次/分，血压 180/100mmHg。神志清楚，不完全性运动性失语，洼田饮水试验 1 级。双侧瞳孔等大等圆，大小约 3mm，对光反射灵敏。心、肺、腹部查体无明显异常。右侧鼻唇沟变浅，口角向左歪斜，伸舌右偏。右侧肢体痛、温、触觉减退。四肢肌张力正常，右上肢肌力 2 级，右下肢肌力 3 级，右侧肢体病理征阳性。急诊头部 CT 检查未见明显异常。急诊心电图正常。初步诊断“脑血栓形成”。

问题 1　从以上资料中，分析出该患者的主要症状及其原因。

问题 2　解释什么是运动性失语、洼田饮水实验。

问题 3　感觉和运动功能如何检查？

问题 4　患者被送入神经内科重症监护病房（NICU），请问急诊的常规护理包括哪些？

【医嘱资料】

见表 2-8-1（患者医嘱表）。

表 2-8-1　患者医嘱表

临时医嘱	长期医嘱
急抽血查血常规、凝血全套、电解质、肾功能、血糖、心肌酶谱	神经内科护理常规
明抽血查肝功能、血脂、血清同型半胱氨酸	Ⅰ级护理
小便常规+尿沉渣	低盐、低脂半流饮食
大便常规+隐血	良肢位摆放
尿激酶注射剂　50 万 U + 生理盐水 20ml iv（静脉注射 5min）st	持续鼻导管给氧　4L/min
尿激酶注射剂　100 万 U + 生理盐水 100ml ivgtt（静脉滴注 30min）　st	测脉搏、呼吸、血压　q4h
明日完成胸部 X 线、心脏超声、腹部超声、颈动脉超声、经颅多普勒检查	阿托伐他汀钙　40mg　qn
明日复查头颅 CT	尼莫地平　20mg　bid
明日头部 MRA 检查	奥美拉唑　20mg　bid
	依达拉奉注射剂　30mg + 生理盐水 250ml ivgtt　q12h
	胞磷胆碱注射剂 0.5+生理盐 250ml　ivgtt　qd
	拜阿司匹林　100mg　qd

问题 5　为何要复查头颅 CT，并在溶栓 24h 后才予以抗血小板聚集治疗？

问题 6　医嘱中有溶栓治疗，作为护士如何进行溶栓前评估及溶栓药的护理？

问题 7　假如患者突然出现气道阻塞应如何急救？

问题 8　患者出现头痛如何处理？

问题 9　患者进食中突然出现异物卡喉窒息时应如何急救？

问题 10　假如患者入院后第三日出现吞咽障碍应如何处理？

问题 11　患者留置胃管后，如发生胃管不通畅时应如何处理？

问题 12　患者出现瘫痪，你如何预防压疮？

问题 13　患者偏瘫侧肢体如出现手水肿、疼痛（患肩疼痛）时应如何处理？

问题 14　患者突然出现呃逆应如何处理？

问题 15　患者血压突然增高应如何处理？

问题 16　若患者出现颅高压，医嘱用 20%甘露醇，当注射时出现输液速度减慢应如何处理？

问题 17　假设在运用甘露醇时出现药液外渗时应如何处理？

【模拟训练】

（1）模拟实施“翻身及良肢位摆放”的操作。

（2）模拟实施“留置胃管”的操作。

（3）模拟实施“脑室引流”的术后护理。

（4）模拟实施“脑血管造影”的术前护理。

（5）模拟实施“腰椎穿刺”的术后护理。

（陈月富）

实训九　传染病患者的护理

【知识回顾】

当一位肝炎后肝硬化患者以“意识障碍”来就诊时，请问该如何进行护理评估？

【临床情景资料】

患者，男性，52 岁，商人。15 年前患者自觉无明显诱因出现全身无力，休息后可以缓解，同时出现食欲减退等症状。当时在怀化市第三人民医院传染科行肝炎病毒标志物检测、肝功能等相关检测发现：HbsAg（+）、HbeAg（+）、抗-HBc（+），同时伴有转氨酶升高。当时诊断为“慢性乙型肝炎”，给予中西医结合治疗（具体用药和剂量已经回忆不清），肝功能恢复正常后，症状基本消失后出院，出院后上述症状反复出现。9 年前曾在当地医院使用 IFN 治疗 500 万 U，隔日 1 次注射，一共应用 6 个月，3 次复查 HBV-DNA 始终是阳性，未行其他治疗。近 3 年来自觉上述症状加重，且感觉右上腹部间歇性隐痛，尤其是饭后腹胀明显，全身黄染的症状，在当地医院检查诊断为“肝炎后肝硬化”，用中药水煎服（具体不详），治疗效果不佳。1 个月前患者自觉腹胀明显，腹部增大，小便减少，量 600～700ml/d，时有牙龈出血和鼻出血，大便黑色，睡眠差。2 日前出现腹泻，进食量少，昨天家人发现与患者谈话其反应较慢，答不切题，晚上 10 时进入昏迷状态，急送入我院。

患者无乙肝疫苗接种史。饮酒史 20 多年，每次饮高度白酒 3～4 两，每日 1～2 次，平均每日饮白酒 80～100g。已戒断 1 年。

有慢性乙肝家族史，母亲、弟弟、妹妹均为慢性乙肝。

护理体检：体温 36.8℃，脉搏 82 次/分，呼吸 18 次/分，血压 130/86mmHg。检查不合作，浅昏迷，被动体位。肝病面容，面颈部、前胸见数枚蜘蛛痣，肝掌，全身皮肤干燥、黄染，未见出血点，全身浅表淋巴结无肿大。心、肺检查无明显异常。腹部膨隆，呈蛙腹状，见脐疝，无腹型及胃肠蠕动波，腹壁可见静脉曲张，脐以上腹壁静脉血流方向向上，脐以下腹壁静脉血流方向向下，脐周静脉呈海蛇头样，脐周静脉可闻及静脉连续性营营声。腹肌紧张，肝脾肋下未触及，移动性浊音阳性，肠鸣音较弱，4 次/分。双下肢中度凹陷性水肿。肛门外生殖器未查。对疼痛刺激有反应，腱反射明显，肌张力增高。

问题 1　概括出患者的主诉，并进行病史汇报交班。

问题 2　说出患者肝硬化、肝性脑病的判断依据。

问题 3　分析该患者发生肝性脑病的诱发因素？

问题 4　患者目前处于肝性脑病的哪一期？说出理由。

问题 5　解释患者肝硬化腹水的原因。

问题 6　解释患者出血的原因。

问题 7　解释患者肝掌、蜘蛛痣的原因。

【心理社会资料】

入院时患者昏迷与患者配偶交流：“我丈夫在 15 年前一次体检中发现感染乙肝后，并没有重视，医生交代过不能喝酒，但是当时正值事业上升期，有很多应酬不得不去，也一直在拼，直到 9 年前病情加重才开始稍微注意照顾自己，酒也喝得少些了，但是去年在股市上亏了很多钱然后就开始自暴自弃，也不愿意和外人交流，总是说自己是个罪人，得了肝炎，不仅挣不到钱还把病传给了女儿，害了她一辈子，经常背着家人喝闷酒，抽烟，店铺也在 6 年前的时候卖给了别人，给他开的抗病毒药也没有按时吃，晚上也睡不好老是醒，昨天晚上好像心情不好，也不太和我们说话，很早就去睡了，早上我去买菜跟他说，他只应了我一声，我买菜回来后看他还在睡不太对就去看看他喊也喊不醒，拍也没反应，我当时都懵了，幸好侄女儿来了打 120 送来了医院。"

患者女儿说："我父亲是个好人，就是脾气倔，固执，一辈子都在为儿女们打算，我哥哥不争气，赌博输了很多钱，都是我父亲替他还的，父亲很爱我，总是说对不起我把肝炎传给了我，害了我一辈子。我嫁到了外地，很少能回家看望他，有时候打电话父亲总是在叹气。每次回来看到父亲都很心痛，我跟他说过乙肝的相关治疗，要他积极配合医生治疗，可是父亲总是不按时吃药，说这个病治不好了，别花冤枉钱。"

问题 8　根据患者的心理、社会资料，判断其存在的问题，并做出相关指导。

问题 9　根据以上资料提出 3 个主要的护理诊断（用 PE 公式陈述）。

【医嘱资料】

见表 2-9-1。

表 2-9-1　患者医嘱表

临时医嘱	长期医嘱
血常规	肝病科护理常规
尿常规	Ⅰ级护理
大便常规+隐血试验	告病危
肝功能	暂禁食
肾功能	测脉搏、呼吸、血压　q1/2h
血清电解质	记 24h 尿量
血氨	乳果糖口服液 20ml　p.o. tid
乙肝六项检查	新霉素 2g　p.o.　tid
甲胎蛋白（AFP）检查	双环醇 50mg　p.o.　bid
凝血功能检查	*L*-鸟氨酸-*L*-门冬氨酸注射剂 20g + 5%葡萄糖注射液 500ml　ivgtt　qd
床旁腹部 B 超	氟马西尼 1mg　iv　qd
乙酸灌肠	人血清蛋白 20g　+ 0.9%氯化钠注射液 100 ml　ivgtt（慢，15 滴/分）　qd
	胸腺素注射剂 100mg + 0.9%氯化钠注射液 100ml　ivgtt　qd
	5%葡萄糖注射液 500ml + 10%氯化钾注射液 15ml ivgtt　qd

【辅助检查资料】

1. 血常规　红细胞 2.6×10^{12}/L，血红蛋白 100g/L，白细胞 2.2×10^{9}/L，中性粒细胞 0.70，血小板 200×10^{9}/L。

2. 尿常规　尿色黄，尿白细胞（U-LEU）3 个/HP，尿酸碱度（pH）6.5，尿酮体（U-Ket）阴性，尿亚硝酸盐（NIT）阴性，尿胆原（URO 或 UBG）弱阳性，尿胆红素（U-BIL）阳性，尿蛋白阴性，尿糖阴性，尿比重 1.015；隐血阳性。

3. 凝血功能检查　凝血酶原时间 19.3s，血浆凝血酶原比值（PTR）1.56，国际标准化比值（INR）1.64，纤维蛋白原含量（FIB）4.78g/L。

4. 肝功能　谷丙转氨酶 103U/L，谷草转氨酶 97 IU/L，清蛋白（ALB）15g/L，球蛋白 55 g/L，总胆红素 153.9μmol/L，结合胆红素 95.7μmol/L，非结合胆红素 58.2μmol/L，血清

碱性磷酸酶 150U/L，γ-谷氨酰转移酶 90 U/L。

5. 肾功能 尿素氮 8.0mmol/L，肌酐 64.0μmol/L。

6. 血脂 总胆固醇 0.9mmol/L，三酰甘油 3.78 mmol/L，高密度脂蛋白 1.22 mmol/L。

7. 血电解质 Na^+143.0 mmol/L，K^+3.0mmol/L，Cl^+104.2mmol/L。

8. 血氨 172μmol/L。

9. HBV 标志物检测 HbsAg（＋）、抗-Hbs（－）、HbeAg（+）、抗-Hbe（－）、抗-HBc（+）。

10. HBV-DNA 1.11×10^7。

11. 肝脾 B 超 肝脏表面欠光滑，肝内可见多个结节影，右肝缩小，门静脉内径 1.4cm，脾脏厚度 4.5cm，中量腹水。

12. 甲胎蛋白 20μg/L（酶联免疫法）。

问题 10 解释患者为什么测定血氨、甲胎蛋白、凝血功能？

问题 11 患者的乙肝六项检查结果说明什么？如何进行指导？

问题 12 患者问其肝功能损伤严重吗？请你向患者解释。

问题 13 在采血过程中护士不小心刺伤，如果是你请问怎么办？

问题 14 为何要使用乳果糖和新霉素？

问题 15 患者使用了抗病毒药物 IFN，试述抗病毒药物的种类和适应证。

问题 16 医嘱中有灌肠，请向患者说明灌肠的目的、灌肠液的选择和容量和温度。

问题 17 患者经治疗神志转清，生命体征平稳，测血氨浓度为 40μmol/L，医嘱给予限制蛋白质饮食，请你向患者及家属解释限制蛋白质饮食的目的和要求。

问题 18 患者家属问患者的病会传染给家人吗？如何预防？

【模拟训练】

（1）模拟实施“腹水”的护理。

（2）模拟实施“灌肠”的操作。

（3）模拟实施“乙肝疫苗”接种。

（4）模拟实施“隔离和消毒”的指导。

（5）模拟实施出院健康指导。

（贺 彬）